榊原記念病院
低侵襲手術書

高橋幸宏

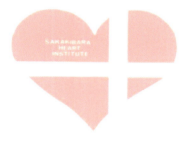

https://www.cardiomeister.jp

ID: cardio　Password: meister

執筆理由

　臨床から見出した新しい事実は自分の経験だけでなく皆の経験にしてほしい。」故 榊原 仟 教授の言葉である。最近の若手外科医は多くの媒体を利用してそれらの経験を自分のものとしている。手術手技という面では、Wet Lab への参加や手術動画付きの教科書、また、Web を利用して著名外科医の手術を学ぶことも可能となった。手技のコツや pitfalls を学ぶために有用である。しかし、特に小児心臓手術では、最大の生体侵襲となる体外循環を用いることに加えて、術後 ICU での回復度が将来の QOL に大きく関与する。従って、手技の正確性だけでなく、手術と術後管理において、如何に生体への負担が少ない流れを作ることができるのか、即ち、総合的な低侵襲性を習得することが極めて大きな意味を持つ。このことは、心臓外科に限らず、あらゆる手術において外科医が獲得すべき必須項目と考える。しかしながら、手術本来のコツと pitfalls であるべきこの低侵襲化に関して、十分な議論がなされたことは殆ど皆無である。本書執筆の目的は、心臓手術の低侵襲化対策はもちろんであるが、手術の効率性や手術チームの育成という、患者にとって最も基本的で直接的な低侵襲化について解説することにある。低侵襲をどのように考え、どのように改良し、そして、どのような臨床効果があったのか、一小児心臓外科医が行ってきた経緯を解説することになるが、外科医だけでなく、すべての医療従事者の経験になればと考える。これは、現在最も多くの手術をさせて頂いている心臓外科医の責務でもある。

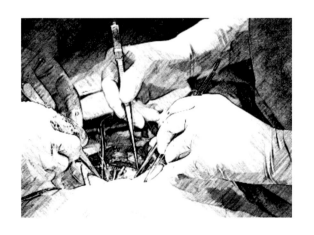

推薦文

高橋幸宏先生のご著書を推薦する

　著者の高橋幸宏氏は、榊原仟先生の晩年の高弟の一人で、鬼手仏心の心を受け継いでいる。私が 1998 年、榊原記念病院で一緒に働くことになり、病院を導く目標を著者と話し合った時に、榊原仟先生の理念に加えて、「国際的に認められる実績を上げること」を到達目標にした。当時高橋氏は最も若い外科医の一人で、手術の時間以外は集中治療室で、患者さんに対する手術侵襲とその回復の病態を、生理生化学的手法で細胞活性物質や免疫機序について研究しながら、術後急性期の速やかな回復を促す処置について報告し実践していた。手術については先天性心疾患の担当で、手術の対象を新生児にも拡げようと計画していたので、確実に成果を上げるためには、徹底した侵襲の軽減が必要であった。手術侵襲の負担軽減には、手術時間・体外循環時間の短縮、無輸血手術、体外循環回路充填量の削減、手術創の縮小のほか、優秀な麻酔医や熟練した看護師、臨床工学技士等のチーム各専門職の効率的業務分担、集中治療室のファーストパスなど、チーム医療の向上が考えられていた。高橋氏は先ず人工心肺の小型化に成功して広く認められた。数年のうちに新生児の重症例の手術でも安定して 98％ の成功率となり、以後毎年 50 例以上の新生児開心術を続けるようになった。榊原記念病院での先天性心疾患手術数は年間約 500 例、成人心臓手術を加えて 1500 例以上であり、わが国有数の心臓センターとなっている。

　本書では個々の研究報告、人工心肺装置の開発や機器の工夫から臨床チーム作りまで、低侵襲手術の意義、方法、実践、成果、pitfalls について、Web 動画も見られるようにして多面的に詳細に解説しており、医師のみならず心臓血管手術に携わる人々に役立つ解説書としてお薦めする。

平成 30 年 10 月 24 日

榊原記念病院　顧問　　**細田　瑳一**

序文

　小児心臓外科医となって 36 年、手術に伴う生体への侵襲をできる限り軽減させること、即ち、手術の低侵襲化は、執刀医に必須の義務であると信じてきた。特に新生児開心術では、手術そのもの以上に、術後 ICU における回復の良否が、最終的な手術成績だけでなく、成長や精神運動発達を含めた将来の QOL に大きく影響することがその理由である。また、術後の回復が速やかであるということは、チーム医療が極めて上手く機能していることを示す病院のステイタスでもある。今まで、先輩に習い、そして工夫改良しながら低侵襲化対策を講じてきた。しかしながら、明白な臨床効果があると実感出来た対策があったかと問われれば、もちろん以前よりは低侵襲であると確信できるものの、正直よく分からないと答えざるを得ない。いつのまにか低侵襲となったという漠然とした思いのみが強い。心臓手術の侵襲には多くの要因が関与することから、一つの対策から直接的な臨床効果を生むことは中々困難であるのかもしれない。今では流行り言葉となった低侵襲化であるが、今後どのように解釈し、そして実践していくべきであろうか？

　2007 年以降、術後 ICU での患児状態が徐々に変化した。特に利尿低下と浮腫増強という小児心臓外科医が最も忌み嫌う状況が次第に目につくようになった。これらの重視すべき術後 quality は 2006 年以前と比較して明らかな差を認めている。榊原記念病院は、新たな人工心肺機器や体外循環管理方法を世界に先駆けて開発してきたと自負している。それらの低侵襲性と臨床効果については今まで数多く報告してきた経緯から、多少後ろめたさを感じる次第である。この原因はいったい何であろうか？　体外循環の低侵襲化は進歩したのであろうか？本書では、第１に、最大の生体侵襲となる体外循環とその低侵襲化について解説したいと思う。

　低侵襲を論じる際にはもう一つ考えるべきことがある。それは、執刀医の力量だけでなく、手術チームの総合力を如何に熟成させるかであり、このことは直接的に患者の低侵襲化につながるという意味で極めて重要と考える。手術は人の手で行う術（すべ）である。しかし、熟成度の評価はこれも中々困難で漠然としており、数字では測れない。ただ、唯一数値化できるとすれば、それは「時間」ではないだろうか。手術そのものが侵襲である限り、その時間短縮は低侵襲化を考

える上で最も基本的なことである。また、時間短縮が可能であることは、それだけ低侵襲化が機能していることを意味する。筆者はこの観点での低侵襲化についても多くの提言をしてきた。短時間で多くの手術を行うチームの一員となった新人は、その状況を当たり前としてそれ以上に成長するわけで、この当たり前度をいかに磨くかということも将来の新たな低侵襲化対策の確立に必要なことである。加えて、手術が早く終わり、患児の状態が安定していれば、チーム各員はより多くのプライベート時間が確保できる。このことも、手術チームの良好な機能性を示す基準であり、我々医療従事者も低侵襲となるわけである。現在、外科医の育成は喫緊の課題である。しかし、低侵襲化のための手術の効率化やチーム育成に関する報告は未だ少ない。第2には、機能的心臓外科チームの育成とその方策、そしてその低侵襲性について解説したいと思う。

　手術の低侵襲化に関する研究は現在も進歩し続け、多くの結果が報告されている。しかし、本書は、それらの一般的な事柄を教科書的に網羅し羅列するのでは無い。あくまでも一外科医が考えてきた低侵襲化の工夫と経緯、また、その反省からの対策について述べ、今後の課題を提起したい。科学的でない、論理的でないとご批判を頂くかもしれないが、心臓外科医だけでなく、すべての若手医師、看護師、臨床工学技士のお役にたてば幸いである。

榊原記念病院　心臓血管外科・小児主任部長　高橋幸宏

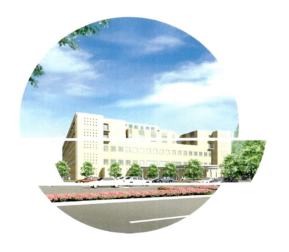

本書を読むにあたって

　本書は、主に榊原記念病院おける低侵襲化の歴史について解説しております。第一章は体外循環と低侵襲化、一節…手術侵襲と低侵襲化の経験、二節…低侵襲化を目指す人工心肺装置と関連機器の開発、三節…無輸血開心術の発展です。心臓手術では体外循環に伴う生体侵襲の低減が必須ですので、体外循環における低侵襲化の意味と対策、特に全身性炎症反応症候群を抑制するための手段、その為の機器開発とその選択、低侵襲化としての輸血節減を目的とした無輸血開心術の工夫について、それぞれの経緯を解説しました。第二章は体外循環の Pitfalls です。一般的に、現在の体外循環は安全と信じられております。しかしながら、解決すべき課題は未だに多い。新機器開発に伴って新たに発生した臨床的問題点を呈示し、それらの予防策に関する最新の知見と実臨床での注意点を述べました。第三章は時間短縮と手術チームの育成です。患者の低侵襲化に直結する最も基本的かつ重要な観点と考えます。心臓手術の総合的低侵襲化のための外科医教育と手術チームの育成について私見を述べさせて頂きました。特に時間短縮に関する手術動画では、4 方向から撮影した手術時間 39 分の VSD 開心術をノーカットで示し、外科医、看護師の視点から手術の流れと留意点を解説しました。他にも、参考となる手術や体外循環の動画、学会での発表スライドや公式に発表していない文献および資料は Web にてご覧頂けます。また、本文中には、読者の皆さんが低侵襲化を学ぶ際に、もしくは本書を読み進める中で必ず出てくるであろう疑問、そして、今までの学会や講演でのご質問に対する回答を、質疑応答 Q&A とコラムという形で挿入しました。いわば低侵襲化に関する疑問点の歴史であり、筆者には返答に困る手厳しいご指摘もありましたが、医師だけでなく、看護師や技士のご意見も多く集めましたので、是非楽しんで頂ければと思います。尚、参考引用文献（図表や文章の引用）や Web 文献・資料は、章別にまとめずに、出典ページにその都度記載しました。

　手術の侵襲要因は多様で複雑ですので、低侵襲化は多くの手段をからめて複合的に行うことになります。また、中には利点欠点両者を有する方策もありますし、その波及効果も様々です。従って、手術の低侵襲化を理解するためには、その対策と効果を様々な角度から総合的に検証することが必要となります。このことから、①全身性炎症反応症候群、②手技と管理から発生する侵襲、③Constant Perfusion を目指す、④低侵襲化疑問の歴史、これら侵襲の要因と低侵襲化対策に関する四項目は、心臓手術

の低侵襲を考える際に最も必要な知識であることから、重要関連目次として巻頭に掲示しました。一つの項目に対して、同時に読んでもらいたい関連項目を列挙した形式であり、それに沿って順に読み進めることで、低侵襲化をより幅広く理解して頂くことを目的としております。また、同様に、各章および各節ごとに再度考察して頂きたい項目は重要関連目次として章および節の終わりに記載しました。

　従来の教科書とは異なり、心臓手術に関する基本的な専門用語や手技に関しては詳しく説明しておりません。かなり読みにくい点もあるかと考えております。しかし、まずは最後までお読み頂いて、その後、章別節別関連目次、そして低侵襲化重要関連目次にそって再度考察して頂きたいと思います。実臨床の場で必ず役に立つであろう低侵襲化の考え方と対策の構築、また、目指すべきチーム医療とその育成方法について、少なくともご理解頂けると信じております。筆者個人の経験を中心とした内容で恐縮ではありますが、心臓手術だけでなく外科全般の低侵襲化について改めて考え、そして、臨床的に有効な低侵襲化対策を新たに見出して頂ければと思います。

https://www.cardiomeister.jp
ID: cardio　Password: meister

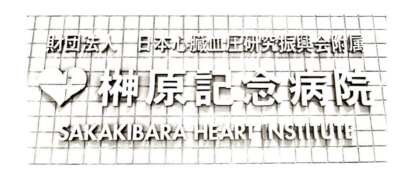

総合目次

第Ⅰ章　体外循環と低侵襲化
1. 手術侵襲　低侵襲化の経験
   - 心臓手術における侵襲と低侵襲化の意味
   - 低侵襲化のための体外循環方法
   - 榊原記念病院の低侵襲化経緯
2. 低侵襲化を目指す人工心肺装置と関連機器の開発
   - 開発歴史
3. 無輸血開心術の発展
   - 無輸血開心術の成績
   - 非チアノーゼ性肺高血圧疾患群の無輸血開心術
   - 低体重児無輸血開心術の手段と管理
   - チアノーゼ性心疾患群の無輸血開心術
   - 今後の輸血療法と輸血節減について

第Ⅱ章　体外循環の pitfalls
1. Pitfalls
2. マイクロバブル

第Ⅲ章　時間短縮と手術チームの育成
1. 時間短縮の目的
2. VSD 手術動画解説
3. 時間短縮の意義
4. VSD 開心術の手術時間短縮
5. 手術計画
6. ePTFE 弁
7. 中学生・高校生
8. 外科医教育と手術チームの育成

跋文

索引
1. 疾患および手術索引
2. 人工心肺関連機器索引
3. Web 索引（動画．スライド．文献・資料）
4. 資料提供企業一覧

章別目次

第Ⅰ章　体外循環と低侵襲化

1．手術侵襲　低侵襲化の経験 … p2

心臓手術における侵襲と低侵襲化の意味 … p3

※体外循環の低侵襲知識	p6	※低侵襲化の必要性	p7

低侵襲化のための体外循環方法 … p8

※小児心臓手術の特徴	p8	※低侵襲対策の効果	p12
※SIRAB 対策	p9	※臨床効果	p14
※Constant Perfusion	p10		

榊原記念病院の低侵襲化経緯 … p15

限外濾過方法の確立と臨床効果	p15	限外濾過の進歩	p25
VSD ECUM 効果	p16	炎症反応物質の測定	p25,29,32
AVSD ECUM 効果	p18	※ECUM 機器	p28
※曽根の限外濾過方法	p20	※ECUM 方針	p31
限外濾過の問題点	p21	※成人開心術	p38
蛋白漏出	p21	※SIRAB 対策	p39
不整脈	p21		
※Na と浮腫	p24		

2．低侵襲化を目指す人工心肺装置と関連機器の開発 … p44

開発歴史 … p46

低容量の人工肺 ①	p46	分離型人工心肺装置 ②	p70
※1980 年代装置	p47	分離型人工心肺装置 ③	p72
※1980 年代体外循環	p51	※大型分離ポンプ	p74
※外科研修	p52	新榊原記念病院	p75
コンポ型人工心肺装置	p53	※新榊原記念病院	p75
※特徴	p54	陰圧吸引補助脱血法	p78
低容量の人工肺 ②	p56	※回路構成③	p79
※界面活性剤の問題	p56	※年長児の充填量	p82
※回路構成①	p57	分離型人工心肺装置 ④	p83
低容量の人工肺 ③	p58	充填量削減の変遷 新機器	p86
※動脈フィルター	p59	※プレバイパスフィルター	p88
分離型人工心肺装置 ①	p60	現在の充填量	p89
※体外循環回路	p62	※小型化の低侵襲性	p90
※菊香	p63	※機器の開発	p90
※龍野勝彦先生	p64		
低容量の人工肺 ④	p66		
※Safe Micro 人工肺	p66		
※ECUM 回路充填量	p68		
※回路構成②	p69		

3. 無輸血開心術の発展 … p96

無輸血開心術と同種血輸血 … p97
※同種血輸血　　　　　　p97　│　　　　※手術チーム 無輸血開心術 p102

非チアノーゼ肺高血圧疾患の無輸血開心術 … p104

1983〜1992 年　　　　　p104
1993 年　　　　　　　　p104
　※蛋白製剤非使用　　　p105
1994 年　　　　　　　　p106
　※D-901 体外循環　　　p107
　※無輸血と臨床効果　　p108
　※術後の痙攣　　　　　p109

体重 4 kg 以下無輸血の可能性　p110
体重 3〜4 kg VSD　　　　p113
　※4 kg VSD 無輸血　　　p116
　※体重 3〜4 kg VSD 評価　p118
完全型 AVSD の無輸血開心術　p122
　※完全型 AVSD の評価　p125
輸血充填症例の輸血使用本数　p126

低体重児無輸血開心術の手段と管理 … p127

無輸血適応の決定　　　　p128
・臨床効果からの適応決定　p128
　※TAPVR　　　　　　p129
　※PH crisis 肺病理　　p130
　※術後発達　　　　　p132
・血液希釈からの適応決定　p136
　※麻酔導入後 Hct　　p136
　※必要な充填量　　　p138
　※蛋白製剤　　　　　p140
　※動脈フィルター　　p141
手術　　　　　　　　　　p142

麻酔管理　　　　　　　　p142
体外循環管理　　　　　　p144
・初期充填組成　　　　p144
・体外循環方法　　　　p144
　※無輸血体外循環　　p145
　※大動脈縮窄複合　　p146
　※脱血管　　　　　　p147
手術後の管理　　　　　　p148
　※小児無輸血開心術研究会　p149
　※血管拡張剤　　　　p149
　※輸血使用の決定　　p150

チアノーゼ性心疾患群の無輸血開心術 … p151

チアノーゼ性心疾患の特徴　p151
麻酔導入後の自己血貯血　p151
　※評価　　　　　　　p154
　※Rastelli 手術　　　p156
　※生血　　　　　　　p157
麻酔導入後自己血貯血の欠点　p158
　※総蛋白量と血清 Na　p161
1997 年 チアノーゼ性心疾患　p162
・TOF　　　　　　　p162
・Rastelli　　　　　　p162

・Fontan　　　　　　　p163
　※無輸血達成率　　　p163
　※肺血管病変　　　　p164
・Glenn　　　　　　　p166
・AVSD with TOF　　　p167
　※充填量削減　　　　p167
・Jatene　　　　　　　p170
　※Jatene 手術での輸血　p171
　※Jatene 手術の注意点　p173
チアノーゼ心疾患での輸血要因 p174
　※術前の自己血貯血　p174
　※無輸血ポイント　　p176

今後の輸血療法と輸血節減 … p177
※無輸血の限界　　　　　p177　│

Ⅱ章　体外循環の pitfalls

1．Pitfalls … p184

ワンショット … p185

体外循環中ワンショット補正　　　p185
ワンショット補正の実験　　　p187
・赤色試薬の投与　　　p187

・Na 濃度の測定　　　p188
　※体外循環中補正　　　p193
　※輸血充填方法　　　p194
　※血液追加　　　p196

陰圧吸引補助脱血 … p197
　※注意点　　　p198

圧較差 … p200

人工肺圧較差上昇の実験　　　p201
・アルカリ化　　　p201
・圧較差上昇の因子　　　p201
人工肺圧較差上昇の臨床　　　p205
・上昇様式　　　p205
　※人工肺の圧較差対策　　　p206

人工肺の交換　　　p210
　※交換方法　　　p210
　※対処　　　p212

小児用人工肺 … p213
　※低体重児人工肺　　　p213

2．マイクロバブル … p221

測定方法 … p222

実験　　　p222
臨床　　　p223

　※測定意義　　　p224
　※測定器の校正　　　p225

発生経路 … p226

実験での測定 … p227

新生児および小児用人工肺　　　p227
成人用人工肺　　　p232

実験総括　　　p236
　※圧較差上昇　　　p237

臨床での測定 … p238

　※測定の注意点　　　p238
吸引およびベント　　　p240
　※回路の変更　　　p245
リザーバーレベル　　　p246
リザーバーの選択　　　p250
補正と補充　　　p253
　※初期充填時　　　p254
ECUM　　　p255

人工肺　　　p260
　※背圧　　　p262
動脈フィルター　　　p264
　※効果　　　p267
　※モニター画面　　　p267
遮断解除後のマイクロバブル　　　p268
体格別の発生数　　　p270
以前の回路　　　p272

まとめ　　※SIRAB 増強　　　p274

3．第二章総括 … p276

第Ⅲ章　時間短縮と手術チームの育成

１．時間短縮の目的　…　p279

　　　　　　※時間短縮　　　　　　　　p279

２．VSD 手術動画解説　…　p280

麻酔導入から執刀	p282		閉胸		p291
開胸	p283		※工夫		p294
人工心肺の装着、大動脈遮断	p285		※体重 6.4 kg VSD		p296
VSD 閉鎖	p287		※外回り看護師の立場		p297
遮断解除から体外循環離脱	p290		※体外循環技士の立場		p298
			※高尾あや子先生		p299

３．時間短縮の意義　…　p300

　　　　　　※Jatene 手術　　　　　p304

４．手術計画　…　p305

手術計画①	p305		手術計画④	p325
年間 400 例／一手術室　論文	p306		専修医の手術　検討論文	p325
手術計画②	p308		※旧病院の地下食堂	p328
緊急・準緊急手術　論文	p308		※手	p329
Glenn 手術　検討論文	p310		※時間短縮のコツ	p329
手術計画③	p313		※医療の進歩と少子化	p333
※Fast Track の留意点	p315		※感染	p334
VSD　検討論文	p318		※若手の教育	p335
※手術の準備	p323		※卒後の研修病院	p336
※秋田体外循環研究会	p324			

５．ePTFE 弁　…　p337

※ePTFE 弁導管の再現性　p339		※運動機能	p341

６．中学生・高校生　…　p344

※高校時代にやるべきこと	p344		※辞めたいの思った事は？	p346
※ストレス解消法	p345		※不思議な事	p347
※手術は好き？	p346		※赤ん坊への接し方	p348

７．外科医教育と手術チームの育成　…　p349

※手術室看護師の育成①	p350		※病院の質について	p360
※手術室看護師の育成②	p352		※医療崩壊	p360
※働き方	p353		※マニュアル	p361
※若手の確保と離職	p354		※コミュニケーション	p363
※新人看護師の疑問①	p355		※先進病院看護師派遣研修	p364
※新人看護師の疑問②	p355		※低侵襲化	p365
※資格取り	p356		※具体的訓練	p366
※若手看護師への助言	p356		※関東小児心臓外科の会	p367
※外科医の転機	p357		※低侵襲化ムンテラ	p368
※手術中の指導	p359		※新人の教育	p369
※技士が決める手術	p359			

８．時間短縮　まとめ

低侵襲化 → 体外循環機器 → 無輸血開心術

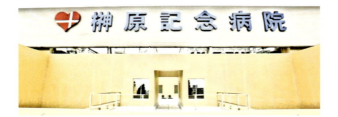

Pitfalls → Micro-bubble → 時間短縮

低侵襲化のための重要関連目次

① 全身性炎症反応症候群

心臓手術の侵襲と低侵襲化の意味

・サイトカインの役割　p3 ・血液と人工物が接触する　p4, 39 　　補体活性と生体反応　p38 図30 　　接触による反応経路　p40 図A	・心筋と肺の再灌流障害　p23, 31 結論

炎症反応物質　p38 図30，p40 図A

・Cytokine　p3 　　SIRS への関与　p3 図1 　　遅発性内皮活性化　p37 結論 　　Interleukine-8　p37 ・C3a、C5a　p25～36 　　早発性内皮活性化　p37 結論 ・Leukotriene 4（LTC4）　p25～27 ・Endothelin-1　p29～31	・輸血 　　Bradykinin　p9 　　TRALI　p100 　　無輸血開心術の C3a　p109 図A 　　輸血追加の問題　p150 Q&A 　　　　　　　　　　　p196 コラム 　　輸血充塡方法　p194 ・体外循環回路内の異物　p9, 88 コラム

マイクロバブルの関与

・侵襲との関係　p224 Q&A	・SIRAB への関与　p274 Q&A

時間という因子

・侵襲との関係　p279 Q&A	・SIRS への関与　p276, 279 Q&A

② 手技と管理から発生する侵襲

心臓手術の侵襲と低侵襲化の意味　p 3

・変動する　p 4, 8	・長時間の手術　p12, p142, 276　　　　　　　　　　　　　　p279 Q&A　p300

Constant Perfusion の不備　p10〜12　　　準備

・過大な充塡量　p44 ・充塡血液の非洗浄　p14 Q&A ・輸血充塡方法の不備　p194 コラム ・初期充塡液の酸性化　p199 図 A	・初期充塡液のアルカリ化　p204 図 18 ・異物　p 9 Q&A，p88 コラム ・動脈フィルター非使用　p141 コラム 　　　　　　　　　　　　　p264

Constant Perfusion の不備　p10〜12　　　体外循環中

・Initial drop　p10, p11 図 B 　　　　　　　p197 図 11 ・体外循環の開始時流量　p198 Q&A ・脱血過剰　p198 Q&A ・水分バランスの悪化、脱血不良　p12 ・低灌流量　p109 コラム ・呼吸性アルカローシス　p213 Q&A 　　　　　　　　　P217 図 F ・電解質、酸塩基の不均衡 　　　　Na　p22 図10, p24 Q&A ・膠質、晶質浸透圧の低下　p161 コラム ・血液希釈反応　p15 図 4 ・炎症反応性物質の増加　p12	・ワンショット補正　p185 　　灌流圧低下　p185 図 1 　　輸血の追加　p196 コラム 　　圧較差　p207〜209 図 B, C, D ・マイクロバブル飛散 　吸引・ベント量の増加　p240 　吸引・ベントの回路構成　p245 コラム 　リザーバーレベルの低下　p246 　補正と補充　p253 　ECUM 回路構成　p255 　動脈フィルター　p264 　長時間の体外循環　p276

Constant Perfusion の不備　p10〜12　　　体外循環後

・輸血の追加　p150 Q&A	・ステロイドの枯渇　p13 図 A

同種血副作用　p97 Q&A

・輸血後肝炎　p98 ・他の問題　p100	・今後の小児心臓手術での輸血　p102

無輸血開心術

・脱血側からの残留血回収　p107 Q&A ・灌流量と開始時流量　p109 コラム ・無輸血開心術　注意点　p102 Q&A ・大動脈再建の体外循環　P146 コラム ・術後管理　注意点　p148	・血管拡張剤の使用　p149 コラム ・自己血貯血の欠点　p158 ・蛋白とナトリウム　p161 コラム ・適応拡大を否定する条件　p177 Q&A

③ Constant Perfusion を目指す

心臓手術の侵襲と低侵襲化の意味　p 3

・変動させない、変動を戻す　p8, p9 Q&A 　　　　　　　　　　　p10 コラム ・特に低体重児では重要 　体重 1148 g TAPVR　p41 Web スライド ・SIRAB 抑制と考え方　p 4〜5,　p 6 Q&A 　　　　　　　　　p 7 Q&A　p 9 Q&A 　　　　　　　　　p39 Q&A	・短時間手術　p12, 142, 276 　　　　　　　　p279 Q&A p300 p371 ・手術チームの育成　p 5, 352 Q&A, 371 ・ムント・テラピー　p368 Q&A ・反省と再評価　p41 まとめ

Constant Perfusion のための手段　p10〜12　　準備

・小型化と効果　p41, p90 Q&A, p87 動画 　　　　　　　p107 Q&A 　　　　　　　p113, p138 図 B 　　　　　　　p140 コラム　p217 図 F ・充填血液の洗浄　p14 Q&A ・輸血充填方法を変える　p194 コラム	・初期充填液の酸塩基平衡　p198 Q&A 　　　　　　　　　　　　P204 図 18 ・CDI モニターの使用　p194 図 A ・異物の除去　p 9 Q&A,　p88 コラム ・動脈フィルターの使用　p141, 264

Constant Perfusion のための手段　p10〜12　　体外循環中

・Initial drop を防ぐ　p10, p11 図 B 　　　　　　　p197 図 11 　　緩徐な体外循環開始　p198 Web 動画 　　　　　　　　p198 Q&A 　　　　　　　　p207 Web 動画 　　脱血の是非　p147 コラム 　　脱血過剰に注意　p198 Q&A ・脳への十分な酸素供給　p10 コラム 　　高灌流量に維持　p109 コラム 　　　　　　　　p127 図 20 　　　　　　　　p147 コラム ・水分平衡の維持　p12 　　Na の厳密な補正 p23 図 12 　　　　　　　　p24 Q&A 　　Salin HES の使用　p161 コラム 　　初期充填方法を変える　p194 コラム ・血液希釈および変化の予防 　　血液希釈反応を知る　p15 図 4 　　　　　　　　p20 コラム 　　ECUM 充填量も削減する　p68 コラム 　　　　　　　　p137 図 B 　　必要充填量を把握する　p138 コラム	・無輸血開心術の管理　p127 図 20 　　　　　　　　p176 Q&A 　　同種血の問題を知る p97 Q&A 　　無輸血を否定する条件　p177 Q&A 　　今後の輸血節減を考える　p177 ・炎症反応性物質の抑制　p12, p33 図 22 　　ステロイドの適正補充　p13 図 A 　　ECUM の方針　p32 図 21 　　機器の特性を知る　p28 Q&A 　　抑制の目標　p39 Q&A ・適切な補正　p12 　　ワンショットしない　p185 図 1 　　具体的補正方法　p193 Q&A 　　　　　　　　p194 コラム 　　　　　　　　p196 コラム ・輸血の追加　p196 コラム 　　洗浄血液の使用　p194 コラム

・小児体外循環の呼吸管理　p213 Q&A 　　人工肺の選択　p215 　　二酸化炭素ガスの添加　p217 ・圧較差上昇の予防と対処　p206 Q&A 　　　　　　　　　　p207 動画 　　　　　　　　　　p206 図A 　　人工肺の交換方法　p210 Q&A 　　交換までの考え方　p212 コラム	・マイクロバブルの抑制　p240～269 　　吸引・ベント量の調節　p240 　　　　　　　　　　p245 コラム 　　リザーバーレベルを維持　p246 　　補正と補充に注意　p253 　　ECUM 回路構成の変更　p255 　　動脈フィルターの追加　p264

Constant Perfusion のための手段　p10～12　　体外循環後

・輸血の追加に注意 p150 Q&A	・ステロイドを適正に補充　p13 図A

時間短縮により Constant を確保する

・目的と意義は？　p279, p279 Q&A 　　　　　　P300 ・手術手技　技術の獲得と注意点 　　各スタッフの視点　p280 Web 動画 　　　　　　　　p294 コラム	・手術計画 　VSD の目標時間　p142, p318 論文③ 　専修医の手術目標　p325 論文④ 　400 例/ 1 手術室の為に　p306 論文① 　緊急に対応する　p308 論文②-a 　Glenn 手術を考える　p310 論文②-b

各スタッフの力により Constant を確保する

・感染予防　p334 コラム ・看護師の立場 　　外回り看護師　p297 Q&A 　　手術準備　p323 コラム ・体外循環技士の立場 　　考えるべき事　p298 Q&A 　　手術準備　p323 コラム 　　手術中の指導　p359 Q&A 　　技士が決める手術　p359 コラム	・専修医がやるべき事 　　手術の低侵襲性とは？　p318 論文③ 　　手術中に注意される　p329 Q&A 　　時間短縮のコツ　p329 Q&A 　　今後の専修医修行　p335 コラム 　　新人教育　p336 Q&A ・執刀医として 　　手術を計画する　p306 論文① 　　夏休みの使い方？　p313 手術計画③ 　　Fast Track の留意点　p315 Q&A

チーム育成により Constant を確保する

・Non Technical skill の獲得　p297 Q&A 　　　　　　　　　　p315 Q&A ・マニュアル　p361 Q&A ・コミュニケーション　p363 Q&A ・看護師 　修行すべき期間 p350 Q&A 　メンバーの固定　p352 Q&A 　勉強の仕方　p355 Q&A	資格取りとは？　p356 Q&A 　前もって話す事　p356 Q&A ・体外循環技士 　チーム医療　p359 Q&A ・専修医　スタッフになる　p357 Q&A ・執刀医 　手術を計画　p315 Q&A　p329 Q&A ・新人の教育　p369 Q&A

対策の反省と再評価により Constant を確保する

・反省と再評価 　p41　低侵襲まとめ	・無輸血開心術 　体重 3～4 kg VSD　p118　コラム 　完全型 AVSD　p125　コラム 　臨床評価からの適応決定　p128～135

④　低侵襲化 疑問の歴史　手術チームに必要な低侵襲化知識、考え方、対策

Q&A　コラム

低侵襲化知識

・低侵襲化知識は必要？　p6	・術後の発達評価　p132
・低侵襲化に拘る理由　p7	・動脈フィルター　p141
・小児心臓手術の特徴　p8	・体外循環のコツ　p145
・SIRAB 対策　p9	・大動脈縮窄複合の注意点　p146
・constant perfusion　p10	・良好な脱血　p147
・低侵襲対策の効果への疑問　p12	・血管拡張剤　p149
・実際の臨床効果は？　P14	・輸血使用の決定　p150
・血液希釈反応　p20	・生血　p157
・ナトリウムと浮腫　p24	・総蛋白量と血清 Na　p161
・ECUM 機器の特徴　p28	・Jatene 手術での輸血　p171
・ECUM の方針　p31	・無輸血ポイント　p176
・SIRAB の注意点と考え方　p39	・無輸血の限界　p177
・界面活性剤の問題点　p56	・マイクロバブルと SIRAB　p274
・小型化は低侵襲性？　P90	・時間短縮は低侵襲？　p279
・同種血の問題　p97	・感染予防　p334
・痙攣　p109	・運動機能　p341
・PH crisis と肺病理　p130	・低侵襲化　p365
・Fontan 肺血管病変　p164	・低侵襲化ムンテラ　p368

Pitfalls 知識

・体外循環中の補正　p193	・人工肺の交換方法　p210
・輸血充填方法の変化　p194	・ⅠA 型圧較差上昇の対処　p212
・体外循環中の血液追加　p196	・低体重児用人工肺の注意点　p213
・陰圧吸引補助脱血の注意点　p198	・マイクロバブルの測定意義　p224
・人工肺の圧較差対策　p206	・マイクロバブル測定器の校正　p225

・マイクロバブルと圧較差　p237	・動脈フィルターの効果　　p267
・マイクロバブル測定の注意点　p238	・人工肺の背圧　p262
・初期充填時のマイクロバブル　p254	・モニター画面への対処　p267
・マイクロバブルと吸引回路　p245	

人工心肺機器の知識

・1980年代の人工心肺装置　p47	・大型分離ポンプ　p74
・1980年代の体外循環　p51	・年長児の充填量　p82
・コンポ型人工心肺装置　p54	・プレバイパスフィルター　p88
・体外循環回路の構成　p57, 62, 69, 79	・新機器の開発　p90
・動脈フィルター　p59	・無輸血に必要な充填量　p138
・龍野勝彦先生　p64	・体重域と充填量　p167
・分離型人工心肺装置　p66	・リザーバーレベルの測定　p247
・ECUM回路充填量　p68	

無輸血開心術の知識

・蛋白製剤非使用　p105, 140	・新生児TAPVR無輸血　p129
・D-901人工肺　p107	・麻酔導入後Hct　p136
・無輸血の臨床効果　p108	・小児無輸血開心術研究会　p149
・最初の体重4kg無輸血　p116	・麻酔導入後自己血貯血　p154
・体重3〜4kg VSDの評価　p118	・Fontan手術　p163
・完全型AVSDの評価　p125	・術前の自己血貯血　p174

手技・コツ

・Jatene手術の注意点　p171	・体重6.4kg VSD　p296
・Jatene手術　p304	・手　p329
・VSD手術動画解説　p280	・具体的訓練　p366
・工夫　p294	

時間短縮

・外回り看護師の立場から　p297	・秋田体外循環研究会　p324
・体外循環技士の立場から　p298	・旧病院の地下食堂　p328
・高尾あや子先生　p299	・時間短縮のコツ　p329
・Fast Trackでの留意点　p315	・手術は好き？　p346
・手術の準備　p323	

研修・教育

・1980年代の外科研修　p50	・働き方　p353
・医療の進歩と少子化　p333	・若手の確保と離職　p354
・若手の教育　p335	・新人看護師の疑問①　p355
・卒後の研修病院　p336	・新人看護師の疑問②　p355
・高校時代にやるべきこと　p344	・外科医の転機　p357
・ストレス解消法　p345	・医療崩壊　p360
・やめたいと思ったことは　p346	・先進病院看護師派遣研修　p364
・赤ん坊への接し方　p348	・具体的訓練　p366
・手術室看護師の育成①　p350	・関東小児心臓外科の会　p367
・手術室看護師の育成②　p352	・新人の教育　p369

チームワーク

・菊香　開院当時の記録　p63	・技士が決める手術　p359
・手術チームと無輸血開心術　p102	・病院の質について　p360
・資格取り　p356	・マニュアル　p361
・若手看護師への助言　p356	・コミュニケーション　p363
・手術中の指導　p359	

その他

・新榊原記念病院　p75	・不思議な事　p347
・Rastelli手術　p156	・病院の質　p360
・ePTFE弁の再現性　p339	

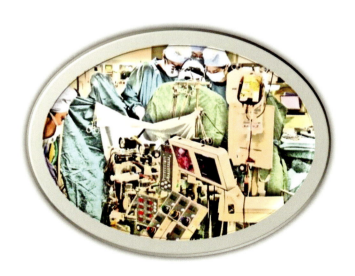

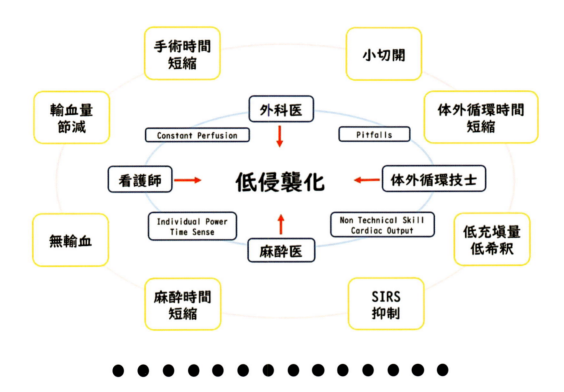

Low Invasive

榊原記念病院
低侵襲手術書

高橋幸宏

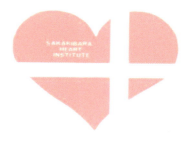

低侵襲化　Low Invasive

第Ⅰ章　体外循環と低侵襲化

　　1．体外循環　低侵襲化の経験
　2．低侵襲化を目指す人工心肺装置と関連機器の開発
　　　3．無輸血開心術の発展

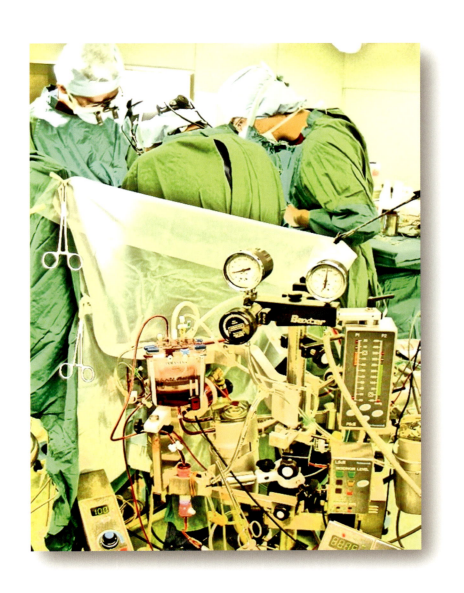

一節　体外循環　低侵襲化の経験

　緊急手術が終わりようやく帰宅、22時を過ぎて術後経過に関する定時ライン報告が届く。尿量少なく腹水が貯留し、腹膜透析チューブを挿入したとの事。術前は血便が出てかなり浮腫んでいたので多分に予想したことであったが、循環と呼吸は良好なのに何故おしっこが出ない？　いやはや全くもって気に食わない。担当医に電話し対処方法を指示する。明日は定例と準緊急手術の計3例で、朝7時30分から親御さんへ手術の説明である。今週もICUのベッド調整に悩む事になりそうだ。この20年全く変わらない生活である。

　心臓手術の殆どは体外循環という補助手段を用いる。簡単に言えば、上下大静脈から静脈血を人工心肺装置へと誘導し、人工肺で酸素加して大動脈から全身へ送る、即ち、全身の循環（酸素供給）を体外で人工的に維持しながら、その間に心臓を停止させて心臓の修復を行う手段である。ただし、あくまでも機械が行う循環であるから、当然非生理的なものとなる。特に、臓器の未熟性を有する新生児や低体重児では、全身の浮腫や、心臓、肺、腎臓、脳の機能低下など、より強い生体侵襲を受けることになる。

　小児心臓外科学はこの30年飛躍的に進歩した。各疾患の病態生理に即した手術手技や周術期管理の確立はもちろんであるが、体外循環の悪影響を軽減させる低侵襲化対策がその成績向上に大きく寄与したと言っても過言ではない。現在も新たな人工心肺関連機器の開発やより生理的な体外循環方法の研究が進んでいる。しかしながら、それでも、利尿低下や浮腫増強という小児心臓外科医が最も重視すべき術後qualityの低下が目に付く。このことは術後の回復に時間がかかることを意味し、結果として治療期間が延びることになる。本項では、心臓手術における低侵襲化の意味と、体外循環に対する低侵襲化の経緯と経験について述べる。

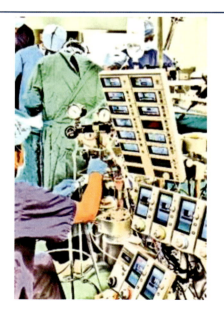

心臓手術における侵襲と低侵襲化の意味

　生体は、手術という侵襲に対し、循環、呼吸、代謝、内分泌、免疫などの機能に多くの変化をもたらすことが知られている。手術侵襲を考える際に最も重要な物質の一つがサイトカインである。サイトカインは、生体の恒常性を保つために、侵襲に対する生体反応を制御する情報伝達物質である。侵襲局所から誘導され全身へと循環し、この場所で侵襲が起こったと全身へ伝達する使者としての役割を演じる。そして、サイトカインは好中球を活性化する。侵襲の原因が仮に細菌感染であるとすれば、活性化好中球は細菌に立ち向かい攻撃する。これらの反応は正常の生体防御反応である（図1左）。しかしながら、高サイトカイン血症に伴い、生体は発熱や頻脈、過呼吸、白血球増加という炎症亢進の症状を呈し、また、活性化した好中球は血管内皮細胞への接着や血管外への遊走により、自己の正常組織を破壊し血管透過性の亢進や臓器機能不全を惹起する。本来ならば生体防衛のための真っ当な反応ではあるが、生体は逆に悪影響を受けることになる（図1右）。これが全身性炎症反応症候群（Systemic Inflammatory Response Syndrome：SIRS）である。

図1：体外循環におけるSIRS発生と臓器障害

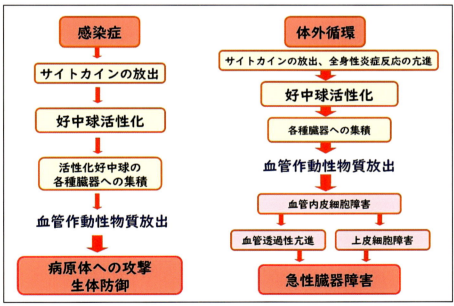

参考引用文献

・小川道雄．侵襲と好中球エラスターゼ．㈱メジカルセンス　2003．

心臓外科領域では、このような炎症反応の亢進やそれに伴う術後の臓器機能不全を、体外循環の関与を診断基準に入れて体外循環後全身炎症反応（Systemic Inflammatory response After Bypass：SIRAB）と呼ぶ。この SIRAB という概念において、心臓手術の最も特異な点は、循環血液が人工心肺の各機器や回路チューブ、空気と接触（contact）することにある（図 2、Web 動画①）。この接触により、凝固系や線溶系、補体系が活性化される。各系には、免疫細胞や血管内皮細胞を含めて密接なネットワークがあり、一つの活性化が他の系の活性化へと連鎖することで炎症反応はさらに増幅される。体外循環が生体に対する最大の侵襲となる理由である。さらに、体外循環は、人工心肺装置という機械を用いて、しかも人間の手で全身循環を調節するものである。生体は酸素供給の変化や、電解質および酸塩基平衡の不均衡、体温の変化や血液希釈など、当然多くの変動をきたすことになる。

心臓手術は、この非生理的な状態を作って心臓を修復するというものであるから、術前状態の良い患者であっても全身臓器の機能低下や生体の生理的変化は多少なりとも発生すると考えられる。術前に高度の循環や呼吸不全、腎機能や肝機能低下を有する症例、また、新生児や低体重児のように臓器機能が未熟な場合には、諸臓器に致命的なダメージを与える可能性もある。心臓手術は他の手術より侵襲が大きい理由である。従って、心臓外科医にとっての低侵襲化とは、第 1 に、体外循環の悪影響を軽減させる対策に集約される。目的とする臨床効果は、手術成績の向上はもちろんであるが、心機能の戻りが早く、酸素化が良好、利尿も良好、結果として早期の人工呼吸器離脱から ICU を早期退出させることにある。

図 2：体外循環回路図

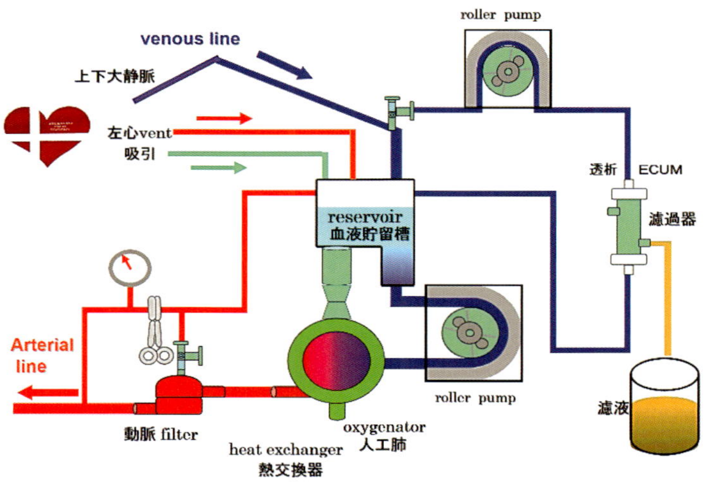

Web 動画①　・血液の流れ

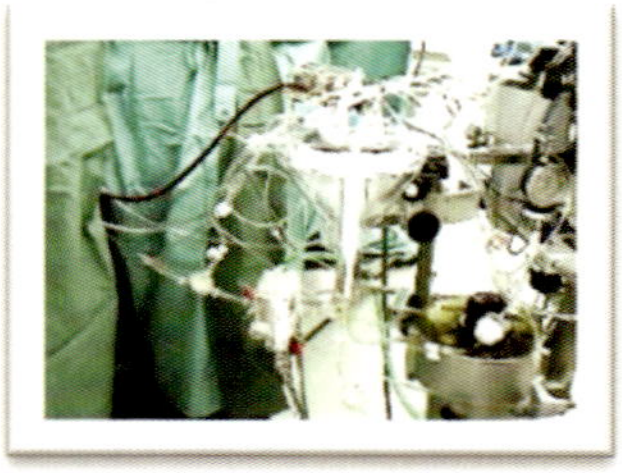

上下大静脈から陰圧吸引にて脱血された静脈血はリザーバーへと流入する。同時に送血ポンプが回転を始める。以後、血液は人工肺、動脈フィルターを経由して、患児の上行大動脈へ入る。

そして、第2に、執刀医やチームの手術力向上という低侵襲化も必要である。手術や体外循環そのものが侵襲であるならば、その時間を短縮させることは患者にとって最も原始的かつ重要な低侵襲化対策であることは当然である。あまり大きな声では言えないが、時間短縮かつ患者の低侵襲化が可能となれば、医療費や材料費節減のことはさておき、我々の労働環境の改善にもつながる。このことは、患者のためにもチーム各員のためにも、執刀医が考えなくてはならない義務的低侵襲化であり、低侵襲化という言葉は、緊急対応を余儀なくされる我々循環器医療従事者にも適応すべきである。

しかし、低侵襲化には注意すべき点もある。低侵襲化対策を行うことが臨床的な改善を生まず、また、手術自体の安全性低下や医療従事者の負担につながるのであればその意義は全く無い。それは低侵襲化ではなく、外科医のこだわりという言葉に変化してしまう。低侵襲化には、ある対策を行うことで、それに比例した臨床効果を実感することが最低条件と考える。図3には、小児心臓外科における、手術成績とその quality を決定する要因を示す。術前から存在する房室弁の高度形態異常や心臓以外の肺血管病変など、どう努力しても治せないものはある。しかし、努力すれば、浮腫の改善や臓器不全の予防など、周りを固めることで、少なくとも救命の可能性を高める対策はできる。それが、執刀医が考えるべき体外循環の低侵襲化であり、手術チーム力の向上である。

図3：小児開心術におけるリスク要因、手術の Quality を決める要因

体外循環による侵襲	外科医の腕
全身の浮腫 心・肺・脳 機能不全	手術時間 チームの総合力

術前の要因	合併病変
全身状態・手術適応 心機能 ↓ 弁閉鎖不全 ↑	肺血管 Hypoplasia Extremely thickened media 壊死性腸炎

Q&A　体外循環の低侵襲知識　（2017年）

質問：「外科医は何故、体外循環に関して詳しくならなくてはいけないのでしょう？」

回答：「30年以上も心臓手術をやっている多少年食った外科医が低侵襲という言葉を聞きますと、直感的に体外循環のイメージが湧きます。現在では軽症例といわれるASDやVSDにおいても、完全徹夜で術後管理を行うことが多かった当時の青年外科医には、体外循環は特に全身の浮腫という点で相当に悪い印象しかありません。体外循環の悪影響が無ければ助かったと思う症例も多く経験しているはずです。当時、手術から術後管理まですべての患者管理を行うのは外科医だけで、殆ど病院に泊まり込みでしたから、外科医が術後の臨床経過を改善させる体外循環について考え、麻酔医や体外循環技士に相談または指示するのは自然の流れでした（もちろん嫌な顔をされることもありましたが…）。外科医が人工心肺機器や体外循環方法に詳しくなるのは必然だったと思います。心臓外科医の評価は、単に成績だけでなく周術期の回復度や全体のqualityの良否を含めて総合的に決まります。特に新生児では、術後の患児状態や回復の程度が精神運動発達を含めた遠隔期のQOLに大きく関与すると考えられています。従って、外科医だけでなく、心臓チームの各員は、術後状態を安定させる体外循環とそのPitfallsについて習熟すべきです。体外循環技士はもちろん、小児循環器医も看護師も同様であります。体外循環の具体的な技術は知らなくても良い、しかし、少なくとも何が良い低侵襲の体外循環で、何が悪い高侵襲の体外循環であるかは知るべきと考えます。心臓手術では、合併症が発生した時にその原因がわからないことがあります。親御さんに対して原因が特定できないなどと、医師にあるまじき発言しかできないこともあります。原因の可能性を洗い出すためにも、そして、新たな対策を講じる意味でも、皆さんは体外循環を勉強すべきと考えます。体外循環の低侵襲化とその効果の評価は、術中及び術後の両方をしつこく診る外科医だからこそやれることだと思います。」

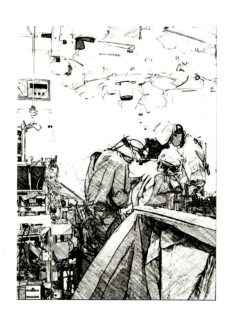

Q&A 低侵襲化の必要性（2017年）

質問：「現在の体外循環はほぼ満足できるものであり、何故そこまで低侵襲化に拘らなければならないのでしょう？」

回答：「確かに、現在の体外循環は極めて安全であります。また、低侵襲化の対策も施設ごとに工夫されたものが既にあると思います。従って、私が今まで低侵襲云々と偉そうに話してきたことは、本当に有効な低侵襲化と言えるのかという反省も当然ありますし、ある施設では意味のない方法であるかもしれません。現時点で体外循環の低侵襲化を考えることは、もしかしたら、多少の浮腫や利尿低下をある程度しょうがないとするのか、それとも、気に食わずに何かを考えるのかというこだわりの違いだけかもしれません。しかしながら、今からお話する体外循環の新たな知見と Pitfalls は、今まで原因がよくわからないとされた術中術後の合併症、もしくは、周術期の quality 低下の原因解明につながる可能性があります。それらの一解決法として、是非考えて頂きたいと思います。高度の房室弁形態異常や肺血管病変などを有する患児の中には、遺残する弁逆流や肺高血圧が術後管理の足を引っ張る重大な要因となる場合があります。また、極めて悪い状況で緊急手術に突入しなければならない場合もあります。しかし、努力をすれば少なくとも周りを固めることはできる、例えば、浮腫を作らないとか、心機能を落とさないとか、そのような観点から低侵襲化対策を常に考えておくことは極めて重要と考えます。

　はっきり言って、現在の体外循環には満足しておりません。浮腫や利尿低下が大嫌いです。理由は、2006年以前の術後経過が最も良かったことが理由であります。例えば体重 3～4 kg VSD PH の無輸血開心術での人工呼吸器管理時間は 5～6 時間でした。当時の体外循環は多くの意味で低侵襲だったから早期抜管ができたのだと思います（当時はやりすぎだというご批判も既に頂いておりましたが…）。また、4 kg 以上の Jatene 手術は 100％の無輸血達成率でした。しかし、今はこれができない。2006年以前の体外循環が低侵襲だとすれば、現在は中侵襲状態でしょうか。当然、良い意味でも悪い意味でも昔に戻りたくない部分は沢山ありますが、体外循環だけは昔に戻るよう拘りたいと思います。」

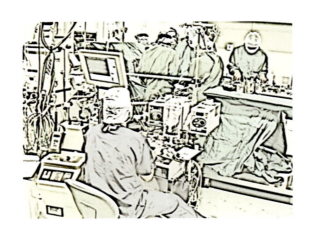

低侵襲化のための体外循環方法

体外循環は殆どの臓器に何らかの非生理的影響を与えることは間違いない。特に、新生児や低体重児での影響は顕著となる。体外循環回路が身体に比して過大であることに加えて、脳や肺などの諸臓器、また、凝固系や内分泌系などの機能が未熟であること、基礎的酸素消費量や水分出納が年長児と異なること、さらに、左心低形成症候群のように解剖学的特徴に合わせた特殊な体外循環方法が必要となることがその理由である。従って、その影響を抑えるための低侵襲化対策は必須である。要は、体外循環に伴う生体変動に対し、①変動をきたさないよう努力するか（Constant Perfusion）、②変動により発生した生体反応をもとに戻すように努力するかである。

Q&A 　小児心臓手術の特徴　（2003 年）

質問：「小児心臓手術の特徴について教えて下さい。」

回答：「第一に、疾患の種類が多い、心臓以外の合併疾患も多い、成人症例に比して体外循環によるダメージを受けやすいなどの特徴があります。術式も疾患に合わせた多くの種類があり、逆に、異なる疾患でも同じ術式を取ることもあります。また、同一疾患であっても症状の発現時期が異なり、手術の時期や適応は個々の症例で異なります。例えばブレロックという手術があります。酸素化改善のため、もしくは、肺動脈の発育をうながすために多くの疾患で行う手術ですが、欠点として心臓に負担がかかります。体重 2 kgの赤ん坊にこの手術を行うと、酸素化は改善するけれども心臓がへばってしまう。ある意味、利点と欠点のせめぎ合いで手術計画をたて手術を施行することが多い。また、生まれてすぐ最初の姑息手術をして、3 カ月から 6 カ月経って 2 回目の手術、1 年を過ぎて最後の手術を行う、このように段階的に手術を計画する症例が増加しています。最後の手術はご存知のフォンタン手術ですが、これは上大静脈と下大動脈を直接肺動脈に吻合するという極めて非生理的な循環を作る手術であります。さらに、将来の問題として、心臓に遺残病変を有する女性の妊娠と出産、また、遺残病変や新たに発生した病変に対する再手術、そして、精神運動発達遅延や学習障害、自閉症といったいわゆる発達障害が増加しています。特に成長および発達に関する問題は、もしかしたら、多分に、手術に伴う術後急性期の併発症である可能性があり、従ってこの観点からも手術の低侵襲化は重要と考えます。そして、残念ではありますが、手術適応外となること、長期入院を強いられること、子供の死という、我々が最もつらく感じることも多くあります。以上が、小児循環器医療学の特徴です。」

Q&A　SIRAB 対策　（2013 年）

質問：「SIRAB 対策にはどのようなものがあるのでしょう？」

回答：「予防という観点では、接触に伴う補体活性化やそれに伴う炎症反応物質の発生を抑制するための体外循環回路の小型化（接触面積の削減）、Heparin や Phosphorylcholine、Poly-2-methoxyethylacrylate などの生体適合性被膜でコーティングされた体外循環回路の使用、また、輸血の節減が基本的な対策です。輸血節減に関しては後述しますが、輸血は、電解質や酸塩基平衡の異常だけでなく、bradykinin などの血管作動性物質を多量に混入している場合があり、体外循環そのものの侵襲化に加えて、この血管作動性物質が相乗的な SIRAB 増強に繋がる可能性は否定できないと考えます。また、接触については、初期充填液内の異物の除去や、循環血液が空気となるべく接触しないような血液の吸引およびベント方法を考えることも必要と思います。一方、発生した後の対策には、体外循環中の限外濾過や初期充填液の洗浄濾過による炎症反応物質の除去、ステロイドや好中球エラスターゼ阻害剤による炎症反応の抑制などがあります。これらの方法や効果については既に多くの報告がありますので、具体的方法とその効果については、利点と欠点を含めて判断して頂きたいと思います。それらの中には、皆さんの今までの臨床経験から、有効もしくは無効と感じる対策も当然あると思います。しかし、注意すべき点として、相乗効果を示す対策もあれば、相反する効果を示す対策もあること、また、効果を求めるが故に過剰に実施すれば逆効果となる場合があることは念頭に置くおく必要があります。残念ながら SIRAB を完全に抑制する魔法はありません。」

参考引用文献

・Ando M, Murai T, Takahashi Y. The effect of Sivelestat sodium on post-cardiopulmonary bypass acute lung injury in a neonatal piglet model. Interact cardiovasc Thorac Surg. 2008; 7: 785-788.

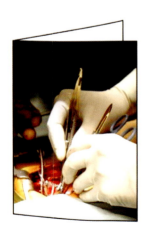

Constant Perfusion （2003年）

　体外循環は生体内の生理的環境を変動させる。変動するから生体は侵襲を受けることになる。従って、極力変動を与えない体外循環管理が必要である。Constant Perfusionとは、体外循環中に注目するデータ、例えば、送脱血の流量、PaO2やPaCO2、電解質や酸塩基平衡、血液濃度や局所脳内酸素飽和度、炎症反応物質など、すべてを変動させずに一定に維持する体外循環という意味での造語である。図Aは、HLHSに対するNorwood手術の経過である。Constant Perfusionの方法を以下に示す。

図A：Norwood手術の経過と管理手段

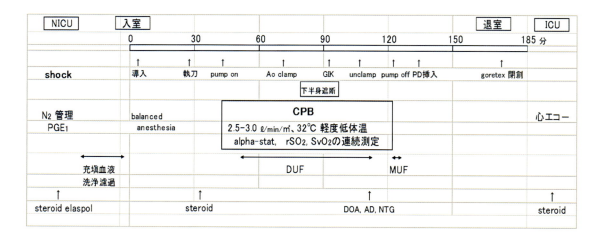

① まずは、脳への確実な酸素供給である。局所脳内酸素飽和度(rSO2)測定の経験では、主に3時点においてrSO2値の低下もしくは変動を認める。体外循環開始直後の血圧低下時、復温時、送血流量をhalf flowとする大動脈遮断解除前であり、主に血圧の変動が直接関与すると思われる（図B）。rSO2値の判読とその評価に関しては多くの議論があるが、脳の酸素供給や代謝の変動を把握するためのrSO2値の測定は有用と考える。従って、まずはこの値を極力変化させないConstant Perfusionを徹底すべきである。具体的には、軽度低体温として、150ml/kg/min以上の高流量体外循環を維持し、rSO2値の変化を見ながら灌流量や酸素吹送濃度を適宜調節する。特に、体外循環開始時には送脱血流量のバランスに注意し、initial dropに注意しながら緩徐に体外循環を開始すること、また、復温開始後は灌流量を増加させる管理が必要である。新生児や低体重児開心術では、脳室周囲白質軟化症(periventricular leukomalacia：PVL)などの脳虚血障害の発生や遠隔期の精神運動発達障害を考慮して、体外循環のすべての時点で確実な脳の酸素化を行うことが必要と考える。図Cには体重4.1kg VSD無輸血開心術のrSO2推移を示す。ほぼ一定値で経過している。

図B：体重13.2 kg TOF 心内修復術の局所脳内酸素飽和度

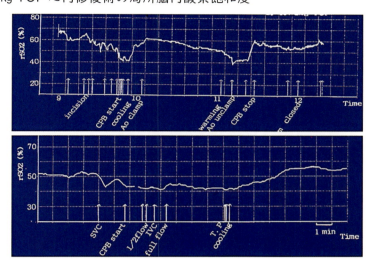

図C：体重4.1 kg VSD 無輸血開心術の局所脳内酸素飽和度

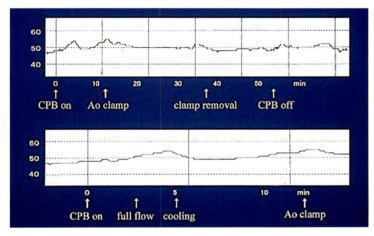

Web 文献

- ① 高尾あや子．開心術における脳内酸素飽和度連続監視装置の有用性について．榊原記念病院研究ジャーナル 1994;12: 17-20.
- ② 高尾あや子．体外循環時における局所脳内酸素飽和度の比較．榊原記念病院研究ジャーナル 1995;13: 37-39.
- ③ 高尾あや子．小児開心術における局所脳内酸素飽和度測定の有用性について．1996; 14：56-60.

参考引用文献

- 高橋幸宏．-小児開心術における低侵襲化の工夫　先天性心疾患における無輸血開心術-．日本胸部外科学会　第50回卒後教育セミナーテキスト　2000; 38-49．図C引用
- 高橋幸宏．先天性心疾患に対する無輸血開心術の現状と問題点．小児科診療　2007; 70: 307-12.

②　水分平衡の悪化、電解質や酸塩基平衡の異常も侵襲の一因である。水分平衡の維持には第一に確実な脱血が必須であり、体外循環技士と終始連携を保つ。また、体外循環開始当初から膠質浸透圧を高めに維持する。経験上、蛋白製剤の使用基準は総蛋白量＜3.0g/dl としているが、喘息症例を除いて Salin HES を初期充填し、適宜 dilutional ultrafiltlation（DUF）による除水を行う。さらに、電解質と Base Excess の補正を徹底する。Na 値も水分平衡を維持する重要な因子であり、135〜140 mEq/L を目標とする。現在は CDI モニターを用いて連続的に血液ガスデータを見ることができるが、昔の ASD や VSD 開心術では total flow 後と大動脈遮断中の 2 回のみの測定であった。特に Na や Base Excess 値は低下してから補正するのではなく予防的に補正することが必要である。これらの観点からも Constant Perfusion を行う。

③　術後の循環および呼吸動態の悪化も侵襲の悪循環へとつながり、長期管理の一因となる。従って、短時間体外循環でも SIRAB への対策が必要である。当院では、再灌流時の心筋障害と肺障害の軽減を期待して、大動脈遮断解除前復温時から partial bypass までの血管作動性物質抑制を目的とした polyacrylonitrile 膜 hemofilter による高流量 DUF を施行しているが、この方法により、血管作動性物質の発生は抑制され、特に新生児と乳児開心術において、強心剤の使用量低減と早期の呼吸器離脱が可能となった。血管作動性物質を増加させない意味での Constant Perfusion も徹底する。

④　体外循環に伴う生体の侵襲は時間経過とともに増強する。長時間の体外循環は生体が制御できる程度を超えて炎症反応を増幅する可能性がある。従って、当然ではあるが、短時間で手術を終了させることも必要である。許容できないほどの Variable 状態となる前に、Constant の範囲内で手術を終わらせる、これも Constant Perfusion の一つである。

　Constant Perfusion とは、生体の非生理的変動が起こらないように管理する体外循環方法である。要は、測定データが変化する前に、灌流量や温度の調節、補正や DUF など、体外循環中に行う基本的手技を予防的かつ正確に行うことである。Constant Perfusion は、低侵襲化に直結する最も基本的で重要な対策と考える。

🔴 Q&A　　低侵襲対策の効果　（2003 年）

質問：「心臓手術の侵襲にはあまりにも多くの要因が関与します。従って、一つの方法で効果を出すことは難しいと感じていますが、その点どう思われますか？」

　回答：「仰るように、手術侵襲には多くの要因が関与しますので、臨床効果を上げるために解決すべき課題は未だに多いと思います。明らかな臨床効果を認める低侵襲化対策が本当にあったのかと問われれば、あることはあるのですが、よく分からないと答えざるを得ません。正直、色々な対策を取るうちにいつのまにか低侵襲となったのかなとも感じております。低侵襲効果とは時間がたって初めてわかることもあるかもしれない。ただ、絶対的な臨床効果を有する対策であったとしても、何らかの他の要因が重なり効果を無くしている可能性はあるかもしれません。低侵襲化対策はより総合的にかつ広く考えておくべきと思います。

今まで報告されてきた対策の効果については、ご施設それぞれの意見があると思います。例えば、ステロイド薬剤ですが、1980年代当時、ステロイドを術後の人工呼吸器離脱後の喉頭浮腫予防に使用していたことがありました。静注すると血圧が上昇する反応を認め、ステロイドは中々面白い薬だと思っていました。図Aは、当院で測定した新生児開心術後でのcortisol値の経過を示します。投与しないと、術後はほぼ枯渇状態となるというデータです。ステロイドは好中球の活性化や血管作動性物質を抑制し、浮腫予防や心肺機能の改善に有効とされていますが、体外循環での使用に関しては議論の多いところであります。しかし、このデータをみると、効果は別として、やはり積極的に補充しようと考えます。

図A：新生児開心術後のcortisol値の推移

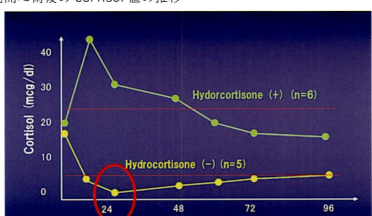

　また、少し話が飛びますが、小切開心臓手術＝低侵襲と言っていいのかという議論がありますけれども、疼痛や呼吸機能低下の軽減、美容的観点という意味では低侵襲化と言ってよいのかもしれません。

　しかし、低侵襲化対策に関する報告において、その結果をどう判断するかについては注意が必要です。本当は有効な低侵襲対策であるにも拘わらず逆に悪いと判断される、もしくはその逆もあるのではないかと考えます。データの測定時期に関して言うと、例えば、大動脈遮断解除時点で炎症反応物質を測定したとします。しかし、大動脈遮断時間が30分と60分では同じ大動脈遮断解除時であっても全く条件が異なることになります。また、有意差が無いという結果であったとしても、症例によっては極めて有効な対策と判断されることもあると思います。さらに、疾患や体格、体外循環方法や時間など、如何に比較条件が揃っていても、前述したConstant Perfusionの良否によっては当然測定値が変化することになります。今まで、同一の検討を行っても報告間で大きく異なる結果となることや、優れた結果が出たとしても実臨床の効果につながらないことも多くあったと思います。おっしゃるように侵襲要因が多いことは勿論ですが、各施設独自の体外循環方法があることも問題を複雑にしているのかもしれません。今後は、単に測定データだけの有意差を求めるのではなく、あくまでも臨床効果に拘って研究を行うことが必要と考えます。

そうすれば、本当に臨床効果のある新たな体外循環方法が確立され、また、臨床効果を中心に人工心肺関連機器の比較開発が可能となるのではないでしょうか。もちろん臨床研究では中々難しいのですが…。」

参考引用文献

・Ando M, Park In-Sam, Wada,N et al. A Legitimate Pharmacotherapy After Neonatal Open Heart Surgery. Ann Thorac Surg. 2005; 80: 1672-8. 図A改変引用

Q&A 　**実際の臨床効果（2013 年）**

質問：「臨床的に極めて有効であったと実感できる対策はありますか？」

回答：「長く外科医をやっていると、患者の臨床経過が安定し、成績が急に向上する転機を経験することがあります。その一つは体外循環中の限外濾過でした。1980年代、限外濾過の主な目的は、除水による血液希釈の予防と、初期充填液のK値低下のための洗浄でした（全血充填の時代、古い血液は高K値であり、体外循環開始後直ぐに心停止や心室細動となった）。1990年に、限外濾過を行うことで大動脈離断症開心術での一期的胸骨閉鎖が可能となったという報告を読んでから、限外濾過は浮腫抑制に有効であることは間違いない、また、この効果は希釈予防だけでなく侵襲要因の何らかの抑制であろうと考えました。早速模倣しようとしたのですが、問題となったことは、新生児や乳児の体外循環で、血液や蛋白製剤などのvolumeを追加せずに限外濾過を行うだけの安全なリザーバーレベルがはたして確保できるのかどうかということであり、また、どの時期にどの程度の除水をすれば臨床的に有効なのかがわからない。実際にはリザーバーレベルに余裕があるときにしかできなかったのですが、当院の体外循環技士から、復温を始めると何故かリザーバーレベルが上昇し血液希釈が進む反応がある、少なくともこの時期は安全に行うことができるのではないかという意見がありました。以後、この時期の除水を中心とした限外濾過方法の臨床的有効性について検討を開始しました。低侵襲化は臨床効果を伴ってこそ意味があります。具体的目標は術後の利尿増加であり、早期人工呼吸器離脱からの早期ICU退出であります。私にとっては、この復温後の限外濾過方法が臨床効果を認めたと初めて実感できた低侵襲化対策と言えます。」

参考引用文献

・Vouhe P.R. Mace L. Jayais P. et al.　Primary Definitive Repair of Interrupted Aortic Arch with Ventricular Septal Defect.　Eur J Cardio-Thorac Surg 1990; 4: 365-370.

榊原記念病院の低侵襲化経緯

(1) 限外濾過方法の確立と臨床効果

体外循環中に限外濾過（Extra Corporeal Ultrafiltration Method：ECUM）を行うことの臨床的有効性は、乳児期開心術においても確認されている。しかし、ECUM を始める際に問題となったことは、新生児や低体重児の体外循環において、どの時期にどの程度の除水を行えば臨床効果につながるのかということであった。現実的にはリザーバーレベルの高低で行うことになるが、できれば血液や蛋白製剤の追加は避けたい。その際、当院の体外循環技士から、復温を始めるとリザーバーレベルが増加し、この反応はあたかも水が帰ってくるようであるとの意見が出された。そこで、まず、ECUM を施行しない体重 10 kg 未満 VSD 33 例と成人 MVR 34 例において、復温開始前と復温後（大動脈遮断解除後約 10 分）の Hct と総蛋白量値の変化を評価した。VSD の初期充填量は 750ml（全血 3 単位 600ml、蛋白製剤は非使用）、成人 MVR は 1000～1200ml（無輸血充填）で、28℃の中等度低体温体外循環とし、体外循環中の血液と蛋白製剤の追加は行わなかった。VSD は平均で Hct 2%、総蛋白量 0.3 g/dl、MVR では 2%、0.2 g/dl の有意な低下を認めた（図 4）。これらは明らかな血液希釈反応であり、VSD では計算上 50～100ml、MVR は 300～700ml の水分が戻ることが示唆された。この復温時であれば、リザーバーレベルは増加するし、また、この時期の血液希釈の予防は心筋の再灌流障害の軽減という観点からも意味があると考え、①大動脈遮断中は心筋保護液（blood GIK）と補正液の量のみを除水し、②復温開始後はリザーバーレベルを見ながら可能な限り除水する方針とした。

図 4：復温開始後の血液希釈

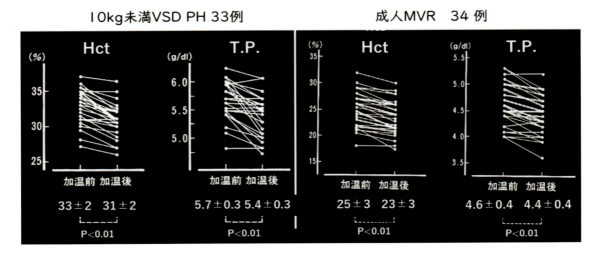

a. 乳児期 VSD での ECUM 効果（1990年）

この ECUM 方法の効果を体重 10 kg 未満 VSD で評価した。ECUM 施行群 20 例、非施行群 33 例である（表 1）。施行群では体外循環中の尿量が少ない傾向があるが、総濾過量は平均 168ml で、その約半量が復温開始後であった。施行群では Hct と総蛋白量値の低下を認めず、復温開始から遮断解除後の血液希釈が消失した（図 5）。

体外循環離脱時の動脈圧、自己心膜閉鎖率、ICU 帰室後 CVP は、いずれも施行群が良好で（図 6）、心膜が楽に閉鎖できる印象を強く持った。また、体外循環終了時の PaO2 は施行群の中にも低下例を認めるが、人工呼吸器離脱基準である PaO2 ≧100 mmHg（FiO2 0.5）まで回復する時間は有意に短縮した（図 7）。

表 1：10 kg 未満 VSD　ECUM 施行群と非施行群の比較

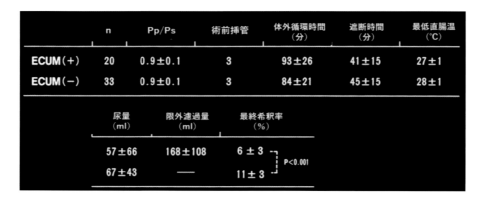

図 5：10 kg 未満 VSD ECUM 施行群と非施行群の Hct と総蛋白量

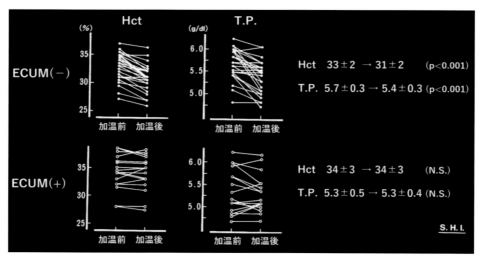

図6：10 kg未満 VSD ECUM 施行群と非施行群の循環動態

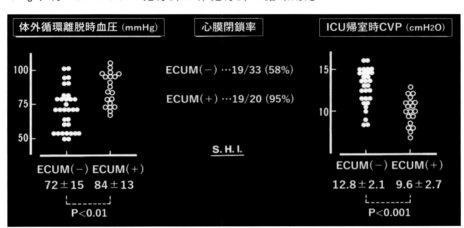

図7：10 kg未満 VSD ECUM 施行群と非施行群の呼吸動態

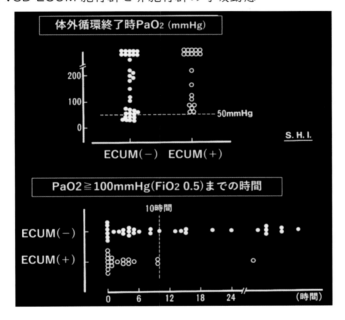

ECUM 施行群の中で改善が遅い1例は、VSD 閉鎖に加えて、大動脈弁下狭窄と僧帽弁閉鎖不全の手技を行った症例である。ICU で一過性の徐脈と血圧低下を認めた。1990 年当時は、VSD 症例においても、心拡大や高 CVP、極端な酸素化低下を認めることが多かった。研修医にとっては、心膜閉鎖の有無、酸素化の改善、利尿状態、CVP の変化などとにかく気になってしょうがなかった時代である。

結論 … 復温開始後の血液希釈予防を目的とした ECUM を行うことで開心術後の循環および呼吸動態は改善した。特に乳児期 VSD では、殆どの症例で麻酔覚醒と同時の人工呼吸器離脱が可能となった。

b. 完全型房室中隔欠損症（AVSD）でのECUM効果（1992～93年）

　　ECUM施行群6例（体重5.4±0.6 kg、Pp/Ps 1.0±0.1）とECUM非施行群7例（体重5.7±0.9 kg、Pp/Ps 1.0±0.0）で同様の比較を行った。非施行群では、復温開始前および後のHctは平均2%（35±3→33±3）、総蛋白量0.2 g/dl（5.6±0.2→5.4±0.2）と低下したが、施行群では、Hct 35±3→35±3、総蛋白量5.7±0.2→5.6±0.4と差は無かった。限外濾過量は平均205mlで、復温開始後は60～150mlであった。水分平衡と最終希釈率には差は無かった。この理由は、施行群ではBlood GIKをリザーバーへ吸引して限外濾過にて除水したこと、一方、非施行群は吸引せずにその分を輸血で補充したことの違いによると考える。また、両群の最低Hctや総蛋白量にも差は無かった（表2）。施行群のICU帰室後CVPと酸素化改善時間は有意に良好であった（図8）。

表2：乳児期AVSD ECUM施行群と非施行群の比較

	体外循環時間（分）	遮断時間（分）	最低直腸温（℃）	最低Hct（%）	最低T.P.（g/dl）
ECUM(−)	137±33	87±27	26±2	31±3	5.0±0.5
ECUM(+)	140±10	93±13	26±1	31±4	4.6±0.3

	尿量（ml）	限外濾過量（ml）	復温後濾過量（ml）	水分平衡（ml）	最終希釈率（%）
	136±58	—	—	54±55	9±8
	142±116	205±80	60～150	47±30	8±4

図8：乳児期AVSD ECUM施行群と非施行群のCVPと酸素化改善時間

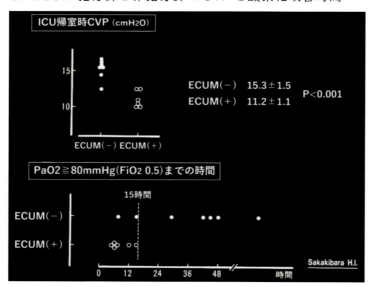

結論 … 当時の完全型 AVSD 手術は術後管理に難渋する症例が多かった。しかし、ECUM 施行群では、全例で麻酔からの覚醒までに人工呼吸器離脱基準に達し、内 3 例は術当日に離脱した。また、この頃には、新生児手術でも一期的胸骨閉鎖が可能となる症例が明らかに増加している。遮断解除後は心拍動が再開する大事な時期であり、単に循環血液を濃くするための輸血追加ではなく、この復温開始後の血液希釈を無くすように ECUM を行うことが重要と実感した。厳密な水分管理が必要とされる高度肺高血圧症例の開心術において、安全かつ臨床的に効果のある除水を行うためには、復温後を中心とした ECUM が有効な方法であった。

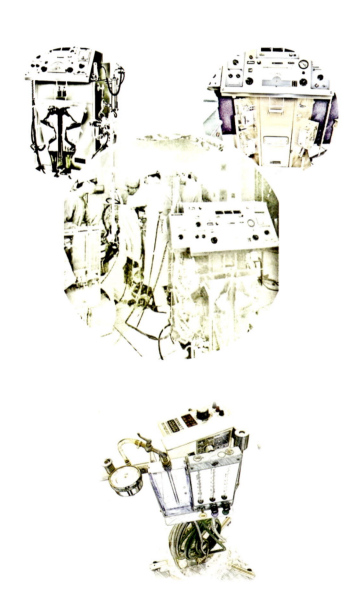

> **コラム**　　血液希釈反応　曽根の限外濾過方法（1991年）

「追加発言を致します。現在も、演者が発表で述べた限外濾過方法の効果について臨床研究を行っています。このスライド（図A）は、10kg未満VSD開心術でのECUMの臨床効果について、今年の胸部外科学会で発表した時の結論スライドであります。この方法の臨床的有効性は、最近の肺高血圧症例での抜管の速さからも明らかです。最も重要だったことは、理由は不明ですが、体外循環中に復温を開始すると人工心肺のリザーバーレベルが増加し、あたかも水が帰ってくるような血液希釈が発生するという現象の発見であります。既に1950年代に、表面冷却低体温により循環血液量が減少して間質の水分が増加する。そして、この反応は復温することで可逆的であるという報告があります。この時期を利用した臨床的に有効な限外濾過という意味では世界で最初の報告となりました。ここでは、実際の臨床においてこの現象に気付き、この時期ならば限外濾過ができるのではないかと私に教えてくれた体外循環技士を、皆さんに紹介しなければならないと思います。曽根慎一君であります（図B）。今年で38歳になりました。私共はこの方法を曽根の限外濾過方法と呼んでいますが、この方法は、誰もが安全に施行でき、かつ臨床的に有効な方法と考えます。少なくとも、榊原記念病院の小児開心術においては多大な貢献があったことは明らかです。私共の体外循環技士は極めて優秀であります。」

図A：10kg未満VSD　ECUM効果の結論スライド

（結論）
① 体外循環加温開始後に、心肺回路内volumeが増加し、HctとT.P.が低下する反応があった。
　　Fedor EJ. Am J Physiol 196: 703, 1959.
　　Lofstrom B. Acta Anaesthesiol Scand 1: 1, 1957.
② 乳幼児VSDにおいて、加温開始後を中心に限外濾過を行い、術中および術後臨床経過の改善を認めた。

以上より、
　　加温開始後を中心に限外濾過を行うことが重要である。

図B：体外循環技士　曽根慎一氏

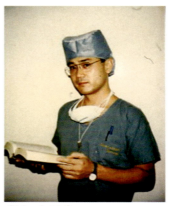

Sone's Ultrafiltration

　Reservoir volume ↑
　hemodilution　　during rewarming

　Ultrafiltration should be done
　　　during rewarming
　　　after cross-clamp removal

Shin-ichi Sone　1953,4.2～38y

(2) 限外濾過の問題点

以後、ECUM 手技の慣れに伴って、初期充填時のリザーバーレベルが低くても安全に体外循環が開始できるようになった。1992 年には全血 1 単位の節減を目的に、750ml の同回路を用いて初期充填量を 650ml とした（全血 2.5 単位の 500ml を充填、残りの 100ml を術中もしくは術後に使用する）。初期充填時のリザーバーレベルは 50ml 程度となるが、大動脈遮断中は血液希釈が進行しても吸引した Blood GIK と補正液の量のみを除水、その後、リザーバーレベルを保ちながら復温開始後を中心に除水し、レベルが低ければ全血 50ml を追加する方針とした。当時、体外循環中の血液や蛋白製剤の追加は原則として行わなかったが、新生児などの重症例では追加して積極的に除水した。これは、単に循環血液を濃くするための血液追加ではなく、ECUM を行うためであり、体外循環中の輸血や volume 追加の目的がより明白となった。しかし、限外濾過が原因と思われる問題が発生した。蛋白製剤の使用量増加と不整脈である。

a. 蛋白の漏出 （1991～92 年）

当時の限外濾過器には polypropylene 膜 HC-30M を使用していた。血漿遊離ヘモグロビンの除去を可能にするために開発されたが、蛋白漏出の欠点があり、実臨床での濾液内総蛋白量は 1.8±0.2 g/dl であった。結果として、総蛋白量値が低下して蛋白製剤使用率が増加した（蛋白製剤使用基準は 3.0 g/dl 未満）。また、この時期には、polysulfone 膜 HP-300 も使用している。補体の活性化が少なく、蛋白が濾過されないことが特徴である。実際に HP-300 では有意な蛋白漏出は認めなかった（図 9）。

図 9：HC-30M と HP-300 の濾液内蛋白

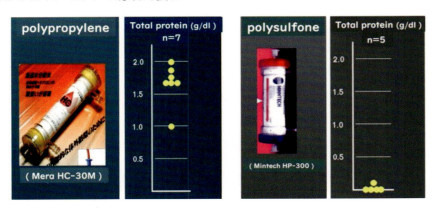

b. 不整脈 （1991～1993 年）

新生児と乳児の開心術において、体外循環中の Na 濃度にはあまり注目していなかった。全血充填とすることで、初期充填内の Na はむしろ高値であったことが理由である。しかし、ECUM の開始と輸血および蛋白製剤の使用節減により、低 Na 値となる症例の増加を認めた。図 10 には、完全型 AVSD 開心術症例の心電図を示す。洞調律ではあるが心拍数 80/

分の徐脈を繰り返した症例と完全房室ブロックとなった症例である。両者とも一過性で循環動態に問題は無かった。両者の共通点は ICU 帰室後の Na 値が 120 mEq/L 台と低かったことである。Na を含めた電解質不均衡に伴う機能的なものと推測した。

図 10 完全型 AVSD 開心術 ICU 帰室後の不整脈

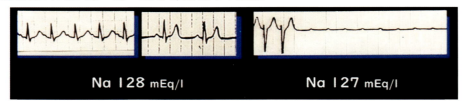

ECUM を開始する前はこれらの不整脈は認めておらず、初期充填液の洗浄濾過や体外循環中の ECUM 施行に加えて、Na 補正をせずに、Na 源である輸血や蛋白製剤を節減したことが原因と推測した。また、低 Na 血症は全身の浮腫増強の一要因でもある。これ以降は 10％NaCL を用いて積極的な補正を開始した。しかし、一方で、低体重児での体外循環中の Na 補正は安全であるのかという意見もあった。以上より、乳児開心術における Na 補正の影響とその効果について検討した。

対象は、ECUM 施行の乳児期 VSD 31 例と非施行の 37 例である。まず、大動脈遮断解除時の血中 Na 値を、自然に洞調律に復帰した症例と、洞調律復帰に DC または強心剤を必要とした症例で比較した（図 11）。ECUM 非施行群の洞調律自然復帰率は 30％であり、平均 Na 値は 137mEq/L と両者の差は無かった。一方、施行群の洞調律復帰率は 58％と増加したが、Na 値 120mEq/L 台の症例が増加し、DC もしくは強心剤を使用した症例での Na 値は平均 130mEq/L と有意に低かった。このことから、小児の体外循環では Na 値が 135〜140mEq/L になるよう補正を開始した。

図 11：乳児期 VSD 洞調律自然復帰率と Na 値

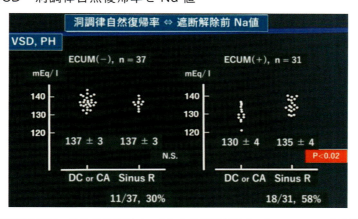

当時は大動脈遮断解除後に一過性の房室ブロックとなる症例が多く、isoproterenol を投与していた。

洞調律自然復帰率は85％と増加し、特に遮断解除前のNaが135 mEq/L以上に補正できた症例では96％であり、逆に不十分な補正であった症例ではDCもしくは強心剤を必要とした（図12）。

図12：乳児期VSD　Na補正と洞調律自然復帰率

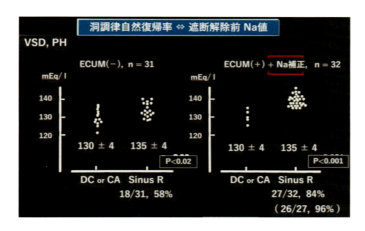

Na補正により、循環や呼吸動態が悪化するのではないかとの意見もあったが、ICU帰室後CVPや酸素化改善時間に変化は無く（図13）、人工呼吸器離脱時間はむしろ短縮された。新生児や低体重児においても、Na補正に関する臨床的問題点は認めなかった。

図13：乳児期VSD　Na補正と、CVPおよび酸素化改善時間

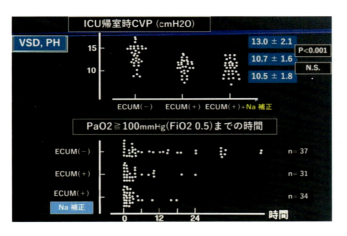

結論 … 心筋再灌流障害の予防もしくは心機能の早期回復には、再灌流する循環血液の諸条件が整っていることが必要と考える。上記結果から、体外循環中のNa補正の重要性が示唆された。心筋細胞代謝の早期回復のためには電解質の不均衡に注意すべきである。また、体外循環中の低Na血症が全身の浮腫増強の原因となることも容易に想像できることである。実際に、補正を開始した1991年以降、術後の眼瞼浮腫と人工呼吸器離脱後の嘔吐が顕著に減少した。もちろん、再灌流障害や術後の浮腫発生に影響する因子はさまざまである。しかし、体外循環中のNa濃度は、ECUM開始や血液および蛋白製剤の使用節減に伴って対応すべき新たな問題となった。

Q&A　ナトリウムと浮腫（2010年）

質問：「浮腫発生には多くの因子が関係していると思いますが、Na についてもう少し詳しく教えて下さい。」

回答：「1983 年当時、ASD 症例でも眼瞼浮腫が強い状態で ICU に入室することが多い状況でした。心機能は良好ですぐに人工呼吸器を離脱できるのですが、飲水後の嘔吐も多く、このことは全身浮腫がかなり強いことを示します。体外循環は状態の良い患児を悪くするだけという印象でしかなく、また逆に、体外循環は良い患者を悪くさせているだけなのでそれを改善するのは簡単と生意気に思っていました。とにかく水を引くという管理が研修医の夜の仕事です。単純に気付いたことは、無輸血充填では、初期充填液の Na 値が低く、体外循環開始後は 120 mEq/L 台もしくはそれ以下となる症例が多かったことであります。表 A には、初期充填量 750ml で心内修復を施行した体重 19 kg VSD 症例の初期充填組成と血液ガスデータを示します（無輸血）。体外循環開始時の Na 値は 106 mEq/L まで低下しています。これは単に水中毒状態と考え、補正の必要性を上申しましたが、即却下された記憶があります。当時、Na 補正は循環の過負荷になるという考えがあり、初期充填にも 5％グルコースを用いていましたし、ICU での基本輸液も塩分貯留を防ぐ理由で 5％グルコースでした。Na 補正の必要性に関しては、再灌流時の Na チャンネルや Ca との関係など、色々と言い訳を考えたこともありましたが、Na 補正による臨床効果は明らかであったことに間違いはありません。当時は低侵襲化という言葉もありませんでしたが、Na 値を正常値に一定に補正することは、浮腫という観点において、術後状態の改善につながる単純で有効な低侵襲化対策であったと考えています。」

表 A：体重 19 kg VSD　初期充填組成と血液ガスデータ

参考引用文献

・高橋幸宏．開心術後の輸液療法．看護技術　1988; 8: 62－66　1988.

Web 文献

・④ 高橋幸宏．乳児期 VSD,PH 無輸血開心術における体外循環中の血液洗浄濾過の注意点．榊原記念病院研究ジャーナル　1994; 12: 17－20.

(3) 限外濾過の進歩

　ECUMの臨床効果は明らかである。その効果の機序には、血液希釈の防止だけではなく、復温に伴う炎症反応性物質の増加抑制やそれに伴う心筋再灌流障害の軽減が推測された。当時流行りだった全身性炎症反応症候群（SIRS）に注目し、炎症反応物質の抑制に関する検討を開始した。

1） 炎症反応性物質の測定（1991～93年）

　炎症反応物質は心筋や肺損傷の要因となる。特に大動脈遮断解除時と部分体外循環開始前の炎症反応物質を抑制することは、心筋および肺の再灌流障害の予防という意味で重要と考えられる。乳児期VSD開心術において、復温開始前と大動脈遮断解除前の、血中および濾液のC3a、C5a、leukotriene C4（LTC4）を測定し、ECUMの抑制効果を評価した。分子量はC3a 9000、C5a 11000、LTC4 625である。対象は乳児期VSDで、初期充填量650ml（全血500ml、蛋白製剤非使用）、ECUMにはHC-30MとHP-300を用いた。

a. 復温開始後のみのECUM

HP-300 3例（図14）… 濾過量95±49ml（55～150）。血中C3aは復温前2413±1326（1470～3930）→ 大動脈遮断解除前3510±1636（2020～5260）ng/mlと全例で増加、C5aは10未満～11 → 23±9（14～34）ng/mlと全例で増加、LTC4は2例で増加した。濾液内は、C3a 208±58（152～267）、C5a全例10未満、LTC4全例20pg/ml未満であった。

HC-30M 7例（図15）… 濾過量139±87ml（45～283）。血中C3aは2910±1186（1570～4450）→ 5120±2545（1890～8360）ng/mlと全例で増加、C5a 10未満～22 → 25±12（11～41）ng/mlと全例で増加、LTC4は3例で低下した。濾液内は、C3a 3444±2308（1230～7220）、C5a 4例で11～29（3例は10未満）、LTC4 3例で26～97（4例は20未満）であった。

図14：HP-300　復温開始後のみのECUM

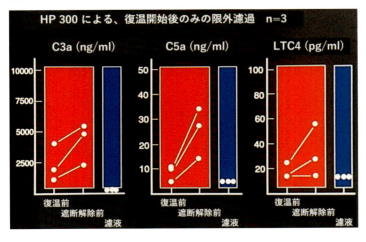

図15：HC-30M　復温開始後のみのECUM

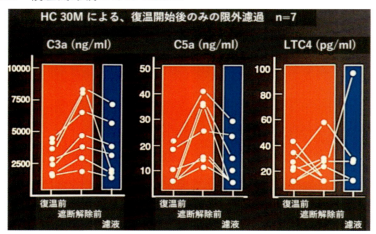

結論① … HP-300を用いた復温開始後のみのECUMでは、炎症反応物質は増加し、また、有意な濾過は認めなかった。一方、HC-30Mでは、濾液内にそれぞれの血中濃度に比例した濾過が認められた。また、血中LTC4は低下例を認めた。しかし、C3aとC5aは復温時に濾過量以上の補体活性が起こると考えられ、遮断解除値は低下しなかった。復温開始後のみのECUMでは活性補体の有効な濾過は望めないと結論した。

以上より、復温開始後のECUMに加えて、リンゲル液を用いて大動脈遮断中の洗浄濾過（Dilutional Ultrafiltration：DUF）を追加する方法に変更した。DUF中のECUMポンプ流量は28ml/min、目標の濾液量は200ml/時間である。

b．大動脈遮断中＋復温開始後の限外濾過

HP-300 6例（図16） … 濾過量239±129ml（130～445）。血中C3aは復温前2772±1540(1680～5330) → 大動脈遮断解除前4960±2442(3500～9280) ng/mlと全例で増加、C5aは10未満～16 → 27±8（19～38）ng/mlと全例で増加、LTC4は2例で増加し3例は20未満であった。濾液内は、C3a 179±70(82～263)、C5a全例10未満、LTC4全例20未満であった。

HC-30M 6例（図17） … 濾過量227±100ml（95～375）。血中C3aは3例で低下し（2910→2840、5490→3930、2250→1730）、復温前3682±1143(2910～5490) →大動脈遮断解除前4385±2076(2840～7590) ng/mlと差は認めなかった。C5aは10未満～19 → 21±6（16～31）ng/mlと全例で増加したが、前記3方法のような30 ng/ml以上となる症例は無かった。LTC4は全例20未満であった。濾液内は、C3a 3780±1319(2190～5160)、C5a 13～17、LTC4全例20未満であった。

図16：HP-300　大動脈遮断中＋復温後の ECUM

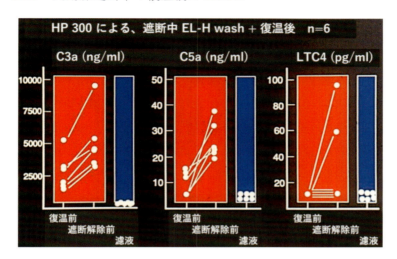

図17：HC-30M　大動脈遮断中＋復温後の ECUM

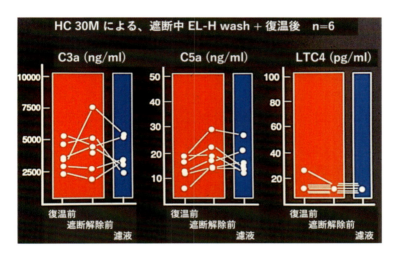

結論② … HP-300 では、LTC4 が増加しない症例を認めたが、大動脈遮断中に積極的な DUF を施行しても C3a、C5a の有効濾過は望めなかった。一方、HC-30M では、LTC4 は全例で増加せず、また、C3a は 3 例で低下例が認められた。しかし、C3a、C5a とも遮断解除前値を有意に低下させることはできなかった。HC-30M を用いた大動脈遮断中の DUF を加えた ECUM により、不完全ではあるが遮断解除前の活性補体を低下させることが可能と考えられた。

Web 文献

・⑤ 高橋幸宏．補体（Anaphylatoxin）活性から考える体外循環中の限外濾過方法．榊原記念病院研究ジャーナル 1993; 11: 57-60.

Q&A　ECUM機器　（1994年）

質問：「ECUMの機器にはいくつか種類がありますが、特徴について教えて下さい。」

回答：「ECUM機器には、それぞれ特性があると思います。図Aは、講演でお話したC3aとC5aのみの測定結果から、HP-300とHC-30Mの篩係数を簡単にグラフ化したものです。C3a、C5aはアナフィラトキシンの作用を有します。能書にある実験データの篩係数からは濾過可能な分子量を持つ物質であっても、実際の臨床では濾過されないことがあることはまず念頭におく必要があると思います。また、LTC4は微小血管における血管透過性を向上させることで気道や内臓組織への粘液分泌を促進し、炎症部位に白血球を招集する物質です。分子量が小さいので十分な濾過が可能であると考えて測定しましたが、HP-300では有意な濾過は認めませんでした。一方、DUFを加えたHC-30MでのLTC4は、遮断解除前血中値はすべて正常範囲内であり、濾過だけでなく発現自体が抑制された可能性も考えられます。以前に、機器の篩係数についてどう判断すべきかについて質問をしたことがありましたが、補体に関してはデータが無く、すべての体外循環関連機器はそれ自体が補体の活性化を起こすものであり、また、ECUM機器は血液濃縮器であることから活性補体を除去する目的で使用することは提案しないという返答でした。炎症反応物質の測定結果の差に関しては、患者の個体差はもちろんですが、その発現時期や測定する時期も影響するものと思われます。臨床研究においては、測定するだけでなく、目指す目標達成のためのECUM機器の選択、また測定項目の特徴やその反応動態を考慮した測定時期の決定など、十分なプロトコールを作成することが必要と考えます。」

図A：HC-30MとHP-300の篩係数

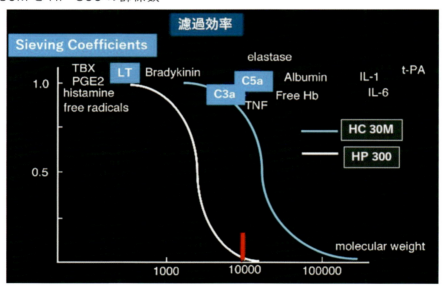

2） 炎症反応性物質の測定（1994~95年）

　強力な血管収縮作用を有する Endothelin-1（ET-1：分子量約 2500）に注目し、高度肺高血圧症例の体外循環で同様の ECUM を施行した場合の血中 ET-1 の変動を評価した。主な目的は、ET-1 が遮断解除後に発生する心筋再灌流障害の直接因子となるかを検討することにある。分子量からは HC-30M での濾過が可能であると推測され、また、肺高血圧症例での早期人工呼吸器離脱が可能となった一因ではないかと考えたことが理由である。

● **I群** … ECUM 非施行の ASD 4例（年齢 8.8±3.8 歳、体重 26.0±10.3 kg、Pp/Ps 0.28±0.07）。充填量 470ml または 750ml（血液と蛋白製剤は使用せず）。軽度低体温（32℃）、電気的心室細動下に修復し、強心剤は使用しなかった。心室細動時間は 27±13 分、体外循環時間 42±19 分であった。ET-1 は、部分体外循環まで緩徐に増加し、体外循環終了後に低下した。ICU 帰室後に再度増加する反応を示したが、すべて正常値範囲内で経過した（図 18）。

図 18：ASD での ET-1 推移（ECUM 非施行）

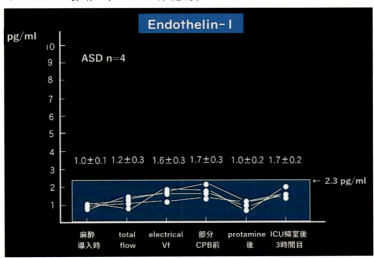

ET-1 正常値は 0.49~2.34（1.4±0.5）pg/ml である。

● **II群** … 大動脈遮断開始から遮断解除までの ECUM を施行した VSD 4例と完全型 AVSD 2例（年齢 4.4±3.9 か月、体重 4.3±0.8 kg、Pp/Ps 0.95±0.07）。初期充填量 400 または 470ml（輸血充填、体外循環中の血液追加は無い）。中等度低体温（28℃）、Blood GIK 心停止下に修復し、dopamine 6γ/kg/min を使用した。遮断時間 68±24 分、体外循環時間 118±30 分、限外濾過量 221±72ml であった。ET-1 は、体外循環開始後から低下し、遮断解除前は全例で正常値範囲内となった。濾液内の ET-1 値は遮断解除前血中値の約 65％であった。その後、部分体外循環から ICU 帰室後にかけて全例で増加し、麻酔導入時に高値であった VSD 1例と完全型 AVSD 2例は ICU 帰室後も高値であった（図 19）。

図19：肺高血圧疾患でのET-I推移（大動脈遮断から遮断解除までのECUM）

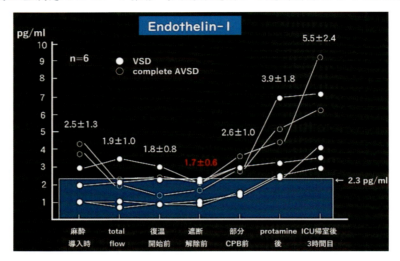

● **Ⅲ群** … 大動脈遮断開始から遮断解除までに加えて、部分体外循環までのECUMを施行したVSD 4例、完全型AVSD 2例、TAPVR 2例（年齢2.1±2.3か月、体重3.4±0.8 kg、Pp/Ps 0.94±0.06）。初期充填量370〜400ml（輸血充填、体外循環中の血液追加は無い）。中等度低体温（28℃）、Blood GIK心停止下に修復し、dopamine 6γ/kg/minを使用した。遮断時間52±22分、体外循環時間100±26分、限外濾過量323±102mlであった。ET-Iは、Ⅱ群と同様に大動脈遮断解除まで低下する傾向を示した。その後、部分体外循環値は全例で増加したが、3例では体外循環終了後に低下を認めた(図20)。

図20：肺高血圧疾患でのET-I推移（大動脈遮断から部分体外循環までのECUM）

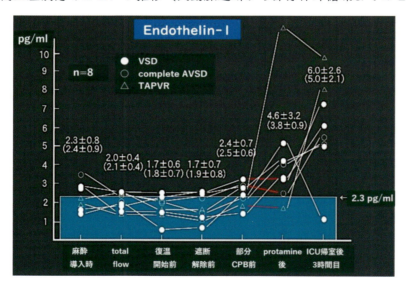

結論③ … ET-Ⅰ は血管内皮細胞由来の血管収縮性物質である。肺高血圧を伴う先天性心疾患患者での血中濃度は高値で、体外循環中の臓器障害、特に PH crisis 発生への関与が示唆されている。肺高血圧の無いⅠ群はすべて正常範囲内であった。一方、高度肺高血圧Ⅱ群での大動脈遮断開始から遮断解除までの ECUM では、遮断解除前の ET-Ⅰ 値は正常範囲となった。ET-Ⅰ が遮断解除時の再灌流心筋障害へ関与する可能性は低いと考えられる。濾液内にも濾過が認められ、HC-30M を用いた遮断解除までの ECUM は ET-Ⅰ を低下させる有効な手段と考えられた。また、Ⅲ群では、部分体外循環までの ECUM を加えることにより、体外循環後の ET-Ⅰ 値が低下する症例を認めた。肺への再灌流障害予防にも有効である可能性がある。しかし、ICU 帰室後は極端な高値となった。今後、体外循環終了まで、もしくは体外循環終了後の ECUM（Modified Ultrafiltration：MUF）についての検討が必要である。もしかしたら、体外循環終了後の MUF の臨床効果は、ET-Ⅰ 値の低下が一因であるかもしれない。

Web 文献

・⑥ 高橋幸宏．高度肺高血圧症を伴う乳児期先天性心疾患の体外循環中エンドセリンーⅠの変動．榊原記念病院研究ジャーナル 1995; 13: 22-25.

Q&A　ECUM の方針（1996 年）

質問：「榊原記念病院の ECUM の基本方針について教えて下さい。」

回答：「現在、体重 8 kg 未満の初期充填量は 370ml まで削減され、VSD は体重 5 kg まで無輸血開心術の適応を拡大しました。また、輸血充填とする他疾患でも、総輸血量は全血一単位 400ml の使用ですむ症例が増加しています。ECUM の目的については、心臓と肺の再灌流障害の予防を第Ⅰの目標としており、HC-30M を用いて、遮断中の DUF を加えた部分体外循環までの施行としております。炎症反応物質の測定結果はお話した通りです。また、経験上、体重 6 kg 以上の無輸血充填 VSD では総蛋白量が 3.0g/dl 以下に低下することは少ないので蛋白製剤は原則使用しませんが、HC-30M には蛋白漏出の欠点がありますので、遮断時間が長くなると予想される症例では蛋白製剤を用いて DUF を行っています。もちろん、Na 値の正確な補正は必須です。」

3） 分離型人工心肺と炎症反応性物質（1997~98年）

　1997年には、後述する分離型人工心肺の開発により初期充填量は195mlとなり、無輸血開心術の適応は体重3kg台まで拡大された。また、ECUM機器に充填量12mlのAPF-01Dを採用した。APF-01Dはpolyacrylonitrile（PAN）膜で活性補体を吸着する特徴がある。これを用いて、体重2.7~8.8kgのVSD、完全型AVSD、TGA、TAPVRの83症例において、同様の活性補体の評価を行った。特に、補体の吸着能を評価するために、濾過器の入口と出口でC3aを測定し、HC-30MおよびHP-300と比較した。ECUMポンプ流量は28ml/min、濾液量は200ml/時間を目標とし、無輸血充填では、体重5kg以上は酢酸リンゲルとsaline HES 5 ml/kgを、体重4kg以下は酢酸リンゲルと25%albumin 10mlを補充投与して、total flowから離脱直前までのDUFを施行した（図21）。

図21：ECUM方針

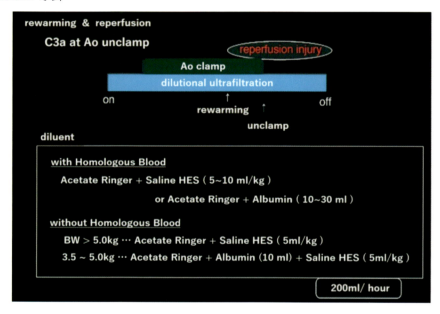

　図22には、各濾過器での、①大動脈遮断解除時の血中および濾液内のC3a値、②濾過器入口と出口でのC3a値、③濾液内の総蛋白量値を示す。HC-30MとHP-300での初期充填量は550~650ml、APF-01Dは195~370mlである。3者間の比較条件は同一ではないが、APF-01Dの特異点は、C3aは濾過されないものの、濾過器出口部でのC3a値が低下することであり、これは吸着を意味する。HC-30MとHP-300では逆に増加した。APF-01Dの最も大きな特徴は、血中C3a値が2000 ng/ml未満となる症例の増加である。また、蛋白も有意な漏出が無いという利点もあった。

図22：各濾過器の比較

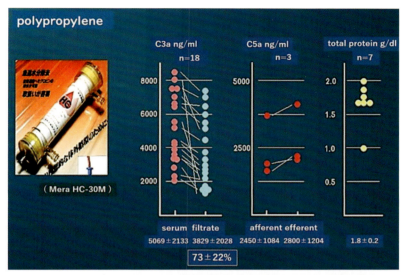
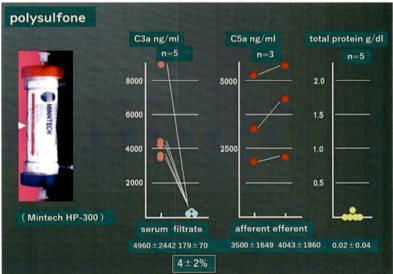
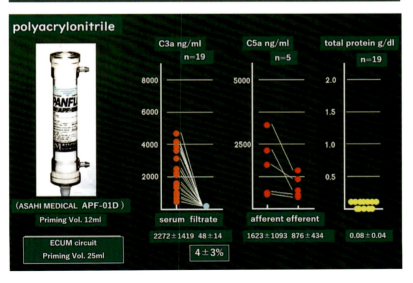

測定を進めるに伴って極めて興味深い反応があった。初期充塡量に差はあるが、輸血充塡としたTAPVRや完全型AVSDなどの長時間の体外循環を必要とする症例の方が、VSDなどの無輸血充塡症例と比較して、血中C3a値は明らかに低いということである（図23）。

図23：大動脈遮断解除時のC3a

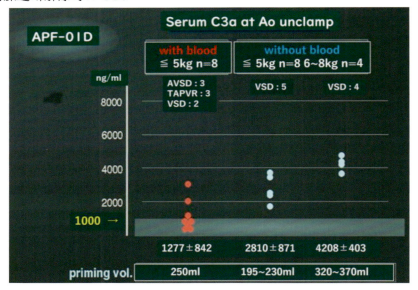

　そこで、体外循環開始から大動脈遮断解除までの時間とC3a値の関係を評価した。C3a値と時間の間には有意な負の相関があった（図24）。60分以内の症例と60分以上で比較すると、後者のC3a値は1/3以下であった（3579±777⇔1111±514）。

図24：C3aと大動脈遮断解除までの体外循環時間の関係

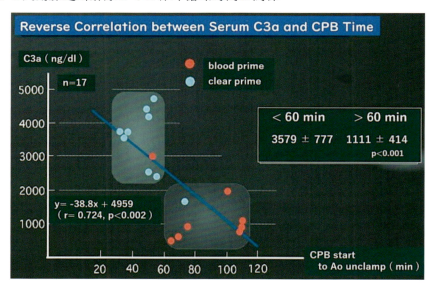

長時間の体外循環ではむしろC3α値が低下する。このことは、より高流量でDUFを行えば体外循環時間が短い無輸血症例でもC3α値は低下することを示唆し、以後、目標濾過量は200ml/時間のままで、ECUMポンプ流量だけを5倍の140 ml/minに増加させた。C3α値は低流量DUFの1/3に低下し、体格および初期充填量が異なってもC3α値の差を認めなくなった（図25）。また、輸血充填症例も含め、HC-30Mと比較しても明らかに低値であった（図26）。

図25：C3α：定流量DUFと高流量DUFの比較

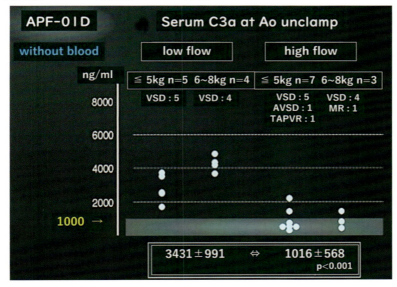

図26：HC-30MとAPF-01Dの比較

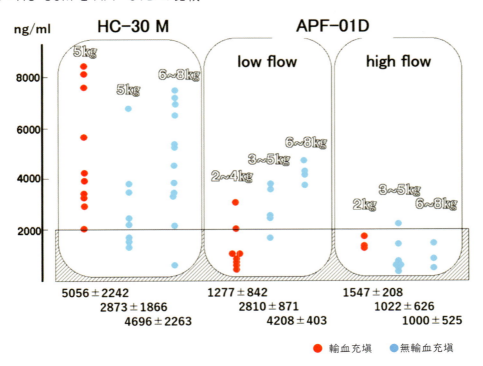

図 27 には、APF-01D を用いて高流量 DUF を行った体重 3.3 kg 完全型 AVSD の C3a 値の推移を示す。protamine 投与後以外はすべて 1000 ng/ml 未満で推移した。一般的に、活性補体は体外循環の経過とともに増加すると考えられているが、C3a は APF-01D での高流量 DUF により十分に制御できると考えられた。

図 27：完全型 AVSD の C3a 推移

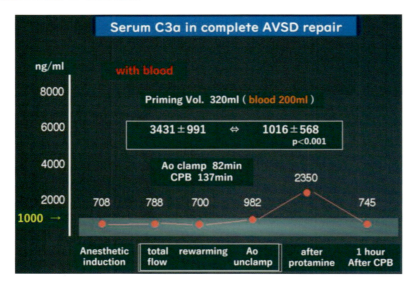

各濾過器の間で大動脈遮断解除前の血中 C5a 値を比較した。初期充填量や輸血の有無などの時代差はあるが、APF-01D 高流量 DUF での C5a は有意に低下した（図 28）。

図 28：C5a

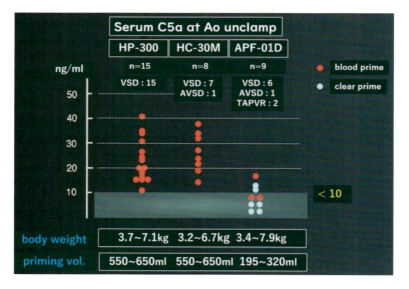

また、図 29 には APF-01D 高流量 DUF の Interleukine-8 の推移を示す。Interleukine-8 は体外循環終了後 2～3 時間目に増加すると言われているが、大動脈遮断解除から体外循環後 3 時間目とほぼ一定値で経過し、極端な増加は認めなかった。

図 29：Interleukine-8 の推移

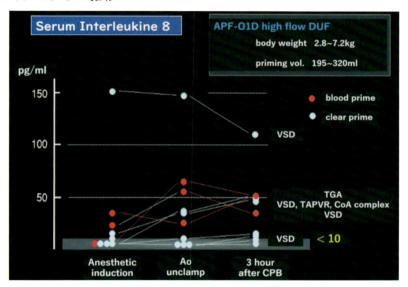

結論④… 限外濾過の検討を始めるにあたって、C3a 値を 1000 ng/ml 未満とすることが最終目的であった。人工心肺関連機器の小型化は年々進み、比較条件は一定ではないが、APF-01D 高流量 DUF よりこの目的はほぼ解決したと考える。図 30 には、血液と異物の接触で生じる生体反応の流れを示す。血管作動性物質による SIRAB 発生の機序としては、まず C5a 活性補体による早発性血管内皮活性化(第一の波)、次に補体活性に伴い単球またはマクロファージから産生される Interleukine-8 等のサイトカインによる遅発性血管内皮活性化(第二の波、体外循環終了後 2～3 時間目)があり、活性化好中球を介して組織障害が発生すると考えられている。今回の C5a や Interleukine-8 の結果からは、APF-01D を用いた高流量 DUF は SIRAB の引き金となる C3a 値を低下させて、この生体反応の流れをブロックすることにより、C5a やサイトカインなど仲介物質の反応も変化させる可能性が示唆された。後述する体重 3～4 kg VSD の無輸血開心術では、ICU 帰室時の dopamine 量は 2.9±1.8γ/kg/min、人工呼吸器管理時間は 5.5±2.6 時間であり、循環および呼吸動態は極めて安定していた。新生児開心術を含めて、APF-01D 高流量 DUF が強心剤の使用低減や早期の人工呼吸器早期離脱に関与したことは間違いなく、また、逆に状態が安定しているからこそ無輸血開心術が可能であったと考えている。

図30：補体活性と生体反応

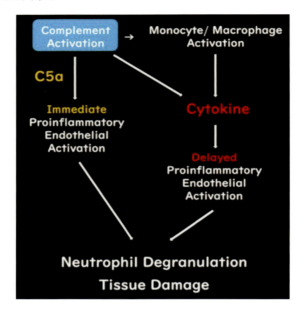

参考引用文献

・高橋幸宏．先天性心疾患手術 最近の心臓手術と麻酔管理の流れ．-Evidence Based Medicine-（小川 龍 他編）真興交易医書出版部、東京 1999；143-162．図23～26、28～30 改変引用
・高橋幸宏．新生児・乳幼児早期の体外循環．（富澤康子 編）体外循環と補助循環 日本人工臓器学会 2005；83-89．
・高橋幸宏．先天性心疾患 小児開心術の低侵襲化．Auual Review 循環器 中外医学社 2011；283-294．
・高橋幸宏．新生児・低体重児の体外循環．日本循環器看護学会誌 2011；7：15-17．

コラム 成人開心術の C3a

　成人弁疾患手術において、polyacrylonitrile膜 APF-10S と、Polyethersulfone 膜 HC-11 および CF-11 との比較を行った。APF-10S の C3a 除去能力はより良好であった（図A）。

図A：C3a、IL-6，TNF-αのクリアランス

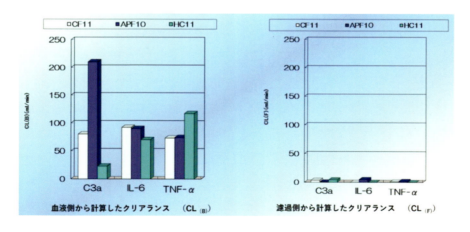

Q&A　SIRAB 対策（2010 年）

質問：「SIRAB 対策で注意すべきことはありますか？　また、SIRAB に対する先生の考え方を教えて下さい。」

回答：「循環血液が医療材料（人工物）と接触することで、凝固系のみならず、線溶系、カリクレイン－キニン系、補体系が活性化することは皆さんご承知だと思います。特に、補体は、人工物との接触により分子構造が変化し、その後は活性化反応が連鎖的に進みます。その活性化経路には、主に古典的経路（classical pathway）と副経路(alternative pathway)があり、最終的には膜侵襲複合体(membrane-attack complex：MAC)となりますが、活性補体は単球やマクロファージを活性化させて多くのサイトカインを産生し、好中球の遊走やプロテアーゼ、活性酸素種により組織障害が発生、血管透過性の亢進や組織浮腫に繋がります（図 A）。体外循環でのSIRAB 対策は、これらの流れの中のどの時点に注目して、どのようにブロックするかによります。例えば、①補体の活性抑制には、体外循環回路の短縮やコーティング、②炎症反応物質の除去には、限外濾過やサイトカイン吸着、③薬剤としては、好中球エラスターゼ阻害剤やステロイド、アプロチニンの使用であり、起こる前に対処するか、起こった後に対処するかであります。ただ、これが一番という具体的な方法は中々言えません。ある対策を行えば、必ず測定データ上の改善は認められると思いますが、臨床効果に直結するという報告はやはり少ないのではないでしょうか。体外循環の侵襲に関与する要因があまりにも多いことがその理由の一つであります。しかしながら、少なくとも昔よりは、そして、いつのまにか低侵襲となっていることは間違いないと思います。経験上、私にとって臨床効果があると実感した対策は、APF-OID 高流量 DUFと分離型人工心肺装置による充填量削減でありますが、時間が経ってようやく良くなったと感じることの方がむしろ多いと思います。今後、多くの外科医の経験則をもう一度確認しながら、一つ一つ積み上げていくことが必要かと考えています。

　何度も申し上げているのですが、外科医には臨床で治せないものがあります。しかし、浮腫の改善や酸素化の改善など、より低侵襲化した臨床状態を作ることはできると思います。申し上げたいことは、今後、低侵襲対策の臨床研究を進める際には、患者の状態改善を目指すことが臨床医の大きな目的ですので(言うと怒られるかもしれませんが、測定するデータの改善が無くても、臨床効果があれば良い。また、逆に、測定データの改善があっても、臨床効果が無ければ意味が無い)、まず何をどう低侵襲化したいのかというはっきりした目標を決定して、プロトコールを作成する必要があると考えます。要は決め打ちの研究ですが、その場合には、術中および術後管理の方法、例えば、体外循環方法、薬剤や血液の投与方法、鎮静や人工呼吸器離脱の方針など、比較条件を一定にしておくことが必要です。特に、炎症反応物質を測定する時期については、それらの経時的動態や SIRAB 発生にかかわる機序を十分に把握すべきです。しかしながら、研究を進めるにあたって最も留意すべき点は、侵襲により発生する生体の反応、これを無くすようにすることが体外循環での低侵襲化の目的ですけれども、この反応は生体にとっては言わば正常の自己防衛反応でありますので、過剰にやりすぎて、その重要な意義を無くすことは帰って逆効果となる可能性があること、それだけは念頭に置くべきと考えます。」

図A：血液と人工膜の接触で生じる生体反応

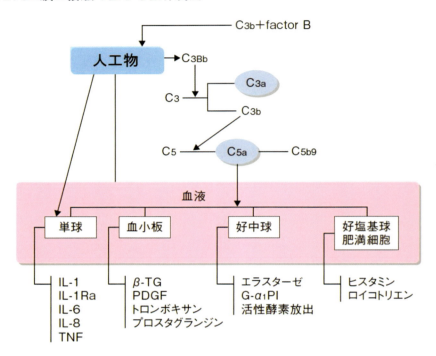

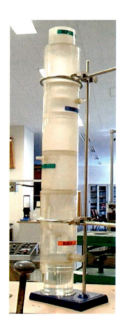

アクリル製イルリガートル型　気泡型人工肺

低侵襲　まとめ

　本章では、心臓手術における低侵襲化の考え方とその効果に関して、筆者の経験を述べた。低侵襲下対策は新機器の開発により進歩していくが、臨床的有効性を伴わなければ意味が無い。結果からの反省と再評価は常に考える必要がある。

　低侵襲化対策はすべての手術に行うが、安全な手術が可能となった現在では、極めて術前状態の悪い低体重患児、長時間の手技が必要な手術、また、病変が遺残する可能性のある疾患群に対して厳密かつ十分に行うべき手段である。Webスライド①に、前述したECUM法を用いた体重1148g総肺静脈還流異常症の手術例を示す。低体重児開心術の低侵襲化にはその特殊性を考慮した多くの対策が必要であるが、その中でも体外循環回路の小型化は必須である（Web文献⑦）。次節では、低侵襲を目指すための人工心肺装置と関連機器の進歩について述べる。

参考引用文献

・田辺克也．体重1148g総肺静脈還流異常症の1手術例．体外循環技術　2000; 27: 36-39 2000

Webスライド

・① 田辺克也．体重1148g総肺静脈還流異常症の1手術例．1999年

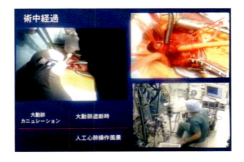

Web文献

・⑦ 石曽根明浩．体重2.2kg以下の低体重児の体外循環の検討．榊原記念病院ジャーナル　2001; 18: 18-20.

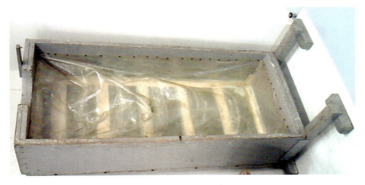

低体温用浴槽

低侵襲化目次　第Ⅰ章　一節　体外循環と低侵襲化

① 血管透過性亢進による浮腫。心臓や肺などの全身臓器機能低下。

② 循環や酸素化の変動による脳神経系合併症。

③ 遠隔期における精神運動発達遅滞や学習障害、高次機能障害。

これらは、体外循環を必須とする開心術に特徴的な問題であり、多くの要因が関与する。特に低体重児では厳密な低侵襲下対策が必要である。

侵襲の特徴と抑制の目標

侵襲、低侵襲とは？	小児心疾患の特徴とリスク
・体外循環は最大の生体侵襲　p4 ・体外循環知識は重要　p6 Q&A ・低侵襲化の必要性　p7　Q&A ・重症患児では特に！　p4,7,8,39,41 ・低侵襲化の目標 効果に拘る　p4,5	・リスク要因　p5 図3 ・小児心臓手術の特徴　p8　Q&A 　　　精神運動発達障害　p8,10 　　　脳室周囲白質軟化症　p10

病態

全身性炎症反応症候群（SIRS）

体外循環後全身炎症反応（SIRAB）　p4	SIRS への関与　p3 図1
・血液と人工物が接触する　p4,39 　　補体活性と生体反応　p38 図30 　　接触による反応経路　p40 図A ・心筋と肺の再灌流障害　p23,31 炎症反応物質 ・Cytokine　p3	遅発性内皮活性化　p37 　　Interleukine-8　p37,40 ・C3a、C5a　p25〜36 　　早発性内皮活性化　p37 ・Bradykinin　p9 ・Leukotriene 4（LTC4）　p25〜27 ・Endothelin-1　p29〜31

体外循環による変動

変動の意味　p4	
constant perfusion の不備　p10〜12	
脳の酸素供給低下、Initial drop 　水分バランスの悪化、脱血不良 　電解質、酸塩基の不均衡 　　Na　p22 図11，p24 コラム 　膠質および晶質浸透圧の低下	血管作動性物質の増加 　長時間手術 　ステロイドの枯渇　p13 図A 　血液希釈の進行　p15 図4

対策

低侵襲下対策の考え方

変動させない、変動を戻す　p 4, 8	時間短縮は基本である　p 5

全身性炎症反応症候群の抑制

SIRAB 抑制の考え方 ・炎症反応は増幅する　p4 　　constant perfusion　p12 ・反応ブロック、反応物質の除去　p39 ・再灌流障害の予防　p29〜31 SIRAB 対策　p 9 Q&A ・ECUM 方針　p31 Q&A、p32 図 21 　希釈反応を利用　p20, p20 コラム 　ECUM のための血液追加　p21	濾過器の反応　p33 図 22，p35 図 26 篩係数　p28 図 A 部分 CPB までの ECUM と MUF　p31 ・輸血節減の意味　p 9 ・薬剤 　ステロイド　p13 図 A 　好中球エラスターゼ阻害剤　p39 　アプロチニン　p39 ・生体適合性被膜　p 9

体外循環による変動の抑制

Constant perfusion　p10 コラム ・脳酸素化を常に考える ・水分バランスの維持 ・電解質、酸塩基平衡の維持 ・時間短縮	再灌流障害の予防 ・ECUM による希釈防止　p16 図 5 ・Na 補正　p22, p24 Q&A Initial drop の予防　p10 ・脳内局所酸素飽和度に注意　p11 図 B

効果

効果への疑問　p12 Q&A ECUM 臨床効果 p14 ・効果　p14 Q&A ・VSD での効果　p17 図 6, 7 ・AVSD での効果　p18 図 8 ・反応をブロック　p36 図 28, p37 図 29 ・体重 1148 g TAPVR　p41 参考文献	今後の低侵襲化研究と注意点　p39 Q&A Constant perfusion 効果 ・血液希釈の予防　p16〜18 ・Na 補正　p23 図 12, 13　p24 Q&A

https://www.cardiomeister.jp

ID: cardio　Password: meister

二節　低侵襲化を目指す人工心肺装置と関連機器の開発

　小児体外循環の低侵襲化には、新生児や低体重児の特殊性を知る必要がある。最も単純かつ基本的な特徴は、体外循環回路の容量（充填量）が患児の循環血液量に比して過大ということである。このことは、初期充填の段階で既に多くの同種血や血液製剤を必要とすることになり、また、回路面積（接触）という面では、循環血液との接触に伴う SIRAB 発生という観点からも不利である。可愛い小さな赤ん坊と厳つい大きな人工心肺装置が並んでいることをイメージするだけでも、生体に対し何らかの非生理的影響や変動を与えることは容易に想像できる。従って、第 1 に、人工心肺装置と関連機器の総合的な小型化が必要となる。使用する機器や体外循環の方法、また、安全管理の考え方には多くの異なる意見があるが、ここでは、榊原記念病院での経緯、特に明らかな臨床効果を実感した小型化について述べたいと思う。小型化の方法には、低容量機器の開発、回路の短縮と小口径化、機器および回路の配置変更がある。しかし、それらに加えて、リザーバーレベルが低くても十分に対応できる体外循環技士の技術は必須である。図 1 に榊原記念病院の体外循環件数を、図 2 に小児心臓手術件数の推移を示す。

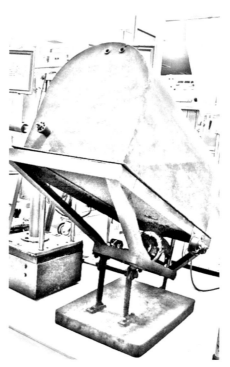

バクダン　アラレ型　人工肺

体外循環機器

図1：榊原記念病院の体外循環件数

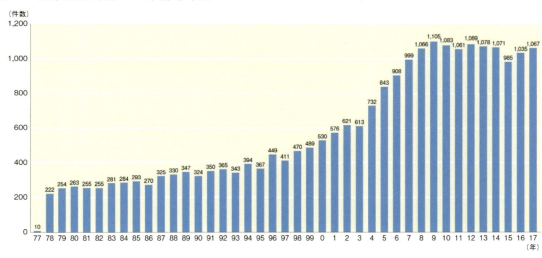

榊原記念病院は1977年11月に渋谷区代々木に開院、2003年12月に府中市へ移転した。2017年までの体外循環総数は23813例である。

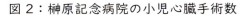

図2：榊原記念病院の小児心臓手術数

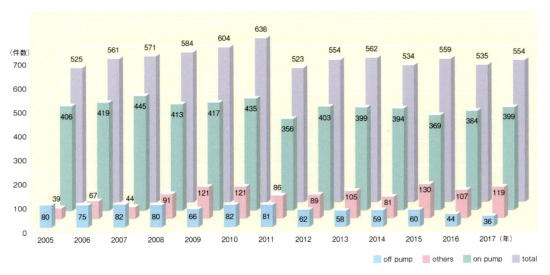

45

開発歴史

　図3に最低充填量（体重4.5 kg以下）の推移を示す。1977年の開院時は1400ml、現在では88mlまで削減されている。

図3：最低充填量の推移

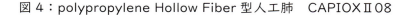

a. 低容量の人工肺 ①

　1984年に熱交換器内蔵のpolypropylene Hollow Fiber型人工肺CAPIOX II 08を採用した。充填量90ml、最大流量0.8L/minである（図4）。体重13 kg以下のS回路充填量は600mlと削減された。1983年まではsilicone膜コイル型人工肺Kolobow 0.8を用いて1200mlであり、当時としては極めて画期的な小型化であった。

図4：polypropylene Hollow Fiber型人工肺　CAPIOX II 08

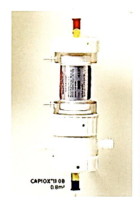
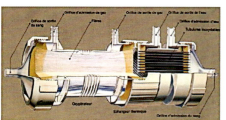

一方、年長児では、Vinyl Sheet 気泡型人工肺や Kolobow 人工肺、TMO 膜積層型人工肺を使用し、体重 10～30 kg の M 回路充填量は 1300～1800ml、30 kg 以上の L 回路は 1800～2400ml であった。1985 年からは、Bio-5 気泡型人工肺を採用し、また、1986 年にはポンプ脱血から落差脱血として、M 回路 750ml、L 回路 1100ml まで削減された。気泡型人工肺は、溶血などの問題から短時間の体外循環症例に使用した。体重 20 kg 前後の ASD や VSD の無輸血開心術を積極的に考え始めた時代である。しかし、CAPIOX II 08 は、循環血液が Fiber の中を流れる内部灌流型であり、復温時の酸素化低下を経験したことから、体重 13 kg 以下には大型の人工肺 CAPIOX II 16 を用いて充填量 800ml の回路を使用することも多かった。

コラム　1980 年代の人工心肺装置

　1980 年代、榊原記念病院の人工心肺装置は、DV-2 型、DV-3D 型、FL2300 型であった。DV-2 型は、東京女子医科大学榊原外科で開発した Vinyl Sheet Disposable 気泡型人工肺専用の縦型人工心肺装置である（図 A）。特徴として、この Sheet 肺を中央の重量計に懸けることで、送脱血のバランスを簡単に読み取ることができる。現在、リザーバー内の貯血量低下に対してはレベルセンサーによる安全監視機能があるが、この重量計にも人工肺内の血液量低下に対するアラーム機能や送血ポンプの自動停止機能があった。また、消毒済みの専用回路セットを用いて約 15 分で充填ができることや運搬および操作が容易であることから、緊急開心術にも使用された。回路セットには、①人工肺と動脈送血回路、②静脈脱血回路、③心内血吸引回路の 3 セットが滅菌梱包されており、回路充填量は、成人用が 1300ml と 1100ml、小児用が 800ml、乳児用が 500ml であった（図 B）。

図 A：DV-2 型人工心肺装置　　　　　図 B：Vinyl Sheet Disposable 気泡型人工肺

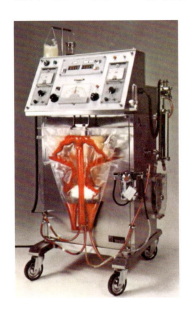
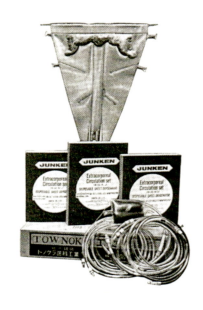

図Cに回路図と関連機器を示す。吸引貯血槽は、静脈血がステンレス製スクリーンを通過することで気泡を除去し、アクリル表面を流れ落ちて人工肺へ流れる構造である（最大容量1000ml）。また、熱交換器は、充填量350mlと80mlであり、乳児用部品を取り付けると40mlになり乳児用として使用した。動脈フィルター兼気泡抜きは、ナイロンスクリーンとステンレスメッシュがついており、両側から容易に気泡を排出するためのストップコックを備えている。大腿動脈用送血管はステンレス製で、チューブを固定するロックナット付きである。

図C：Vinyl Sheet Disposable 気泡型人工肺の回路図と関連機器

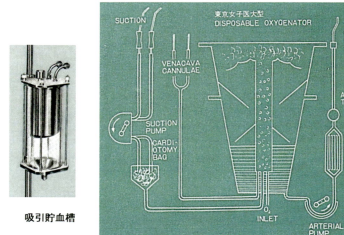
吸引貯血槽

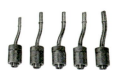
大腿動脈送血管

動脈フィルター

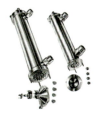
熱交換器

ミニポンプ

冷温水槽ポンプ装置

参考引用文献

・榊原仟　山口繁　堺裕　ほか．Vinyl Sheet Oxygenator とその臨床応用．胸部外科 1967; 20: 2-8.
・藤倉一郎　和田汪　安西信行．重量式 Disposable Oxygenator の自動制御．胸部外科 1972；23：666-68.

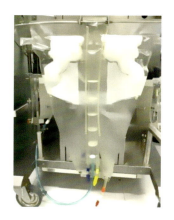

DV-3D型は、DV-2型の重量計を取り入れ、気泡型人工肺だけでなく、当時の膜型人工肺（Silicone膜積層型Lande-Edwards人工肺やKolobow人工肺）も搭載できる人工心肺装置である。動静脈ポンプを正面から監視できるように装置の下半分を5角形とした（図D）。榊原記念病院では1986年まで使用した（図E：人工弁置換術、執刀医は川瀬光彦先生、麻酔医は榊原高之先生）。ポンプは着脱可能で、患者の体格に合わせたサイズのポンプに変更できる（図F）

図D： DV-3D型人工心肺装置　　　　　　　　　　図E：旧榊原記念病院第2手術室

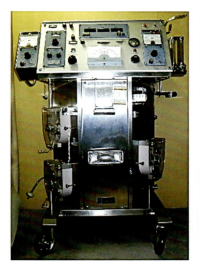
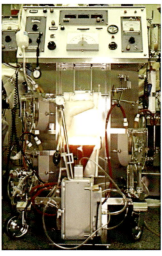
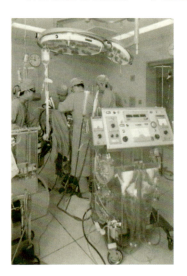

図F：DV-3D型人工心肺装置に用いたポンプ

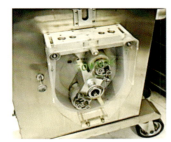
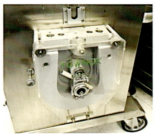

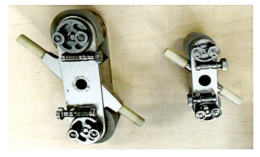

附属のスリーブと小型ローラーを取り付けることで、小児用ポンプとして使用できる。
灌流量は15ml〜6000mlまでの微調整が可能であった。

FL2300型は、膜型人工肺とハードシェル気泡型人工肺を使用する人工心肺装置である。縦型のDV型とは異なる横型で、技士の手元にコントロールパネルがある（図G）。図Hは、旧榊原記念病院第Ⅰ手術室での冠動脈バイパス手術である。回路は、ソフトリザーバー（Soft reservoir：SR）とカルディオトミーリザーバー（Cardiotomy Reservoir：CR）を用いた半閉鎖式で、人工肺はTMO膜型人工肺を使用した。ソフトリザーバーを2本のポールの間に掛けることで、リザーバー内血液量の増減が視認しやすくなっている。初期充塡量は2400mlであった。人工心肺装置は第一助手の後方に配置しているが、これ以降はチューブ短縮を目的に、執刀医の後方へと変更することになる。図Ⅰには当時使用された膜型人工肺を示す。

図G：FL2300型人工心肺装置　　　　　図H：旧榊原記念病院第Ⅰ手術室

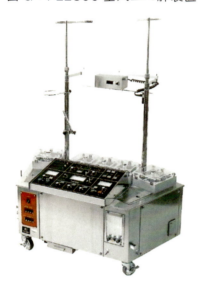
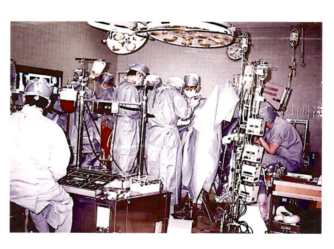

榊原高之先生の冠動脈バイパス手術。麻酔は筆者である。

図Ⅰ：膜型人工肺

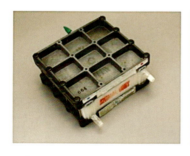
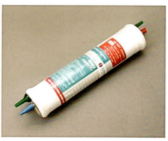
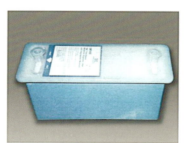

積層型 Lande-Edwards 人工肺　　　コイル型 Kolobow 人工肺　　　積層型 TMO 人工肺

Q&A　1980年代の体外循環（2018年）

質問：「1980年代の体外循環に関して、榊原記念病院独自の方法や思い出など是非教えて下さい。」

回答：「1981年に熊本大学を卒業後、医局に入らずに熊本赤十字病院で2年間の初期研修を済ませ、1983年4月に榊原記念病院に入りました。学生時代に一度見学させて頂き、卒業後直ぐに入職したいと希望したのですが、糸結びもできないような奴は要らんと言われたのが実情です。一年目は榊原高之先生の冠動脈バイパス班、龍野勝彦先生の先天性班、川瀬光彦先生の弁膜症班を回り、2年目から現在まで先天性班にいます。榊原の体外循環方法というご質問ですが、まず皆さんに謝らなければならないことがあります。当時は既に体外循環専門の技士が在籍していたこともあるのですが、現在まで、実臨床において人工心肺を操作した経験は全くありません。偉そうに体外循環の講釈垂れて申し訳ありません。もちろん、上司からは、体外循環についてよく勉強しろと言われていたのですが、手術とICU管理だけで正直目一杯でしたので、当時の体外循環については使用した機器など思い出せるイメージもありません。体外循環の良し悪しよりむしろ外科医の腕で成績が決まるという馬鹿な考えを持っていたようです。従って、当時の体外循環の具体的方法についてはよくわかりません。申し訳ない。しかし、初めて見る機器が沢山あって極めてスムーズに動かしているなという印象と、先輩方が話す体外循環の議論にカルチャーショックを受けたことは事実です。ただ、一方で、浮腫んで酸素化が悪い症例はかなり多かったと思います。

少し話がそれますが、入職時に最も驚いたことは、急変があると、昼夜を問わず、医師だけでなく検査技師や放射線技師が多人数すっ飛んでくるということであります。その対応の速さには驚きました。東京の病院は流石だなと思いました。しかし、後でわかったことですけれども、実は、若手独身連中は飲んでそのまま病院に宿泊する者が多かっただけのことでした。歌舞伎町が近いという熊本と異なる環境がそうさせていたようです。Web文献①には、榊原 仟先生が1978年に書いた榊原記念病院に関する投稿文を示します。」

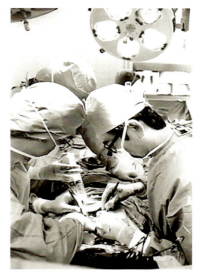

Web文献
- ① 榊原　仟．専門病院として誇りに思う時．榊原記念病院10周年史　p22-27

参考引用文献
- 龍野勝彦．君、それはおもしろい　はやくやりたまえ　−日本で初めて心臓手術を行った外科医．榊原仟の言葉−．日経BP社　2018．

Webスライド
- ① 東京女子医大 榊原外科で使用した体外循環機器．

Q&A　外科研修

質問：「当時の外科研修はどうでしたか？」（2018年）

回答：「手術に関しては、入職後約5年でコンセントを取れるスタッフとなりましたが、当初貰った仕事が手術後患児の運動機能測定で、榊原記念病院の心臓外科には高橋という循環器小児科医もいると思われていたようであります。ただ、運動機能測定からは、多くの新しい知見が得られまして、循環器小児科および内科の先生方には随分可愛がって頂きましたし、患児の術式や遺残病変の程度で成長に伴うおおよそのQOLがわかるようになりました。

　手術修行において最も良かったと思うのは、研修医は私を含め2人でしたので、多くの術後患児を一人で診ることができたこと、また、殆どが軽症例でしたが、10年ほどで500例近くの心臓手術をさせて頂いたことでしょうか。今では許されないことですが、一月で25回という榊原記念病院史上最多かつ驚愕の当直回数記録を持っております。手術に関して、面白いとか、ああそうかと納得することが今でも月一回位はあります。月一あるだけでも大変幸せなことと思いますが、当時は、見るもの、聞くもの、触るもの、すべてが新鮮で興味深く、見逃しては損と考えていたことも事実です。榊原記念病院誌菊香に投稿した1998年の文章がありましたので、Web文献②に紹介します。」

Web 文献

・② 高橋幸宏. 外科研修医考. 菊香 23 1998

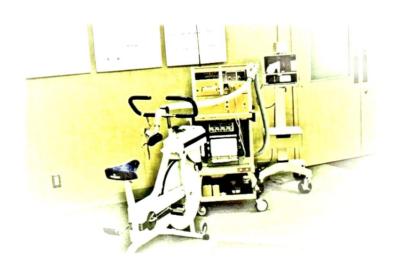

b. コンポ型人工心肺装置

　1987年に、コンポ型人工心肺装置の臨床応用を開始した。左心ベントと吸引のポンプ3基を本体上部に配置してスリム化したことが特徴である（図5）。院内での患者急変の場合に、手術室で体外循環回路の緊急充填を行って心臓カテーテル室やNICUへ運ぶことを目的とした。1988年には、体重13kg以下に外部灌流型のpolypropylene Hollow Fiber型 Masterflow D-701を採用した（図6）。充填量120ml、最大流量1.5L/minである。体重13kg以下のS回路充填量は600〜750mlとなった。以後、一節で述べた炎症反応物質の測定はこの回路を用いて行うことになる。図7は旧榊原記念病院第2手術室での先天性心疾患手術である。

図5：コンポ型人工心肺装置　　図6：外部灌流型人工肺　Masterflow D-701

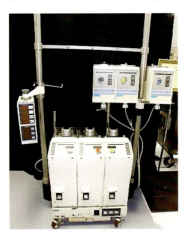
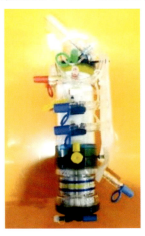

図7：旧榊原記念病院第2手術室

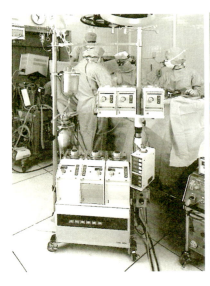
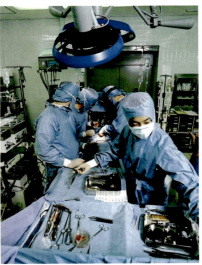

龍野勝彦先生のファロー四徴症心内修復術。麻酔は筆者である。

Q&A　コンポ型人工心肺装置　（2010年）

質問：「コンポ型人工心肺装置の特徴を教えて下さい。」

回答：「先天性班が使用した第2手術室は相当狭かったので、コンポ型人工心肺装置の使用により、まず広さの感覚という面で余裕を感じましたし、また、術野へ延びるチューブは見た目がかなりスッキリしました。旧榊原記念病院は地上8階 地下1階の縦細の建屋で（図A）、手術室は3階、心臓カテーテル室は4階、NICUは8階にありました。手術室へと患者を搬送できないような超緊急時には、患者の蘇生の間に体外循環回路を急速充填して、手術室からカテ室やNICUに運びました。実際にこの装置のおかげで救命し得た症例もあります。旧病院のエレベーターも本当に小さかったので（約3.45㎡）、実にコンパクトな装置と実感しました。また、この頃には、緊急用手術器具セットの搬送ワゴンが完成しており、極めて使い勝手が良かった記憶があります。図Bには、2006年と、現在使用している緊急用ワゴンを示します。余談ですが、図Cは同じ第2手術室ですけれども、右図では手術室の出入口が患者の頭側方向となっております。以前は、左図のように逆配置でした。また、麻酔医と術野を仕切るアーチがかなり高い。1981年にボスの龍野先生がミュンヘンの病院を視察した後に、感染や麻酔医の利便性を考慮して変更したそうです。さらに余談ですが、右図の麻酔の位置に立つのは筆者で、時計は既に夕刻19時になろうとしています。」

図A：旧榊原記念病院

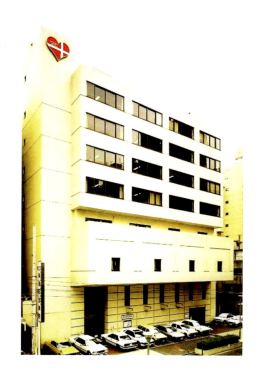

図B：2006年と現在の緊急用手術器具セットワゴン

a. 2006年

b. 2018年

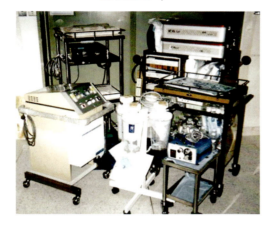
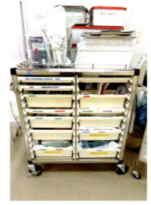
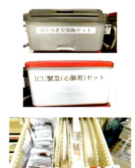

図C：旧榊原記念病院第2手術室

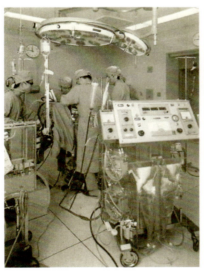
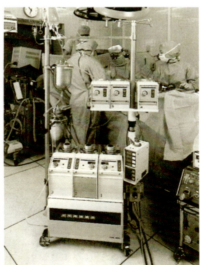

参考引用文献

・高橋幸宏．カテーテル治療における外科的問題．LiSA 1997; 4: 494-498．図B引用

Web文献

・③ 須田圭子 野津由喜子．緊急手術への対応 －手術室外での緊急手術を振り返って－．榊原記念病院研究ジャーナル 1989; 8: 65-70.
・④ 小海敏昭 山田泰弘 ほか．緊急手術用セットワゴンの再検討．榊原記念病院研究ジャーナル 1982; 1: 49-50.
・⑤ 安藤弘子 ほか．緊急手術用セットワゴンの検討．Part II 榊原記念病院研究ジャーナル 1983; 2: 42-49.

c. 低容量の人工肺 ②

　1993年には、Polyolefin Hollow Fiber 型人工肺 AL-2000 を採用した（図8）。充填量 80ml、最大流量 2.0 L/min である。体重 17 kg 以下の S 回路充填量は 470ml となった。これにより、無輸血開心術適応は VSD を中心に乳児症例まで拡大された。体重 18 kg 以上 M 回路充填量は 1986 年と同量の 750〜850ml であったが、これ以降、ASD ではほぼ全例で無輸血開心術が可能となった。

図8：Polyolefin Hollow Fiber 型人工肺 AL-2000

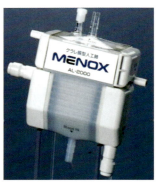

Web 文献

・⑥ 石曽根明浩．年代別・症例別体外循環法の比較検討．榊原記念病院研究ジャーナル 1994; 12: 34-8.

コラム　界面活性剤の問題点

　AL2000 の使用に伴い、復温開始後に極端な酸素化低下を認める症例があった。この要因として、溶血予防として初期充填に使用していた界面活性剤による影響を考えた。界面活性剤は、疎水性である膜型人工肺の中空糸を親水化して血漿リークを起こす可能性がある。Poloxamer 188（Exocorpol）の中空糸に与える影響を検討した。牛血の模擬体外循環では、Exocorpol の存在下で血漿の漏れを認め、また、酸素化量および二酸化炭素除去量の低下を認めた（図A）。以後、Polyolefin 膜 AL2000 での界面活性剤の初期充填を中止した。

図A：界面活性剤の膜型人工肺へ与える影響

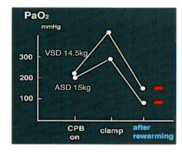
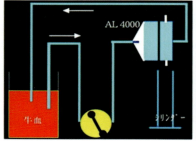

exocorpol	0ml	100ml
30 min	0ml	0ml
60 min	0ml	0ml
90 min	0ml	0.2ml
120 min	0ml	0.8ml

120 min … 0.03g/dl の蛋白が検出

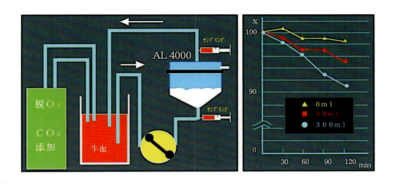

Web文献

・⑦ 石曽根明浩, 曽根慎一 ほか. 界面活性剤の膜型人工肺へ与える影響. 榊原記念病院研究ジャーナル 1996; 14: 2-8.

コラム　回路構成 ①

　膜型人工肺を使用する体外循環では、脱血にもローラーポンプを使用し、ソフトリザーバー（Soft Reservoir:SR）とカルディオトミィリザーバー（Cardiotomy Reservoir:CR）を用いた半閉鎖式回路であった。Kolobow人工肺やTMO人工肺では、人工肺からの空気流出が問題視されたことがあり、当時はこの空気除去を目的として、人工肺の後にSRを配置し、CRからの血液は別回路からSRに流入する構成としていた。しかし、吸引量が多い症例では酸素化の低下を認めたこと、また、人工肺の性能と安全性が向上したことから、脱血静脈血とCRからの血液はSRに流入させて、その後に人工肺を配置する構造とした（図A）。

図A：半閉鎖式回路の変化

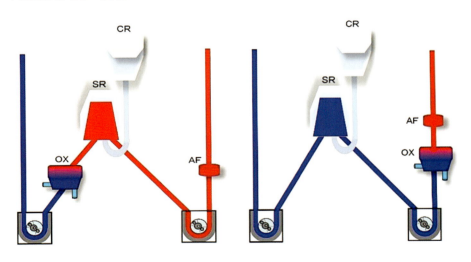

OX：Oxygenator 人工肺　SR：Soft reservoir　CR：Cardiotomy Reservoir　AF：Arterial Filter

d. 低容量の人工肺 ③

　1994 年に、polypropylene Hollow Fiber 型人工肺 D-901 を採用した（図 9）。充填量 60ml、最大流量 0.8 L/min、膜面積 0.34 ㎡である。開放式と半閉鎖式の両方の回路に対応できる。開放式は附属の SR と CR の一体型リザーバーを使用し、半閉鎖式では流量調節付きの SR（最大容量 90ml）を使用する。当初は半閉鎖式回路とした。体重 7.9 kg 以下は SS 回路として充填量 370ml となり、無輸血開心術の適応は体重 5 kg まで拡大された。Web 動画②に D-901 を用いた無輸血体外循環を示す。また、1995 年には、体重 18～44 kg M 回路の充填量は、ポンプ脱血として 750ml もしくは 850ml（SX-10 人工肺：135 充填量 ml、最大流量 4L/min）、体重 45 kg L 回路は 1100ml（Affinity 人工肺：充填量 270ml、最大流量 7L /min）となった。長時間の体外循環症例に用いた以前の M 回路充填量は 1100ml であり、特にこの体重域でのチアノーゼ性心疾患の無輸血開心術適応が拡大された。

図 9：polypropylene Hollow Fiber 型人工肺 D-901 とリザーバーの構造

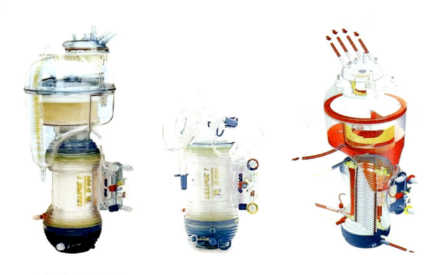

Web 動画②　・D-901 を用いた VSD 無輸血開心術（1995 年）

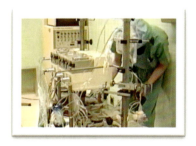

　コンポ型人工心肺装置と D-901 を用いた体重 7.9 kg VSD の体外循環を示す。Cardiotomy Reservoir と Soft Reservoir を用いた半閉鎖式回路である。薬剤や補正液はすべて Cardiotomy Reservoir から投与している。

58

> **コラム**　動脈フィルター ①

　1980年代、動脈フィルターの充填量は200ml前後であった。AL2000とD-901人工肺に使用した動脈フィルターは、LPE-1440（polyester メッシュサイズ40μ、充填量35ml、最大流量2L/min）とAF02（polyester メッシュサイズ32μ、充填量40ml、最大流量2.5L/min）である（図A）。体外循環回路の充填量削減が進むと、動脈フィルターの充填量比率は当然大きくなる。より小型の動脈フィルターの開発が望まれた。

図A ：動脈フィルター　LPE-1440とAF02

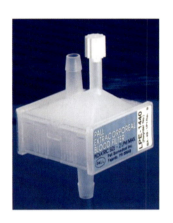
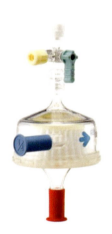

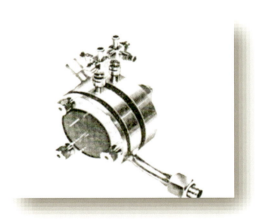

e. 分離型人工心肺装置 ①

　1996年に、分離型人工心肺装置の臨床応用を開始した。特徴は、回路短縮による充填量削減を目的に、ポンプを人工心肺装置本体から分離させて術野近くに配置したことである（図10）。また、超小型ポンプBP 75cⅢを開発するとともに、ポンプ搭載用のマストを作成した（ポンプ部）。これにより、術野近くへの自由なポンプ配置が可能となった。当初、ポンプの駆動には既存の人工心肺装置 CompoⅢを使用し（駆動部もしくはコントロール部）、ポンプ部は随時着脱可能とした。従来の体外循環では、送脱血および吸引とベントの回路は執刀医の右側に固定していたが（図11）、分離型人工心肺装置では、送脱血回路は執刀医の左側に、吸引とベント回路は右側に固定した。送脱血ポンプは執刀医の左膝後方に配置することになる（図12）。Web動画③に実際の体外循環を示す。

図10：分離型人工心肺装置と小型ポンプ BP 75cⅢ（75㎜Φ）

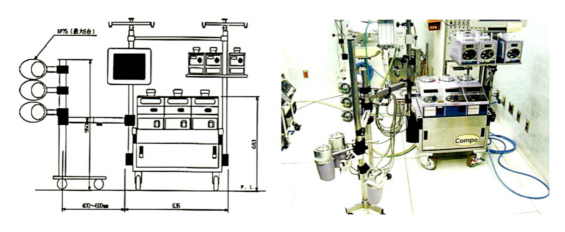

ポンプ部のマストには、6基の小型ポンプBP 75cⅢを搭載する。

図11：従来の人工心肺装置と回路配置

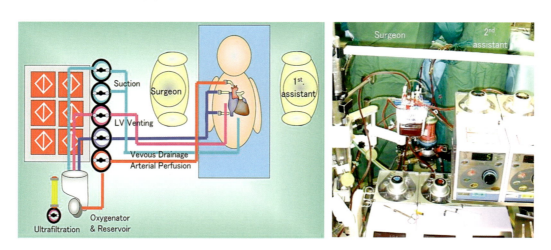

体外循環機器

図12：分離型人工心肺装置と回路配置

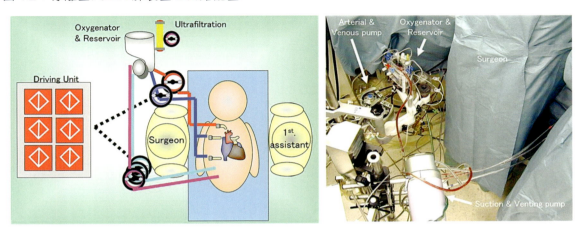

参考引用文献

・Ando M, Takahashi Y. Suzuki N. Open Heart Surgery for Small Children without Homologous Blood Transfusion by Using Remote Pump Head System The Society of Thoracic Surgeons 2004; 48:1717-1722. 図12改変引用. p121 Webスライド引用.

Web動画③　・分離型人工心肺装置の回路セットと実際の体外循環

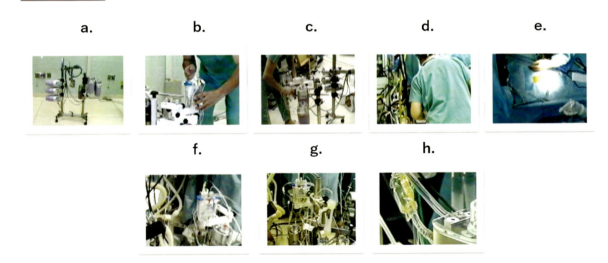

　分離ポンプを搭載するマストが術野近くに自由に配置できる構造である。執刀医は滅菌バックから充填後の送脱血回路を取り出し、術野で送血と脱血に切断、両者とも執刀医の左側に固定する(脱血回路径は 1/4 inch で84cm、送血回路径は 3/16 inch で99cm)。回路切断時は充填液がこぼれないように注意し、脱血側へと返す。これによりリザーバーレベルは5〜10ml増加する。吸引とベント回路は術野から技師へと渡し、執刀医の右側へ固定する。送脱血用ポンプ2基は術者の左膝横に、ベント用ポンプ1基と吸引用ポンプ2基は右膝横に縦に配置する。脱血回路には小型のリザーバーバッグが組み込まれており、この虚脱の有無で脱血の良否を確認する。

> **コラム**　体外循環回路

　体外循環回路は、滅菌したビニールバックに入れてあり（図A）、充填は患児入室前に行う。執刀医はバックから送脱血チューブを取り出し、術野で送血と脱血に切断する。手術室以外での緊急手術に対して迅速な体外循環ができるように作成したものである。1984年から使用している。

図A： 回路充填後

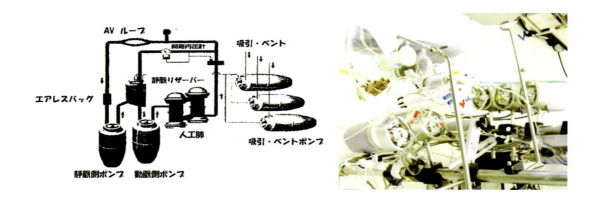

参考引用文献

・龍野勝彦，高橋幸宏．小児無輸血開心術、その開発と普及の状況．人工臓器　教育セミナーテキスト　2007;129-136．図A改変引用

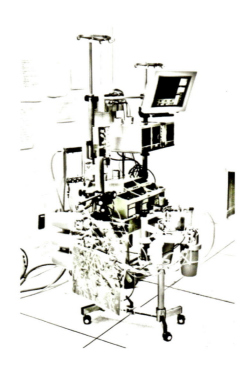

体外循環機器

> **コラム**　菊香

　旧病院の時代には、菊香という榊原記念病院誌があった。各部署の一年間の業績や出来事をまとめたものである。Web 文献⑧に手術室に関する文章を集めてみた。川瀬光彦先生が執刀した最初の症例の思い出など、開院当初の雰囲気が感じられる文章が多い。当時の苦労など感じて頂ければと考える。尚、1985 年の菊香には、勝目 有 先生に作詞作曲して頂いた榊原記念病院讃歌が掲載されている（図 A）。

図 A：榊原記念病院讃歌

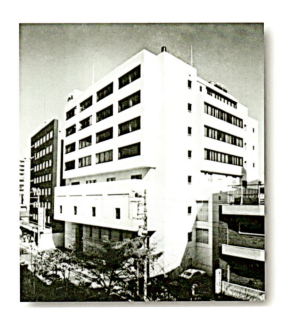
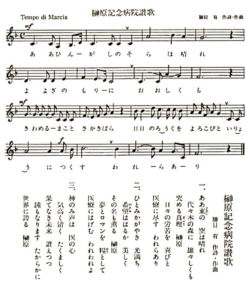

Web 文献　⑧ 榊原記念病院発行誌　菊香　手術場より．1981〜2002．

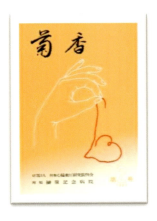

コラム 龍野勝彦先生

　龍野先生には乳児でも無輸血開心術ができる小型人工心肺装置の開発構想が1993年頃、既にあったようである。それは、①充填量はコカコーラ缶一本分の250ml以下、②そのための極小かつ高性能ポンプの作成、③このポンプを執刀医のすぐ近くに自由に配置できるマストと、執刀医とポンプの間をカバーする清潔ビニールの作成であり、結果として体重4kg未満でも無輸血開心術が可能な装置である。これに対し、人工心肺装置本体と小型ポンプを分離させてケーブルで繋ぐというアイデアが出され、さらに小型ポンプやマストの形態が考案された（図A）。龍野先生はとにかくアイデアの多い人で、前述したFL-2300型やコンポ型人工心肺装置の設計開発、回路梱包用清潔ビニールバッグの作成、先天性心疾患手術後の運動機能測定（呼気ガス分析）、共通房室弁の新形成術、緊急用手術器具セットワゴンの作成、手術室の設計や手術器具管理の簡略化、心臓専門病院としての研修制度や研修助成制度の発足など、臨床的に有用であったアイデアは数えきれない。Webスライド②～④と文献⑨～⑪に、当時の一部記録を示す。既にVSDのカテーテル治療も考えていたようである。

　筆者は、龍野先生から多くのご指導を賜り、感謝の言葉も無いが、改めて4つほど陳謝すべきことがある。①現在の榊原記念病院玄関に展示されている分離型人工心肺装置の説明書には、著者の名前が筆頭開発者として書いてあるが、実際は殆ど開発には参加していない。②低体重児無輸血開心術の進歩に伴って、新聞や医療雑誌に取り上げられることが多くなった。筆者のみが前面に出ることが多く、恐縮至極である。③昔のファロー四徴症開心術では、ICUでの滞在期間が一週間以上となる症例が多かった。1985年の術前検討会において、開院以来のファロー四徴症の成績は連続100例死亡ゼロと極めて良好であったにも拘わらず、術後右心不全が強いのは右室筋肉の削りすぎと発言したことがある。若気の至りと反省している。④龍野先生の手術記録シェーマは非常に精緻かつ芸術的であった。手術手技を中心に数多くの技を盗ませて頂いたものの、画力の技だけは受け継げなかった。画才は未だに全く無い（残念…）。榊原記念病院での龍野先生の歴史は、タツノ内科・循環器科クリニックホームページの「榊原西遊記」に記されているので是非アクセスして頂きたい。恐らく、筆者が沙悟浄である。

Webスライド

・② 分離型人工心肺装置の開発会議資料.
・③ 龍野勝彦. 乳児期無輸血開心術. 1999年学会発表.
・④ 朝日新聞の掲載記事、分離型人工心肺装置の広告.

Web文献

・⑨ 龍野勝彦. 乳児用小型人工心肺の開発. 榊原記念病院研究ジャーナル 1995; 13: 31-34.
・⑩ 龍野勝彦. 乳児用小型人工心肺の開発（第二報）. 榊原記念病院研究ジャーナル 1996; 13: 8-10.
・⑪ 龍野勝彦. 心室欠損孔閉鎖のための新しい補填器具. 榊原記念病院研究ジャーナル 1995; 13: 35-36.

図A：試作小型ポンプとポンプ配置図

1994年5月に完成した小型ポンプヘッドを示す。ポンプの配置に関しては、ポンプ部を完全に滅菌し、術野に乗せて体外循環を行うことも考慮していた。下図は、1994年5月26日の龍野先生直筆の分離型人工心肺装置スケッチである。

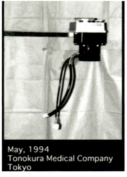

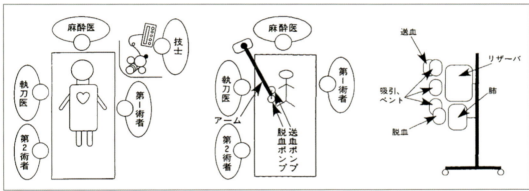

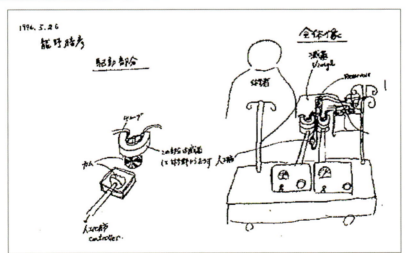

参考引用文献

・龍野勝彦．小児無輸血開心術、その開発と普及の状況．人工臓器 教育セミナーテキスト 2007; 129-136. 図A 引用

f. 低容量の人工肺 ④

1996年に、polypropylene Hollow Fiber型人工肺 Safe Microを採用した（図13）。充填量52ml、最大流量0.8 L/min、膜面積0.33 ㎡である。附属リザーバーは、Venous ReservoirとCardiotomy Reservoirの一体型開放式である。分離型人工心肺装置を用いて、また、送血と脱血回路径を 3/16 inch とすることで、体重6.2 kg以下症例の充填量はSSS回路として230mlまで削減された。

図13：polypropylene Hollow Fiber型 Safe Micro 人工肺

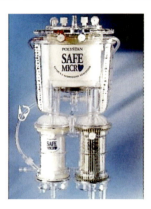

> **コラム**　分離型人工心肺装置と Safe Micro 人工肺
>
> 1996年10月、分離型人工心肺装置の臨床応用を開始した。ECUMにはHC-30Mを使用している。当初は250mlの充填量であったが、慣れに伴って230mlとした。リザーバーレベルは30mlで、これ以降はこのレベル30mlを加えて総充填量とした。ポンプ部へ延びるケーブルが多く、ポンプ部を執刀医後方にセットする際にはかなり煩雑な印象を持った記憶がある。図Aは、第1例目のものである。しかし、送脱血流量の調節や薬剤の補正など、体外循環中に技士が行った操作に関しては全く思い出せない。手術記録を見たら、筆者が執刀医であった。

図A：分離型人工心肺装置の臨床応用

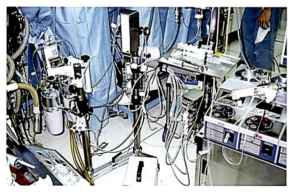
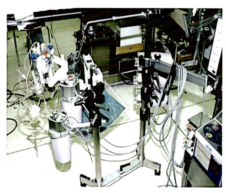

図Bには、Safe Micro 人工肺を使用した体重 3.5〜4.9 kg VSD 18 例の、体外循環中 PaO2、PaCO2、Base Excess 値を示す。大動脈縮窄複合の一例で Base Excess の低下を認めたが、この症例を含め全例で良好に補正され、体外循環中のメイロン追加量は 1.0〜5.6ml/kg（2.5±1.3）であった。ガス交換や体温管理、残留血の回収などの問題は認めなかった。しかし、回路のセットと充填には 30〜40 分を要し、この点は今後の課題であった。

図B：Safe Micro を用いた体外循環中 PaO2、PaCO2、Base Excess の推移

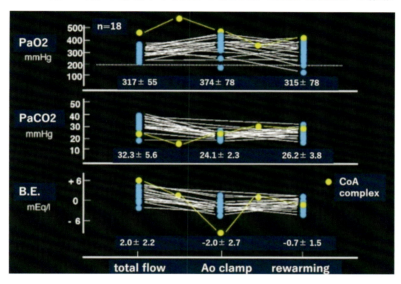

黄丸は大動脈縮窄複合症例である。心拍動下の大動脈再建後に Base Excess 値の低下を認めた。

この症例については、無輸血開心術の項（p146）にて後述する。

参考引用文献

・高橋幸宏. Safe Micro 人工肺を用いた乳児期心室中隔欠損症同種血非使用開心術. 膜型肺 1999; 22: 18-19. 図B 改変引用

コラム ECUM 回路充填量

　体外循環回路の充填量削減に伴い、今度は ECUM 回路の充填量比率が大きくなった。従来の人工心肺装置では、HC-30M を使用して 80ml であった。1997 年からは、第一節で述べた限外濾過器 PANFLO（充填量 12ml）を採用し、また、分離型人工心肺装置を用いる体重 6.2 kg以下では、ECUM に小型ポンプ BP 75cⅢを用いて 25ml に削減された（図 A）。従来の人工心肺装置を使用する 6.3 kg以上では別の外付け小型ポンプを用いて 62ml であった。

図 A：ECUM 使用機器と充填量

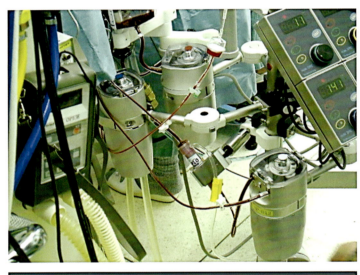

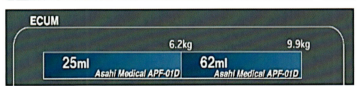

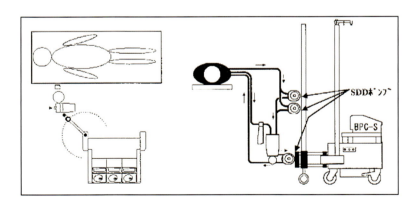

・三牧アルバート．無輸血開心術用分離型人工心肺システム．心臓血管外科手術書（小柳　仁、北村惣一郎、安井久喬編）先端医療技術研究所、東京、2002；500-502．図改変引用

コラム　回路構成 ②

開放式回路を用いた体外循環の慣れに伴い、D-901 と AL2000 人工肺でも Safe Micro リザーバーを用いて開放式とした（図 A）。体重 8.5 kg 以下の総充填量は 320ml、17 kg 以下は 370ml と削減された。（図 B）。この体重域での充填量削減は、特に長時間の体外循環を必要とする 1〜3 歳幼児の無輸血達成率向上に大きく貢献した。しかし、体重 17 kg 以上は未だ 750ml であり、年長児での充填量削減は残された課題であった。

図 A：開放式回路

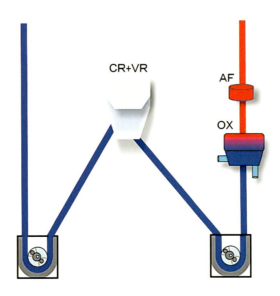

OX：Oxygenator 人工肺　VR：Venous Reservoir　CR：Cardiotomy Reservoir　AF：Arterial Filter

図 B：開放式回路の体重別充填量

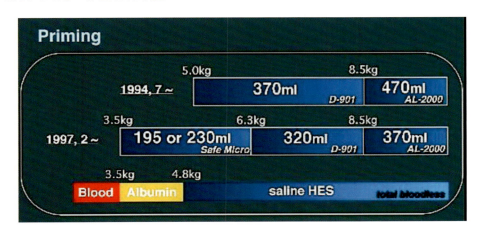

g. 分離型人工心肺装置 ②

　充填量削減にはいくつかの方法があるが、回路の短縮と小径化が最も有効である。2000年には送脱血ポンプをより高く配置し、また、回路径を 5/32inch に縮小した。送脱血ポンプは執刀医の左背側に配置されることになる（図14）。体重 4.5 kg以下症例の充填量は動脈フィルターを除いて 130ml まで削減された（SSSS 回路）。送脱血ポンプは執刀医の背側に位置することから、回路梱包の滅菌ビニールバックは以前より大きめのものを使用し、執刀医とポンプの間に配置することで清潔を保った（図15）。図16には回路図を示す。　　　※　動脈フィルターについては、コラム「動脈フィルター」（p141）参照

図14：送脱血ポンプの位置

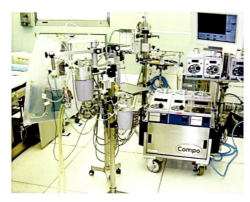
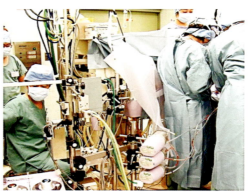

ポンプ脱血だからこそ、このポンプ配置が可能であった。

図15：回路ビニールバッグ

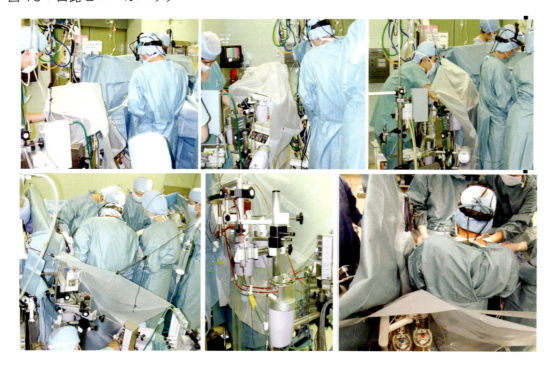

体外循環機器

図16：充填量130mlの回路図

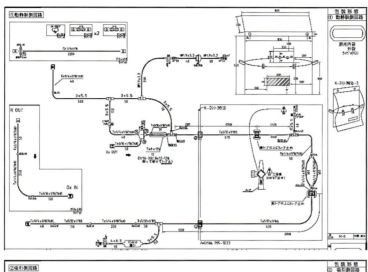

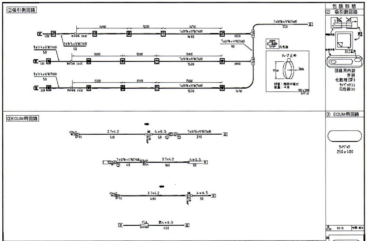

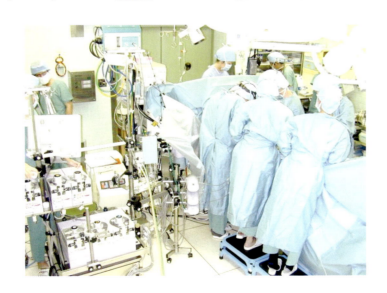

71

h. 分離型人工心肺装置 ③

　充填量削減は、リザーバーレベルの調節という面で、体外循環技士に大きなストレスを強いることになる。分離型人工心肺装置の操作において、当初は、駆動部がある右方を向いてポンプ回転数の調節を行い、そして、リザーバーのある術野方向を向いて薬液投与を行っていた（図17）。また、従来の人工心肺装置で小型ポンプを駆動させる場合には、送脱血流量の微調整が困難であった。また、そこで、ポンプ回転数の微調節が可能なダイアル付き分離パネルを作成し、リザーバーの手前に配置した（図18）。

図17：当初の分離型人工心肺装置の配置と技士の操作

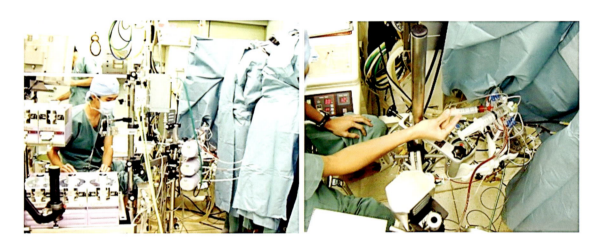

図18：分離パネル

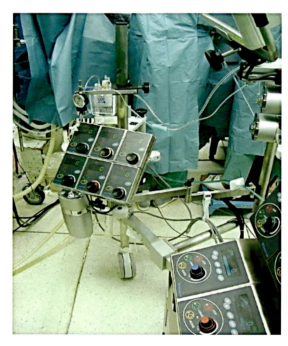
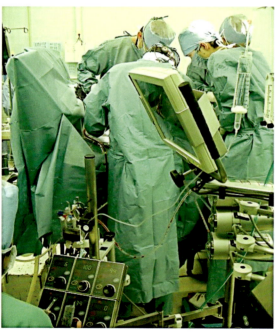

これにより、送脱血流量の微調節だけでなく、薬剤および補正液の投与や、生体モニター、リザーバーレベル、尿量、ECUM量、ポンプ回転の状況確認が容易となった（図19）。また、分離パネルの作成と同時に専用の駆動装置も新たに作成し、分離型人工心肺装置2号機とした（図20）。小型ポンプは新型のBP 75cⅢである。

図19：分離パネルの配置と技士の操作

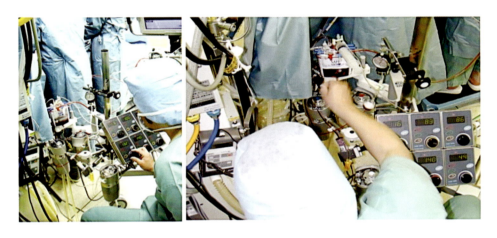

図20：分離型人工心肺装置専用の駆動装置

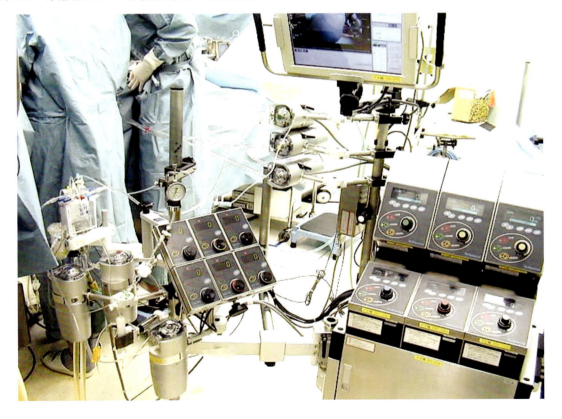

> **コラム**　大型分離ポンプの作成

　1999年に、年長児から成人まで対応できる大型の分離ポンプ BP 120cⅢ（120 mmΦ）と BP 150cⅢ（150 mmΦ）を作成した（図A）。このポンプを用いる体外循環では、送脱血と吸引およびベント回路は執刀医の右側に固定する。分離パネルにより操作および視認性は同様に良好であった（図B）。しかしながら、回路の長さは多少短縮できるものの、充填量の有意な削減はできなかった。また、分離型1号機と異なってポンプ部のマストは駆動部に接着されており、ポンプが重くポンプ移動にかなり苦労することになった。Webスライド⑤には分離ポンプの特徴を示す。

図A：大型分離ポンプ

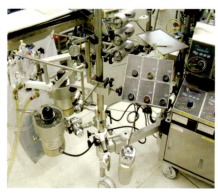
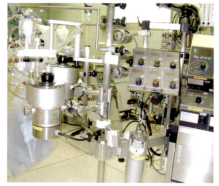

図B：大型分離ポンプによる体外循環

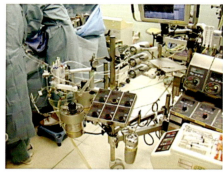
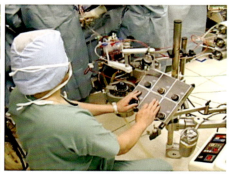

　Webスライド　・⑤ 分離ポンプについて（分離ポンプの特徴と改良点、Q&A）

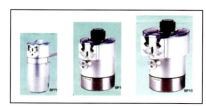

参考引用文献

・高橋幸宏．無輸血心臓手術（小児）．心臓血管外科手術書（小柳　仁、北村惣一郎、安井久喬 編）先端医療技術研究所、東京、2002； 21-30．図10,14引用

i. 新榊原記念病院

2003年12月24日、東京都府中市の新病院にて診療を開始した（図21）。Web動画④に、病院全景、手術室、ICUを示す。

図21：新榊原記念病院

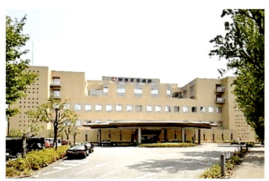
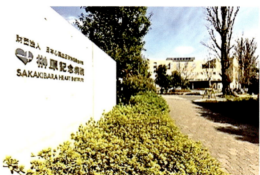

Web動画④　・開院当時の病院全景、手術室、ICU

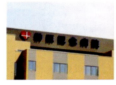
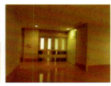
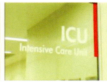

Q&A　新榊原記念病院（2004年）

質問：「新病院は如何でしょう？」

回答：「2003年暮れに府中へ移転しました。旧病院と異なり、ほぼ正方形の建屋で免震構造を有しております（図A）。災害の発生に備えて、エントランスホールおよび待合室の調度品や壁は撤去できる構造となっており（図B）、また、雨水利用システムもあります。他に無い特徴としては、スタッフルームが、医師、看護師、事務など職制による隔てが無いオープンスペースであること（図C）、また、外来では呼び出しをせずに事務員や薬剤師が患者の傍に出向いて話をすること、一般病棟では患者に近く寄り添う看護を目的に、各病室前に看護師の作業場となるカウンターを設置したことでしょうか（図D）。救急玄関には、入るとすぐに大型エレベーターがあり、手術室、心臓カテーテル検査室、ICU、NICU、CCUへ直に患者搬送ができます。また、ICUやNICUは緊急手術ができるように広く配置されています（図E）。Webスライドには新病院のコンセプトマップを示します。

とにかく一つ一つがやたら広くてでかい。ただ、やっていることは同じですので、以前から住んでいるという感覚ですが、新宿時代（正確には代々木です）と最も異なる点は、周りにはコンビニが一軒のみで、夜間は、甲州街道の車光以外ただただ静かな暗闇です。府中に来て、

一か月もしない間に歩行者と自転車をよけながら歩くという芸当が出来なくなりました。手術室は4室で、先天性班は主に第1手術室を使用します（図F）。最初の手術は年末のJatene手術でした。手術室もやはりかなり広い（旧病院37.8 ㎡、新病院99.4 ㎡）。贅沢な悩みですが、壁までの距離が遠く、真ん中に寄り固まって寂しく手術しているという感覚があり、また、大きな声での意思疎通が必要となった印象があります。また、建屋自体も各フロアが幅広ですので、人口密度は相当に緩和されております。成人班に高梨秀一郎先生が来てからは4室フル稼働状態ですが、循環器専門病院として、また、地域支援病院として、急患を断らないという榊原イズムを守っていこうと考えております。」

図A：新榊原記念病院全景

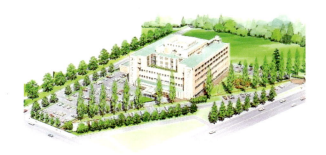

図B：外来待合室

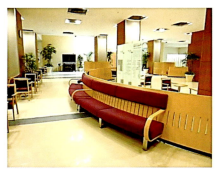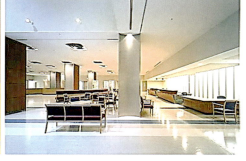

図C：スタッフセンター

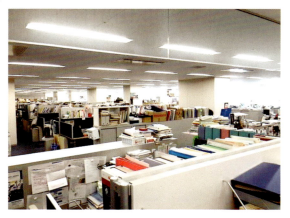

図D：病室前のワーキングスペース

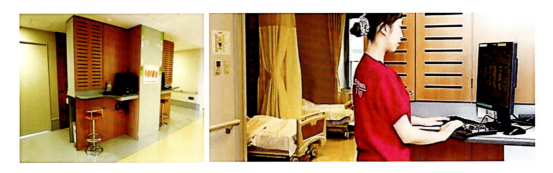

図E：　　　　　ICU　　　　　　　　　　　　　NICU

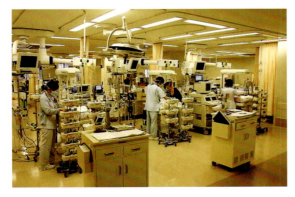
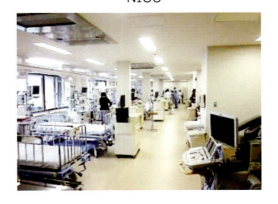

図F：第1手術室

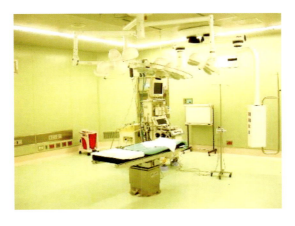

Webスライド　　・⑥ 新榊原記念病院のコンセプトマップ

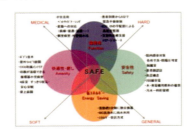

j. 充填量削減の変遷　陰圧吸引補助脱血法

2005年に、polypropylene Hollow Fiber型人工肺RX-05を採用した（図22）。充填量43ml、最大流量1.5L/min、膜面積0.5㎡である。また、これに伴って、リザーバーには附属のRR-10を使用し、脱血方法をポンプ脱血から落差吸引補助脱血へと変更した。最低充填量は160ml（動脈フィルターAF-02を使用）である。2006年には、動脈フィルターFT-15（充填量15ml、最大流量2.5L/min）の開発により充填量は150mlとなった（図23）。

また、2008年には動脈フィルター内臓型人工肺FX-05（充填量43ml、最大流量1.5L/min、膜面積0.5㎡）を用いて135mlまで削減された（図24）。2007年からは、高体重領域にpolypropylene Hollow Fiber型人工肺Oxia-ICを採用した（図25）。充填量37ml、最大流量2.0L/min、膜面積0.39㎡である。日本発の低容量かつ高血流量の機器開発が進んだ時代である。表１に、2009年当時の体重別使用機器と回路充填量を示す。

図22：polypropylene Hollow Fiber型人工肺 RX-05

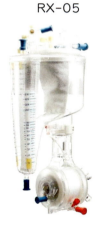

図23：動脈フィルター FT-15

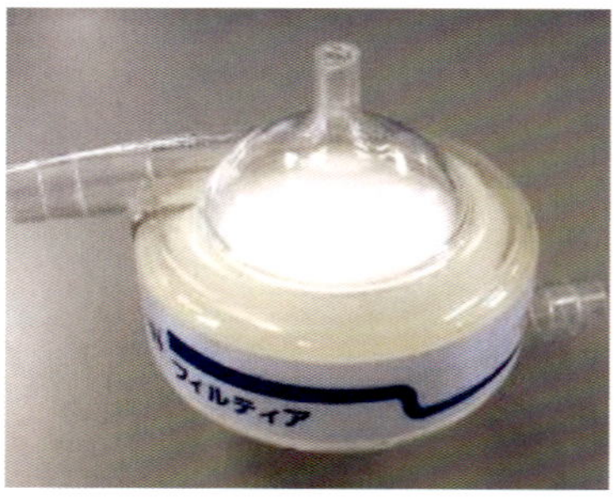

図24：動脈フィルター内臓型人工肺 FX-05

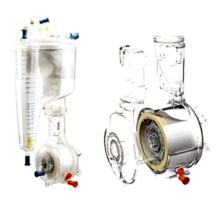

図25：polypropylene Hollow Fiber型人工肺 Oxia-IC

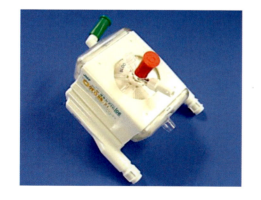

表 1：2009 年の人工肺と体重別回路充填量

回路	SSS	SS	S			M
送血回路径 inch	3/16	3/16	1/4			3/8
脱血回路径 inch	1/4	1/4	1/4			3/8
ポンプ経 チューブ経	Ø75 1/4	Ø150 3/16	Ø150 1/4			Ø150 3/8 (1/2)
対象体重kg	～7	～9	9～13	13～19	19～24	24～
人工肺	FX-05 OXIA-ic	FX-05 OXIA-ic	FX-05	B-CUBE HPO-06	HILITE D-902	FX-15 OXIA-LP
リザーバ	RR-10 HVR-12	RR-10 HVR-12	RR-10	HVR12	HVR12	RR-40 OXIA
充填量ml	135 150	150 190	175	210 220	280 290	350 (400) 450
2009症例数	68	145	127			77

SIRS 抑制には血液との接触部分を減らす工夫が必要である。接触面積は人工肺が最も大きい。従って、接触面積削減には、体外循環回路の短縮や小径化よりも人工肺の小型化が最も有効である。

コラム　回路構成 ③

　RR-10 リザーバーの使用に伴い、ポンプ脱血から陰圧吸引補助脱血へ変更した（図 A）。Safe Micro リザーバーでは、静脈血はリザーバー下部（後方）から中央部へと流入する。一方、RR-10 では、静脈血がリザーバー上方から一本のダクトを通って最底部に流入する構造である（図 B）。特徴として、流入血液の停滞時間が少なく（＝ Dynamic priming volume が少ない）、液面安定性が良いことから、リザーバーレベルが 15ml でも安全な管理ができる。実際に、脱血量の調節は比較的容易であった。また、回路内血液を回収した後のリザーバー内残血量が少ないという利点も有する（図 C）。ポンプ脱血では、脱血回路に小さなリザーバーバッグが付いており、この虚脱状況で脱血の是非を確認しながらポンプ回転数を調節していたが（p61 Web 動画参照）、これ以降、脱血量の調節は吸引陰圧とリザーバーレベルで管理することになった。以後、このタイプのリザーバーが主流となる。しかしながら、この構造が第二章で述べる体外循環の Pitfalls の発生へと繋がることになる。図 D には、充填量 135ml 陰圧吸引補助脱血の回路図を示す。

　※　Dynamic priming volume：体外循環を突然ストップした時の、リザーバーに貯まる血液量を示す。この値が多いということは、リザーバーを通過途中の血液が多く、また、通過時間が長いことを意味する。臨床的には、リザーバー液面の応答性が遅く、投与する薬剤や補正液の反応性が弱いということになる。

図A：陰圧吸引補助脱血　開放式回路図

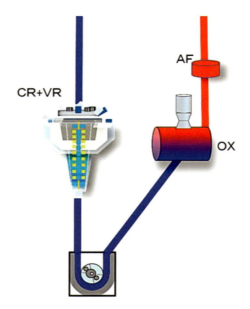

OX：Oxygenator 人工肺　VR：Venous Reservoir　CR：Cardiotomy Reservoir　AF：Arterial Filter

図B：リザーバーの構造

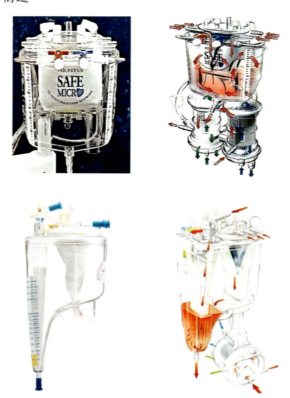

80

図C：Dynamic priming volume とリザーバー内残血量

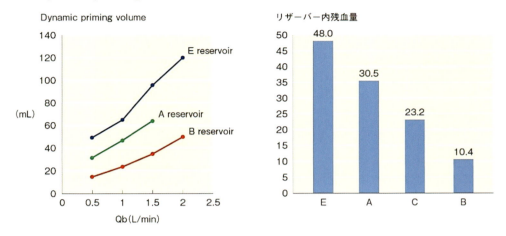

A、B、C が、静脈血が最底部に流入する新型リザーバーである。

図D：陰圧吸引補助脱血　充填量135ml 回路図

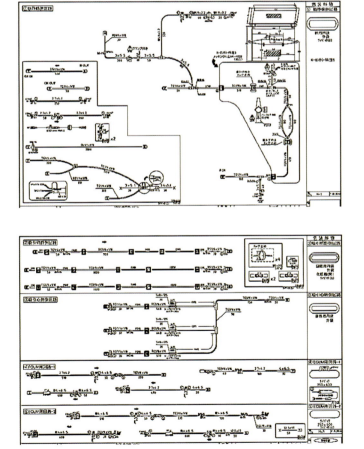

体外循環機器

81

コラム　年長児の充塡量

　表Aには、2006年以降に、体重20kg以上の年長児および成人に使用した人工肺と体重別充塡量を示す。以前より大幅に削減され、特に、修復に時間がかかるチアノーゼ性心疾患や再手術症例での血液希釈予防に有用であった。この時期は、低容量かつ高流量の人工肺が開発されるたびに、充塡量削減を目的としてそれぞれの回路を作成しており、多い時には先天性班だけで8種類の人工肺を使用していた。それだけ高性能の人工肺が開発された証拠であるが、それぞれの利点欠点を十分に把握できた。

表A：2006年以降の、体重20kg以上症例における充塡量の変遷

BW (kg)	20.0〜23.9	24.0〜29.9	30.0〜
Oxygenator	HILITE 2800	HILITE 2800	RX-15
Priming Volume (ml)	310	430	650

BW (kg)	20.0〜23.9	24〜	
Oxygenator	HILITE 2800 D-902	FX15	Oxia LP
Priming Volume (ml)	260	400	500

BW (kg)	17.0〜23.9	24.0〜79.9	80.0〜
Oxygenator	Quadrox	FX15	FX15
Priming Volume (ml)	200	350 or 400	500

BW (kg)	17.0〜23.9	24.0〜79.9	80.0〜
Oxygenator	D-101 Quadrox	FX15	Fusion Skipper
Priming Volume (ml)	200	350 or 400	600

Priming volume

k. 分離型人工心肺装置 ④

　現在の手術室には人工心肺装置の管理室がある。ここで人工心肺装置に体外循環回路をセットし、手術室へと運んで充填を行う。理由は、手術室内での回路梱包用段ボール箱の開封を避けるためである。しかし、分離型人工心肺2号機では、駆動部とポンプ部が接合された構造であり（図26）、管理室から手術室への移動に苦労した。2008年には、分離型1号機と同様に、ポンプ部を完全に分離した3号機を開発した（図27）。重量のある駆動装置は手術室内に固定し、ポンプ部のみを移動させる。回路セットや移動の容易さだけでなく、手術室でのポンプの配置などの自由度がより増加した。第2号機と同様の分離パネルを有し、ポンプサイズは3種類ですべての体重域に使用可能である。技士は、手術台の右方、麻酔器の背側で操作することになる（図28）。第2助手の後方はオープンスペースとなり、視認性が広がることからスケルトン型と呼んだ（Web動画⑤）。

図26：分離型人工心肺装置第2号機

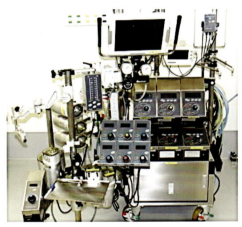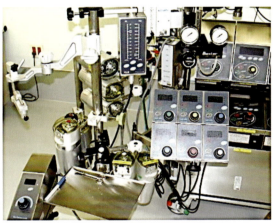

図27：分離型人工心肺装置第3号機

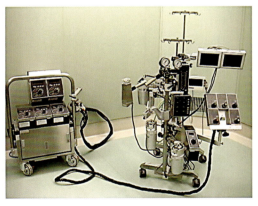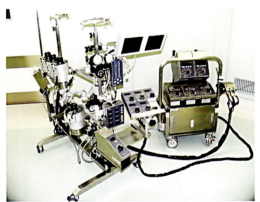

図 28：分離型人工心肺 3 号機

<u>小型ポンプ　BP75ｃⅢ</u>

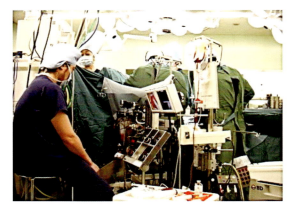
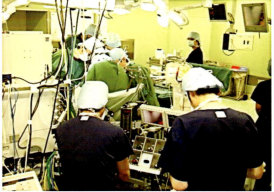

<u>大型ポンプ　BP150ｃⅢ と BP120ｃⅢ</u>

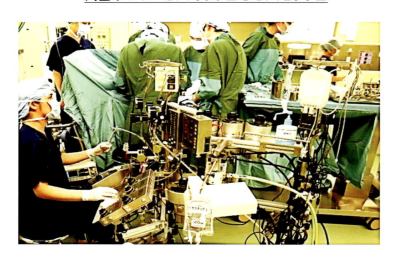

Web 動画⑤　・分離型人工心肺 3 号機（スケルトン型人工心肺装置の準備と体外循環）

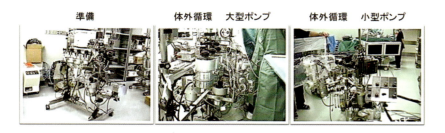

参考引用文献

・高橋幸宏．無輸血開心術の現状．Circulation up-to-date 2008; 3: 111-118．図 26,27 引用

新生児用ポンプ部

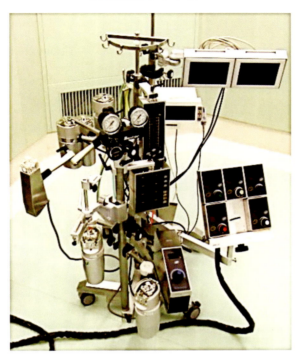

年長児および成人用ポンプ部

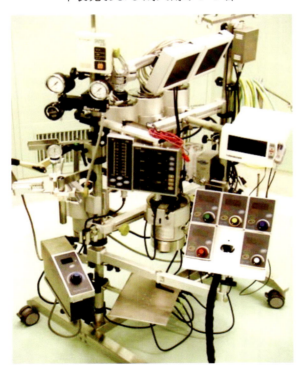

I. 充填量削減の変遷 新機器

2017 年現在、人工心肺装置には泉工医科工業社製 HAS–II と LivaNova 社製 S5 を使用している。特徴として、HASIIには、体重別各ポンプの着脱が極めて容易であり、吸引およびベントを含めてすべてのポンプに安全機能としての feed back 機能を有すること、また、S5 には、各種データの自動記録装置や、酸素運搬量(DO2)、酸素消費量(VO2)、二酸化炭素生成量(VCO2)から適正灌流量を調整する Goal Directed Perfusion（GDP）機能がある。

表 2 には、最近の小児用人工肺一覧を示す。2015 年には、polypropylene Hollow Fiber 型人工肺 Oxia IC neo（充填量 23ml、最大流量 1.0L/min、膜面積 0.21 ㎡）を採用して、充填量 88ml の体外循環回路を作成した（図 29）。体重 4.5 kg以下の症例に使用している。無輸血体外循環での血液希釈の緩和や新生児の輸血量節減が期待できる。Web 動画⑥に、この回路の組み立てと体外循環の実際を示す。

表 2：小児用人工肺

Maker		Sorin	Medos	JMS	MAQUET	Terumo	Nipro	Senko	Medtronic	JMS
Product and Appearance		D100 KIDS	HILITE 1000	OXIA IC (neo)	Quadrox-i	CX-FX05	BIOCUBE 2000	Excelung Kids	Pixie	OXIA IC (06, 10)
Max.Flow (L/min)		0.7	1.0	1.0	1.5	1.5	2.0	2.0	2.0	2.0
Gas Exchange SA (m²)		0.22	0.39	0.21	0.38	0.50	0.40	0.6	0.67	0.39
P.Vol. (mL)	MO	31	57	23	38	43	75	49	48	37
	Filter	16	(+α)	15			(+α)	(+α)	(+α)	15
O2 Trans. (mL/min/L)		66	62	60	60	60	60	60	57	60
Pressure Drop (mmHg)		175	60	80	63	100	130	125	107	130
Heat transfer efficiency		0.65	0.63	0.45	0.50	0.60	0.67	0.50	0.64	0.45

参考引用文献

・Ranucci M, Romitti F, et al. Oxygen Delivery during Cardiopulmonary Bypass and Acute Renal Failure after Coronary Operations. Ann Thorac Surg 2005; 80: 2213-2220.

体外循環機器

図29：Oxia IC neo と充填量 88ml の体外循環回路

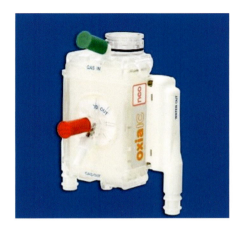
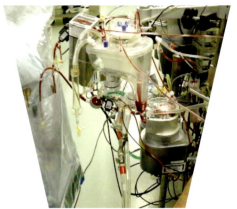
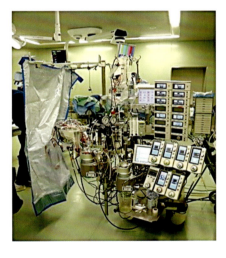
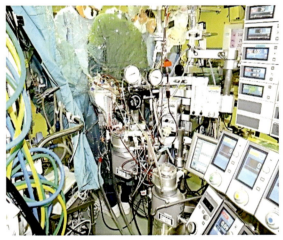

脱血と送血チューブは執刀医の左に配置する。初期充填組成は、赤血球製剤 55ml、25％アルブミン 20ml、マニトール 2.5 ml/kg、ヘパリン 100 u/kg である。

Web 動画⑥ ・充填量 88ml の回路準備と無輸血体外循環の実際

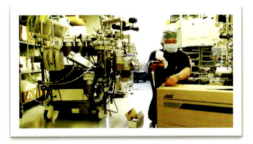

コラム　プレバイパスフィルター

　体外循環回路内には肉眼では見ることができない異物が混入している。これらの微粒子は塞栓としての問題だけでなく、SIRS 発生にも関与すると考えられている。体外循環においても、初期充塡液の濾過を目的に Prebypass Filter が開発された（図 A）。図 B には当院で観察された実際の異物を示す。2～40μm の異物が確認されている。また、微粒子測定器による検討では、濾過した後の洗浄液には異物は認めなかった。一方、プレバイパスフィルターを用いずに洗浄しただけの場合には、洗浄濾液 1ml 当たり数十～数千個の異物が確認された。洗浄液は1000ml であり、このことから、数万～数百万個の異物が混入していることが示唆された。

図 A：Prebypass Filter の使用

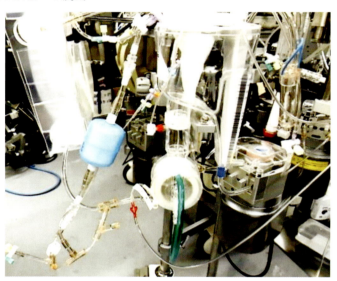

図 B：初期充塡液内の異物

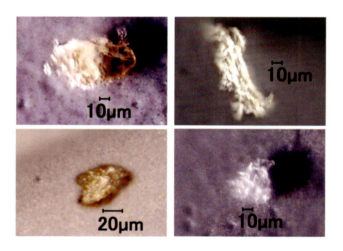

成人用体外循環回路にて、初期充塡液を洗浄した際に濾過された異物を示す。

j. 現在の充填量

表に 2018 年現在の使用機器および回路充填量を示す。

体外循環回路

血流量 [mL/min]	血流量 [L/min/㎡]	体表面積 [㎡]	体重 [kg]	回路サイズ	充填量	フィルター	人工肺	貯血槽	送血管 [mm]	脱血管 [fr] (toyobo)	ベント [fr] (argyle/toyobo)
540	3	0.18	2.0	SSS 送4.2mm 脱4.8mm ph1/4 φ75	88・110	FT-15	OXIA neo	OXIA	2.0 (stockert)	12+12	8
600		0.20	3.0								
660		0.22	4.0						2.6	12+14	
780		0.26	5.0	SS / SS 送3/16 ph1/4 脱1/4 φ100 / ph1/4 φ100	150 / 140		OXIA IC			14+14	
900		0.30	6.0								10
1020		0.34	7.0						3.0		
1140		0.38	8.0							14+16	
1260		0.42	9.0								
1150		0.46	10.0	S 送・脱1/4 ph1/4 φ150	175	FX-05		RR-10			
1250		0.50	11.0							16+16	
1350		0.54	12.0								12
1400		0.56	13.0								
1450		0.58	14.0		260	D-101/QUADROXi		D101/RR30	3.5	16+18	
1500		0.63	15.0								
1700		0.68	16.0								
1800		0.72	17.0								
1850		0.74	18.0							18+18	14
1950		0.78	19.0								
2000		0.80	20.0						4.0		
2050	2.5	0.82	21.0								
2100		0.84	22.0								
2150		0.86	23.0							18+20	
2200		0.88	24.0	M 送3/8 脱3/8 ph3/8 φ150	350	FX-15		RR40	(EZC)		16
2250		0.90	25.0								
2300		0.92	26.0								
2375		0.95	27.0								
2450		0.98	28.0						4.7	20+20	
2500		1.00	29.0								
2750		1.10	30.0							20+22	
2875		1.15	31.0								18
3300		1.30	40.0							22+22	
4000		1.60	60.0	送・脱3/8 ph1/2 φ150	400				5.3		
5000		2.00	80.0						7.0	24+24	

ECUM 回路

回路	回路量	Sepxiris60 44ml	BC20+ 17ml	BHC030 23ml	HC05 34ml	HC11 67ml
SSS	12ml	56	29	35	46	
SS	18ml	62	35	41	52	
	16ml	60	33	39	50	
	12ml	56	29	35	46	
S	14ml	58	31	37	48	
	14ml	58	31	37	48	
M	36ml	80			70	103

Q&A　小型化の低侵襲性　（2016 年）

質問：「小型化そのものは低侵襲と言って良いのでしょうか？」

回答：「少なくとも輸血節減は可能となりました。当時の輸血に伴う問題を回避したことは間違い無く、その意味では低侵襲と言えると思います。しかし、臨床効果という点では少し疑問があります。現在の心臓手術においても、特に新生児では、心エコー検査にて術後の修復状態や前後負荷を含めて心拍出状態が良好と判断されても、浮腫や利尿低下を認めることがあります（もちろん、スターリングカーブが左下方に移動するような多少の心機能低下はあると思いますが）。

　浮腫と利尿という観点で、私が本当に改善したと実感したのは 2000 年頃です。そのための当時の戦略は、機器の小型化（充塡量削減）、初期充塡血液の洗浄濾過、PAN 膜 ECUM、Constant Perfusion の徹底、輸血節減、そして時間短縮です。それぞれが重要な低侵襲対策ですが、その中で、小型化の主目的は接触面積削減による SIRAB 予防にあります。しかし、今までの経験からは、小型化のみで炎症反応物質が有意に低下することは無く、また、同一条件であっても炎症反応物質の増加には個人差があり、さらに、たとえ炎症反応物質が高値であったとしても必ずしも臨床経過が悪いとは言えません。特に、充塡量 88ml の回路を使用したからといって、術後状態が目に見えて改善した印象は少ない。臨床効果という面では、小型化＝即低侵襲という言い方はできないのかもしれません。

　しかしながら、Constant Perfusion という観点では、小型化は意味のある低侵襲対策かもしれません。浮腫増強と利尿低下は、SIRAB の影響だけでなく不十分な Constant Perfusion、即ち、体外循環に伴う生体変動が関与していることは間違い無いと考えます。体外循環中の管理、特に、小型ポンプによる循環血液流量の微調整や、血液希釈に対する輸血追加、電解質、酸塩基平衡の補正や体温調節、DUF など、小型化によりこれらの管理が容易となったことから、もしかしたら目に見えない Constant Perfusion となっていることは十分に考えられます。その意味で小型化は低侵襲化の一翼を担っていると思います。やはり、相乗効果でしょうか。しかしながら、小型化を行うことで、操作や管理が煩雑となり、安全性が損なわれる可能性もあります。実際の臨床結果には是非目を光らせて下さい。」

Q&A　人工心肺機器の開発　（2016 年）

質問：「小児用人工心肺機器の開発を担当しております。人工心肺関連機器に関して、今後メーカー側に望まれることは何かありますでしょうか？」

回答：「大変失礼ですが、あなた方に完全にムッとしたことが何度かあります。それは使用機器の発売中止です。その報は突然やってきます。今まで、人工肺しかり、限外濾過器しかり、動脈フィルター、リザーバー、すべてであります。需要が少なく、会社の利益に繋がらないことが最大の理由のようです。自然の摂理としての淘汰は、この発売中止理由を含めて理解でき

90

ますが、全く困った問題であります。今まで特定の会社だけ贔屓したつもりはありませんが、中には低侵襲対策に不可欠と考えてきた機器もありまして、臨床というものが全く分かっていない会社だなと思ったことも事実です。ただ、ユーザーとしての我々外科医には、その極めて高い臨床的有効性を、メーカーを含めて幅広く伝えられなかった点については反省すべきかもしれません。

　望む事は幾つかありますが、その一つは、体外循環技師がConstant Perfusion管理を超簡単にできる、そのシステム構築をメーカーの皆さんには充分に考えていただきたいと思います。例えば、Goal Directed Perfusion（GDP）は、患者の細胞呼吸のモニタリングからConstant Perfusionを目指す新しい適正灌流の管理方法と考えます。Constant Perfusionには、変動に対して素早くかつ容易に反応できることが重要です。余談ですが、図Aは、1981年の東京女子医科大学の自動記録装置内臓人工心肺KTH-332Sです。体外循環の自動化は当時でも究極の目標であり、この装置にて、各ポンプの流量や温度、送脱血バランス、心筋温、心筋保護施行を記録し、体外循環の平準化を試みたようであります。現在、灌流量の調節や体外循環中の補正液投与は原則技士の手で施行するよう定められていますが、今後、人工知能（Artificial Intelligence）とCDIモニターを用いることで、現時点においても、少なくとも電解質や酸塩基平衡、ACTの補正は容易にできると考えます。

図A：自動記録装置内蔵人工心肺KTH-332S

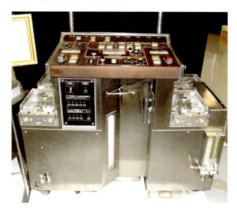

　医療機器メーカーは、長年の経験と新たなコンセプトの元で、多くの新機器を開発し続けております。人工心肺関連機器の開発に関しては、日本が最先端ではないでしょうか。しかし、個々の機器の性能、例えば、耐久性が良い、操作が簡便、充填量が少ない、炎症反応を起こしにくい、血小板減少が少ない、酸素化がより良好、圧損が少ないなど、一つ一つの細かい改善はもう宜しいかと思います。最近の機器は甲乙つけがたいものばかりです。重要なことは、その機器を用いることで、患児の臨床経過が有意に改善したのかどうかだと思います。具体的に

は、出血が少ない、循環呼吸動態が良好、利尿良好、浮腫も少ない、早期人工呼吸器離脱などです。今後、メーカー関係者も臨床現場に入り、実際の効果の有無を見て、それからまた考えて頂きたいと思います。随分前になりますが、「日本の機器は極めて優秀である。世界をリードしていると言っても過言では無い。少なくとも1年に2回ほど、各会社のトップと開発者が一同に会して、もちろん秘密は話す必要は無いし、企業理念と道徳は厳守すべきだが、日本の機器開発や課題について、酒飲みながらでもよいから、議論する研究会を作ってはどうだろうか。欧米からすれば、何を馬鹿なことをと思われるかもしれませんが、少なくとも仲が悪いよりはよっぽどよろしい。日本の柔軟性を見せてやれ！」と言ったことがあります。もちろん、実現はしていません。何度も申しますが、あくまでも臨床的有用性が本当にあるかどうかです。しかし、一方で、開発コンセプトやプロセスが細かくなればなるほど、また、良かれと思った改善策が新たな臨床的問題を発生させる可能性ももちろん比較的容易に考えられることで注意が必要です。第二章では、現在の体外循環機器の pitfalls とその対策について詳述したいと思います。」

人工心肺機器　まとめ

筆者が使用してきた人工心肺関連機器を中心にその歴史を述べた。新たな関連機器の開発は低侵襲化対策の一つと成り得ると考える。次節では、それらの機器を使用した無輸血開心術の発展について述べる。

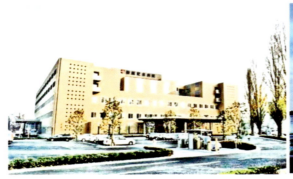
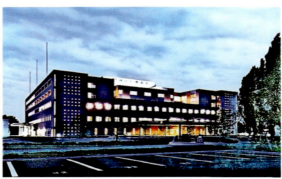

体外循環機器

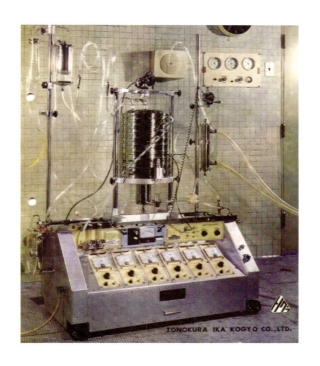

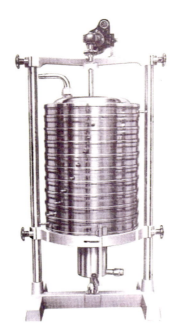

水平円盤回転型人工肺

低侵襲化目次　第一章　二節　人工心肺装置と関連機器

人工心肺装置と関連機器の進歩により、全身性炎症反応症候群の抑制や容易な constant perfusion 管理が可能となった。その経緯は小型化の歴史でもある。

小型化の低侵襲性

小型化の低侵襲性

・接触と constant perfusion　p90 Q&A	・新機器開発について　p90 Q&A

人工心肺装置の開発

コンポ型人工心肺装置

・特徴　p53, p54 Q&A	・Web 動画　p58

分離型人工心肺装置

・1 号機　p60 　Web 動画　p61 　龍野勝彦先生　p64　コラム 　臨床応用を開始　p66　コラム 　ポンプを高く配置　p70 ・2 号機　p72 　分離パネル、新型駆動装置　p72, 73	・3 号機スケルトン型　p83 　Web 動画　p84 ・HAS-Ⅱ　p87 　Web 動画　p87 ・S5　p91 　Goal Directed Perfusion　p91

小型ポンプの開発

分離ポンプ

・小型ポンプ BP 75c　p60, 65 ・ポンプ配置　p61, 65, 70, 72, 84 　3 号機　ポンプツリー　p85 　Web 動画　p61, 84, 87	・ECUM 回路への使用　p68　コラム ・大型分離ポンプ　p74 コラム 　Web スライド　p74

人工肺

Hollow Fiber 型人工肺

・CAPIOXⅡ　p46 　内部灌流型 ・Masterflow D-701　p53 　外部灌流型 ・AL-2000　p56 　界面活性剤の問題点　p56 ・D-901　p58 　Web 動画　p58	・Safe Micro　p66 　Web 動画　p61 ・RX-05　p78 ・FX-05 　動脈フィルター内臓 p78 　Web 動画　p84 ・Oxia IC　p78,　IC neo　p87 　Web 動画　p87

Filter

動脈フィルター　p59 コラム	プレバイパスフィルター　p88 コラム
・LPE-1440　AF02　p59	・SIRAB 対策　p9
・FT-15　p78	

脱血

ポンプ脱血	陰圧吸引補助脱血法　p78
・リザーバーバッグ　p79	・RR-10　p78
・venous-cardiotomy 一体開放型　p66	リザーバー構造の変化　p80
・Web 動画　p58,61	Dynamic priming volume　p79
・回路図　p71	・回路図　p81
	・Web 動画　p84,87

回路

体外循環回路	ECUM 回路　p68
・回路構成の変化	半閉鎖式回路
回路構成①　p57	・Web 動画　p58
回路構成②　p69	開放式回路
回路構成③　p80	・D-901, Safe Micro　p58,66
・分離型人工心肺回路配置　p61	・Web 動画　p61
・ポンプ脱血回路図　p71	・Oxia neo 充填量 88ml Web 動画　p87
・陰圧吸引補助脱血回路図　p81	年長児の充填量　p82 コラム
・滅菌ビニールバック p62 コラム，p70	

https://www.cardiomeister.jp

ID: cardio　Password: meister

三節　無輸血開心術の発展

　心臓手術における同種血輸血の目的は、体外循環に伴う赤血球、凝固因子、血小板、蛋白の希釈に対する補充、そして、それらの希釈に伴う出血傾向と浮腫増強の予防にある。特に小児心臓手術では、輸血により酸素供給量や心拍出量を増加させ、全身の浮腫や臓器機能低下などの体外循環に伴う侵襲を早期に回復させることもその目的である。この場合の輸血は、輸血による低侵襲化という意味で重要な治療手段の一つとなる。

　さて、体重7 kgのファロー四徴症無輸血開心術において、体外循環中の最低Hctが18％、人工心肺残留血返血後のICU帰室後Hctが26％と仮定する。利尿低下などの低心拍出量状態やドレーンの持続出血など、多少なりとも気になる点があれば、当然輸血を準備することになる。しかし、このような状況が無く、早期に人工呼吸器の離脱ができると判断される場合、輸血は行うべきであろうか？ 輸血後肝炎が大きな問題であった1980年代と異なり、現在の輸血副作用は激減している。従って、輸血節減に関しては、輸血に伴うリスクよりも輸血をしないことによるリスクに注目が集まり、節減にはこだわらないとする意見が多くなった。しかし、一方で、permissive anemiaを考慮した輸血節減管理の方がより低侵襲との考え、また、輸血してもしなくても臨床的な差は無いという考えも存在する。しかしながら、我々心臓外科医には、ドレーン出血が少なく、もう少し良い循環動態であれば、最後の一本の輸血は不要と感じた経験は誰にでもあると思う。従って、輸血が極めて安全となった現在の血液節減には、手術の総合的な低侵襲化対策を確立することが第1に必要である。手術の段階で安定した全身状態を作ることができるのであれば、少なくとも輸血節減は可能となる。そして、第2には、輸血を追加することが患者の状態を改善させるのかという臨床的判断を症例毎に行うことである。

　心臓外科における輸血には、低侵襲となるための治療としての輸血と、輸血を節減しても低侵襲となる対策の両者を常に考慮することが必要である。前項では、無輸血開心術に必須である人工心肺装置と関連機器の小型化について述べたが、本項では、無輸血開心術の実際と臨床的管理要点を中心に考察する。当時の無輸血開心術の経験が少しでも血液の節減に繋がるのであれば幸いである。

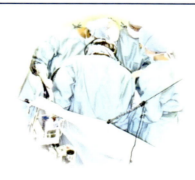

96

無輸血開心術と同種血輸血

　1994年7月～2006年12月の、先天性心疾患に対する無輸血開心術の総数は2678例である。内2546例(94.8%)において輸血を回避できた(表1)。この間、無輸血開心術に伴う臨床的問題点の発生には特に注意し、体外循環関連機器の見直しや周術期管理方法を修正しながら、無輸血開心術の適応は徐々に変化、そして拡大した。無輸血達成率の向上に有効かつ必須と考えられた対策は、充填量削減や確実な止血はもちろんであるが、①無輸血開心術の意義の周知、②チーム個々人の無輸血手技に対する技術向上とpermissive anemia を考慮した周術期管理、③血液希釈の正確な予想、④基本的体外循環手技、Constant Perfusion の徹底、⑤体外循環時間、手術時間、麻酔時間の短縮、⑥輸血を開始する時期の決定、⑦輸血要因の把握と無輸血開心術の適応外とすべき症例の決定である。

表1：同種血非使用率（1994年7月～2006年12月）

acyanosis		cyanosis	
ASD	541/542 99%	TOF	262/273 96%
VSD	939/954 98%	Rastelli proc.	63/74 85%
incomplete AVSD	72/72 100%	Fontan proc.	137/160 86%
complete AVSD	61/64 95%	open palliation	182/200 91%
valve, re-do etc.	260/308 84%	arterial switch(BW>4kg)	8/8 100%
CoA complex(BW>4kg)	5/6 83%	AVSD with TOF	16/17 94%

参考引用文献

・高橋幸宏. 新生児・乳児早期の体外循環. 体外循環と補助循環（富澤康子 編）2007 p121-8. 表1引用

Q&A　同種血輸血　（2018年）

質問：「現在の輸血の副作用については殆ど問題無いと考えています。それでも輸血節減に努力すべき問題や注意点があれば教えて下さい。」

回答：「現在、日本での血液供給本数は1年で約500万本です。10年後には年間約85万人分の血液が不足するとの予測は皆さんご承知だと思います。まずは、このことだけでも、輸血節減への準備は必要であります。図Aには、榊原記念病院の血液使用本数の推移を示します。循環器専門病院という特殊性もありますが、血液の廃棄は多く、また、特にFFPや血小板、蛋白製剤の使用が増加しており、それらの適正使用に関しては見直しが必要と考えています。

図A：榊原記念病院　血液使用本数の推移

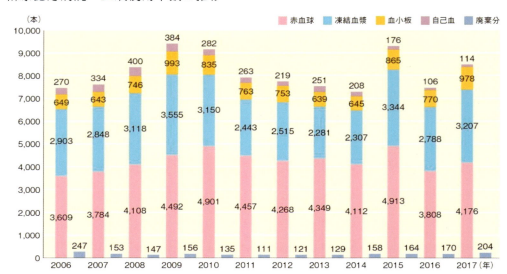

● **輸血後肝炎**

　1983年当時、体外循環後の止血には相当苦労しました。1〜2時間を要することはよくあることであり、食事交代しながら圧迫止血した記憶もあります。また、手術当日には患児の両親や親戚、知人から生血を準備していました。出血が少なければ、輸血準備の繁雑さや時間の節約という意味で、皆から好かれる外科医になるだろうなと思っていました。また、ICUの術後管理では、人工心肺残留血以外に新たな輸血を行うと酸素化の低下や血圧低下を認めることがあり、もちろんドレーン出血に対しては輸血せざるを得ませんが、無駄に輸血することはなるべく控えるべきと考えたこともあります。しかし、それよりもなりよりも輸血後肝炎は相当に嫌いです。榊原記念病院入職時、1983年の肝炎発生率は14.3％であり（図B）、当時、心臓手術後の肝炎はほぼ必発との印象を持っていました。C型肝炎はnon A non B肝炎と呼ばれていましたが、熊本時代に担当したASD患児をこの肝炎による急性肝不全で亡くした経験があります。また、1980年代は、患者だけでなく、多くの医療従事者も血液の被害者となった時代でした。1990年代に入ると、HCV抗体検査により輸血後肝炎は減少しました。2000年までは0.48％の発生率です。しかし、この値は、輸血を受けた患者一人に対する発生率を示したもので、心臓手術は数人分の輸血を使用することから当然より高いと推測され、輸血節減のための努力はまだまだ必要な時代でした。一方、2000年代は、NAT（Nucleic acid Amplification Test：核酸増幅検査）により輸血後肝炎は激減し、輸血に伴うリスクよりもむしろ輸血をしないことによるリスクに注目が集まるようになり、輸血施行にはこだわらないとする外科医も多くなりました。その後の輸血によるHBV、HCV、HIV発生の変化を見ますと（図C）、個別NATや遡及調査の徹底により、ウイルス感染はほぼ解決されたと言ってもよろしいかと思います。

98

図B：輸血後肝炎の発生率

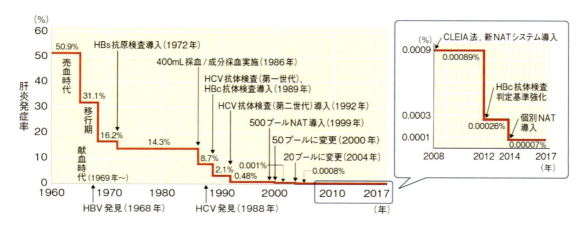

図C：HBV、HCV、HIV発生の変化

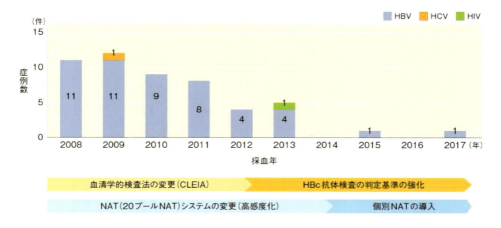

● **輸血後肝炎の二つの課題**

　しかしながら、輸血後ウイルス肝炎には二つの課題が残されています。その一つはB型肝炎ウイルス（HBV）のocclut infectionです。HVBが肝臓内に存在するにもかかわらず、あらゆる検査を用いても陰性と判断される状態であります。このocculut HBV carrier自身の血中にHBVが出現して、window period初期の間に献血した場合には全く同定されずに輸血として使用されることになります。現在の輸血後HBV感染例は極めて少ないのですが、このocculut HBV carrierからの感染危険率は未だに予想できないと考えられています。少なくとも、輸血を受けた場合にはその後の詳細なHBV検査が必要です。さらに、現在のHBV肝炎の70％は性感染症であること、これも周知すべきことと考えます。

そして、第二はE型肝炎ウイルス（HEV）です。従来、飲料水や生肉などの食物を介して感染すると考えられてきましたが、輸血でも感染します。日本のHEV推定感染者数は500万人以上と推定されています。HEV感染の最大の問題は、北海道でしか献血のNAT検査を施行していないということです。2017年には4例が輸血原因と特定されておりますが（図D）、もしかしたら、このグローバルな世の中、東京などの大都市の方がむしろ危険性が高い可能性は否定できません。実際に、厚生労働省のホームページには、関東甲信越の献血血液のHEV NAT陽性率は0.073%であり、北海道の0.036%より高いとの報告があります。関東甲信越のHEV感染危険率は、捕捉率を1/6とすると0.44%となります。献血数は年間約180万本ですので、現在でも関東甲信越だけで年間約8000人が感染していることが推測されます。これは驚くべき値で、HBVとHCVのNATが始まる前の1990年代の肝炎発生率と同等です。HEVは重症化や慢性化することは少ないと考えられています。しかし、つい最近、日本で、世界で初めての輸血によるHEV感染死亡例が報道されましたばかりです。イギリスでは、既に、臓器移植、白血病や造血幹細胞移植症例、新生児および乳児に対してHEV陰性血液の供給を行っています。開心術手術後は、一過性ですが、免疫機能を含め全身臓器の機能は低下します。新生児や低体重児においてこの時期のHEV感染を想像すると、やはり今後の対策は必要と思われます。ウイルス感染はほぼ解決されたと言ってよろしいと申しましたが、個人的にはまだまだ慎重に輸血節減を考えなければならない状況にあると考えております。

また、ウイルスだけでなく、輸血による細菌感染も要注意です。これも先日、血小板輸血での死亡例が報告されました。輸血内の細菌の有無に関しては未検査です。輸血内に細菌が混入していたとしても、手術後には抗生物質を使用することからマスクされている可能性は否定できません。このことも何らかの対策が必要ではないかと考えます。

図D：HEV 輸血感染

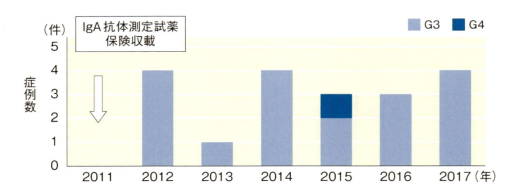

● <u>輸血副作用</u>

輸血副作用を図Eに示します。詳しく述べませんが、この中で、TRALI(Transfusion-related acute lung injury：輸血関連急性肺障害) や TACO (Transfusion associated circulatory overload：輸血関連循環過負荷) などの病態と対策は知っておくべきと思います。

前述した輸血に伴う一過性の酸素化低下はTRALI様の反応かもしれません。非溶血性副作用については、日赤に報告された件数は年間約1500件でありますが（図F）、恐らくその10倍（年間血液供給本数が500万本として0.3%）は発生していると予想されますし、輸血に伴う問題点の発生率は、極めて細かいものまで含めると3~4%になるとの意見もあります。体外循環によるSIRS状況下での輸血は、相乗的に悪影響となる可能性も想像できることです。また、輸血が安全になればなるほど、今度は使い過ぎという適正使用に関する問題点も出てきました。赤血球製剤、FFP、血小板の成分輸血となってからは、輸血使用人数という意味で、一人の患児に使用する本数が増加したことは間違いありません。輸血にこだわらないという考えはやはり問題かと考えます。

図E：輸血副作用

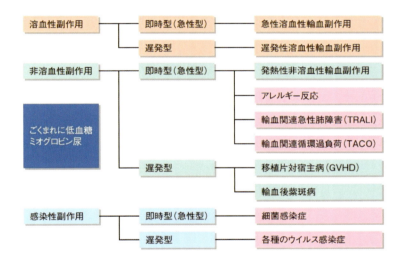

図F：輸血副作用・感染症報告の推移

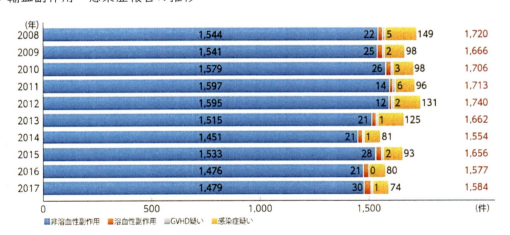

今後、小児心臓手術後の輸血に関しても、どの程度の Hb や凝固因子、血小板、蛋白の値を維持すれば、ICU での治療時間を短縮でき、そして止血に有効なのか、臨床的有効性に繋がる具体的な輸血方法に関する検討が必要と考えています。そのための臨床指標は、心機能、尿量、乳酸値、酸素化、出血量、人工呼吸器管理時間、ICU 滞在時間などでしょうか。輸血節減を積極的に進める場合は節減する方が良いとの臨床データを示す必要があり、また、逆に、輸血にこだわらないとする場合は輸血が良いとの臨床データを示さなければなりません。特に、時間短縮と術後管理の容易さという観点からそれぞれの有用性を示すことは、実臨床において、また、現場で働くスタッフにとっては大事なことと考えます。輸血にこだわらないとするにしても、節減するにしても、管理が複雑になることは、大変迷惑なことです。

　以上が現在の輸血の問題点ですが、輸血が安全と考えられる現時点においても、少なくとも不必要な輸血は避け、節減や輸血方法の見直しに努力すべきと考えます。」

参考引用文献
・厚生労働省 Web サイト. 医薬食品局血液対策課（http://www.mhlw.go.jp/file/05-Shingikai-11121000-Iyakushokuhinkyoku-Soumuka/0000133984.pdf）
・日本赤十字社. 輸血情報（http://www.jrc.or.jp/mr/news/transfusion/）　図 B～F 改変引用

Q&A　手術チームとしての無輸血開心術（2000 年）

質問：「手術チームとして、無輸血開心術を発展させるための工夫について教えて下さい。」

回答：「ご存知のように、高度血液希釈には酸素供給量の低下や代謝性アシドーシスの進行、膠質浸透圧の低下による全身浮腫増強の可能性があり、また、循環および呼吸不全などの全身臓器機能低下、凝固因子や血小板の希釈による出血傾向、免疫機能低下による易感染性、さらに術後遠隔期の精神運動発達の悪化などが懸念されます。従って、チームとしては、まず血液希釈防止の対策（回路充填量の削減）に取り組み、そして、血液希釈下での確実な酸素供給方法を考え、SIRS による全身浮腫の予防策を考えることが必要と考えます。輸血が極めて安全となった現在では、周術期の総合的 QOL が輸血開心術と同等またはそれ以上に良好であることが無輸血開心術の最低条件であり、無輸血とすることが、患児の状態悪化や手技および管理の繁雑化につながるのであれば、無輸血開心術の意味は全くありません。

　そのためには、手術チームの各員が無輸血開心術の目的と意義を知り、無輸血開心術の特殊性と流れに慣れ、それぞれの技量を向上させる、特に、血液希釈の欠点をカバーする基本的体外循環手技の徹底、permissive anemia を考慮した術後 volume 管理、手術時間の短縮は必須と考えます。手術そのものの低侵襲を常に考えることです。また、無輸血開心術で何か問題が発生すると、無輸血としたことが悪いということになり、チームのモチベーションが下がります。従って、執刀医は、無輸血開心術の臨床的有意性、特に患児の回復が早く、術後管理時間が短くなるということを、チーム各員に対して示す必要があります。無輸血開心術の適応は、

102

手術チームの充分な経験、即ち、安全かつ確実に無輸血が達成できる確信を持って徐々に拡大していくことが必要と考えます。以上が、手術チームとしての無輸血開心術で重要なことですが、最終的な無輸血開心術の適応は、外科医だけでなく、小児科医、麻酔科医、ICU医、体外循環技士が個別に決定することが望ましいと思います。

　無輸血開心術は、輸血副作用の回避から患児の低侵襲を目指すことが目的であります。しかし、低侵襲下のための無輸血開心術が、循環および呼吸動態の向上は勿論、コスト削減や治療時間の短縮、即ち、手術の総合的なQOL向上やFast Trackにつながってこそ意義があると考えます。無輸血を施行してはいけない条件は必ず存在します。チームとして少しでも不安があれば無輸血開心術はやるべきではありません。」

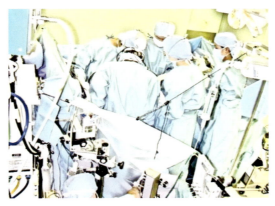

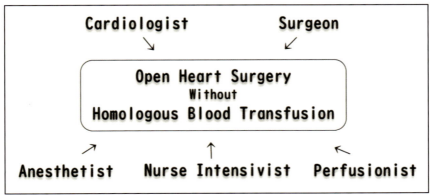

非チアノーゼ肺高血圧疾患群の無輸血開心術

1) 1983～1992年

1983年当時、患者一人当たりの血液使用量は、先天性心疾患手術の体重10 kg以下が平均1108ml、10～30 kg 1150ml、弁手術2040ml、冠動脈バイパス手術1640mlであった。大量の血液を必要とした時代である。現在ではすべての症例で無輸血達成が可能なASDでも、年間総数に対する無輸血達成率は1983～85年が28～35%であった。1987年以降は80～90%となったが、これには1986年に体重13～40 kg M回路の充填量を1100～1300mlから750mlに削減したことによると考える（p46 低容量の人工肺①参照）。当時の無輸血開心術の適応は体重18 kg以上であり、その後、体重14 kg前後まで徐々に適応を拡大して、1991～1992年のASD無輸血達成率は90%以上となった。

2) 1993年

当時の無輸血開心術には、浮腫増強の予防を考慮して蛋白製剤を使用していた。しかし、それでは無輸血開心術とは言えないという意見が多数あった。

図1：蛋白製剤非使用の無輸血開心術

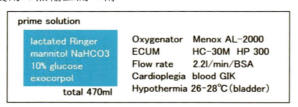

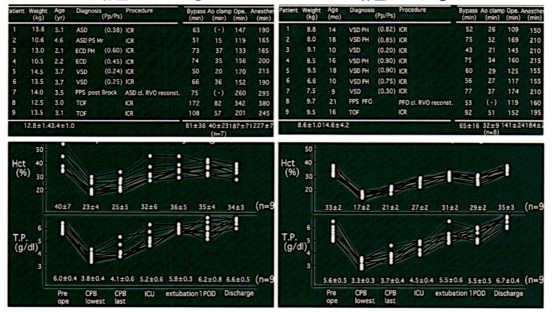

1993 年、体重 17 kg 以下の充填量は 470ml となり（p56 低容量の人工肺②参照）、無輸血開心術の適応を拡大するとともに、蛋白製剤も使用しない無輸血開心術を目指した。体重 6.6～14.5 kg 連続 21 症例に蛋白製剤を使用しない無輸血開心術を行った。3 例に輸血を必要とし、無輸血達成率は 86％であった。図 1 に、蛋白製剤非使用の無輸血開心術が可能であった体重 10 kg 以上 9 例と体重 9 kg 以下 9 例での Hct と総蛋白量を示す。後者の総蛋白量は 2.8～3.6（3.3±0.3）g/dl まで低下したが、ICU 帰室後約 5 時間目にはほぼ体外循環前値に回復した。人工呼吸器管理時間は全例 7 時間以内であり、予想された浮腫増強などの臨床的問題は認められず、体重 6 kg まで蛋白製剤を使用しない無輸血開心術が可能となった。

コラム **蛋白製剤非使用の無輸血開心術**

この時期は、体外循環中の Na 補正を厳密に施行している（p24 質疑応答 ナトリウムと浮腫参照）。体重 10 kg 未満 9 症例の術後人工呼吸器管理時間は 4～7（5±1）時間、飲水開始はその 6 時間後の平均 11 時間であった。体重 10 kg 未満の無輸血開心術では、VSD や TOF が主な対象疾患となるが、輸血充填としていた以前と比較しても、蛋白製剤非使用の無輸血開心術の術後 quality は良好と判断された。また、この時期は、体外循環時間 43～92（65±16）分、手術時間 109～174（141±24）分、麻酔時間 150～215（184±22）分であり、麻酔時間が 3 時間未満の症例が増加し、1 手術室で縦 2 例の開心術が可能となっている。一方、輸血を必要とした 3 例の体外循環時間は 111～187 分と長く、輸血要因は、貧血の進行や出血、溶血であった（表 A）。今後の無輸血開心術の適応拡大には、回路充填量の削減とともに、時間短縮が必須と結論した。

表 A：輸血を必要とした 3 症例

Weight (kg)	Age (yr)	Diagnosis	Procedure	Bypass (min)	Ao clamp (min)	Ope. (min)	Anesthesia (min)
12.0	3.8	ECD post ICR MR	MV plasty	111	57	357	425
13.8	3.8	VSD PS AR	ICR AV plication	187	151	315	360
8.8	0.8	TOF	ICR	133	78	240	285

Reasons for blood transfusion	Complication
anemia Hct 16% during ECC residual MR & MS	(−)
Hemolysis	(−)
Bleeding before ECC hemolysis	(−)

3）1994 年

　1994 年には、体重 7.9 kg 以下の充填量が 370ml となり（p58　低容量の人工肺③参照）、体重 5 kg まで無輸血開心術の適応を拡大した。表 2 に、1993〜1994 年の VSD 開心術症例を示す。体重 5.2〜9.5 kg の VSD 無輸血充填 17 例を 1 群、輸血充填とした 5.0〜7.1 kg 15 例と 3.4〜4.9 kg 15 例をそれぞれ 2 群と 3 群とした。1 群では全例で無輸血開心術が可能であった。2 群と 3 群では、体格の差や術前貧血、呼吸不全などの輸血充填とした理由はあるが、術後の循環および呼吸動態は 1 群で良好であり、また、手術や麻酔時間は短縮されており、少なくとも体重 5 kg まで無輸血開心術適応とすることの問題は無いと考えた。

表 2：無輸血開心術と輸血開心術の比較

	group 1 (n = 17)	group 2 (n = 15)	group 3 (n = 15)
Body weight (kg)	7.6 ± 1.5 ※	6.0 ± 0.7	4.3 ± 0.5
Down's syndrome (cases)	4/17	4/15	3/15
Aortic cross-clamp time (min)	28 ± 6 ※	37 ± 7	35 ± 7
CPB time (min)	61 ± 11 ※	77 ± 13	79 ± 16
Operation time (min)	135 ± 20 ※	163 ± 26	168 ± 40
Anesthesia time (min)	181 ± 24 ※※	209 ± 33	210 ± 42
Blood loss (mL/kg)	2.5 ± 1.3 a	4.0 ± 1.9	4.8 ± 1.7
Hct after anesthetic induction (%)	33 ± 2	33 ± 5	30 ± 3
during CPB			
Lowest temperature (℃)	28 ± 1	26 ± 1	27 ± 1
Lowest Hct (%)	17 ± 3 ※※※	27 ± 3	26 ± 3
Lowest total protein (g/dL)	3.4 ± 0.5 ※※※	4.3 ± 0.5	4.4 ± 0.6
Lowest B.E. (mEq/L)	− 3.7 ± 1.9　b	− 2.2 ± 1.9	− 0.9 ± 2.1
NaHCO₃ infused (mL/kg)	2.9 ± 1.3	2.0 ± 1.0	3.0 ± 1.8
Urine output (mL/kg)	8.9 ± 9.4	8.2 ± 11.4	6.9 ± 7.3
Hemofiltrate volume (mL)	180 ± 89	214 ± 96	225 ± 92
immediately after CPB			
CVP (mmHg)	8.8 ± 2.2　c	10.9 ± 2.4	9.7 ± 2.2
Blood pressure (mmHg)	70 ± 9	68 ± 11	71 ± 11
PaO₂ (mmHg)	202 ± 95	176 ± 106	123 ± 57
after ICU admission			
CVP (mmH₂O)	9.7 ± 2.1 ※※	11.4 ± 1.6	11.3 ± 1.5
dopamine ≦ 6/kg/min (cases)	16/17	13/15	12/15
recovery time of PaO₂ (hr) to 100 mmHg (FiO₂ 0.5)	0.8 ± 1.1	2.6 ± 3.2	3.2 ± 3.4
Intubation time (hr)	6.0 ± 2.9　c, d	9.3 ± 4.9	9.6 ± 3.8
ICU stay (day)	2.9 ± 1.3	2.6 ± 1.2	3.4 ± 1.4

The values are the mean 　 ± the standard error, CPB : cardiopulmonary bypass, CVP : central venous pressure, BE : base excess
※ : p < 0.01 v.s. 2 group & 3 group, 　※※ : p < 0.05 v.s. 2 group & 3 group, 　※※※ : p < 0.001 v.s. 2 group & 3 group,
a : p < 0.001 v.s. 3 group, 　b : p < 0.01 v.s. 3 group, 　c : p < 0.05 v.s. 2 group, 　d : p < 0.02 v.s. 3 group

　当時は、術後の酸素化改善時間という因子にも特に注目していた。このことは、体外循環終了直後の酸素化がかなり悪かった症例が多かったことを示している。

参考引用文献

・高橋幸宏．肺高血圧を伴う心室中隔欠損症に対する無輸血開心術．日胸外会誌 1995; 43: 64−71.　表 2 改変引用

無輸血開心術

 Q&A D-901人工肺を用いた体外循環（1995年）

質問：「D-901を用いた無輸血体外循環について教えて下さい。」

回答：「ようやく、充填量が400ml未満となりました。体重5kgまで無輸血開心術適応としています。D-901の使用に関して、ガス交換能や体外循環中の操作性などの問題は無かったのですが、体外循環中にソフトリザーバーが破損したことが一度ありました。以後は別のソフトリザーバーを使用しております。D-901の送血部は1/4inchだけでなく3/16inchの回路も接続可能でしたので、送血回路を1/4から3/16inchに変更して、充填量は390mlから370mlとなっております。図Aに回路充填後の人工心肺装置と初期充填組成を示します。当初の5kg台症例には蛋白製剤を初期充填していました。また、図Bには、D-901を用いた最初の5.5～7.1kg VSD無輸血開心術4例のHctと総蛋白量の推移を示します。最低Hctは12％でしたが、人工呼吸器管理時間は6時間以内で術後状態は安定していました。しかしながら、内2例で、回路内の残留血が約100ml回収できませんでした。回路の脱血側から回収したことが原因であり、以後は送血側からの回収としております。

図A：D-901を搭載したコンポ型人工心肺装置と初期充填組成

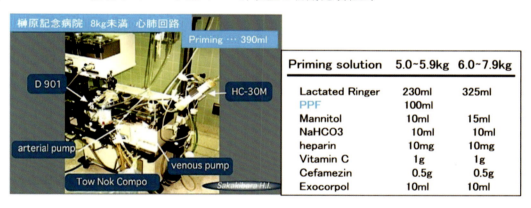

図B：D-901を使用した、体重5.5～7.1kg VSD無輸血開心術の4例

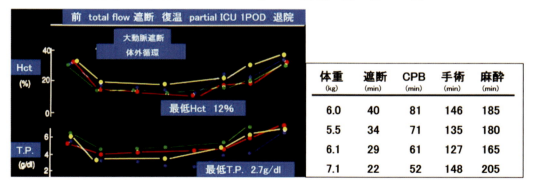

VSD 開心術において、年間総数に対する無輸血達成率は 1987～1992 年が 25～34％でしたが、AL2000 人工肺を採用した 1993 年は 49％、D-901 の 1994 年は 65％、1995 年は 75％と増加しております。肝炎発生率が 14.3％であった 1980 年代前半のことを考えると、体重 5 kg まで無輸血開心術が可能となったことには隔世の感があります。それから、勿論お世辞ではありますが、D-901 は見た目もさすがイタリアというデザインと感じました（p58 Web 動画②参照）。今後、医療材料とは言え、デザインも重要視すべきと考えます。図 C には、最低体重 5.2 kg VSD の無輸血開心術を示します。院内研究費増額を狙った院内向けのプロパガンダ的スライドであります。もちろん増額は叶わなかった…。」

図 C：体重 5.2 kg VSD の無輸血開心術

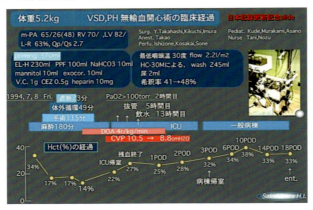

Q&A　　無輸血と臨床効果（1995 年）

質問：「講演でのお話からは、術後臨床経過は無輸血開心術の方がむしろ良いとの印象を持ちます。輸血そのものが SIRS の要因となる可能性がありますので、無輸血とすることはその観点からも有利なのでしょうか？」

回答：「無輸血開心術の術後経過については、乳児期 VSD の開心術において、無輸血充填 14 例（7.1±1.2 kg）と輸血充填 14 例（6.8±0.8 kg）を比較した 1995 年のデータがあります。ICU 帰室後 CVP は無輸血充填 9.7±2.1⇔輸血充填 11.4±1.6 cmH2O、PaO2 が 100 mmHg（FiO2 0.5）まで改善する時間は 0.8±1.1⇔2.6±3.2 時間、術後人工呼吸器管理時間 6.3±3.1⇔9.3±4.9 時間であり、無輸血充填がむしろ良好でした。両群とも人工呼吸器離脱後 7 時間で飲水を開始、再挿管や脳神経系を含めた合併症は認めておりません。

　確かに、無輸血開心術の適応拡大に伴って、術後の循環と呼吸状態は輸血充填より良好になったと思うことがあります。しかし、輸血充填とする症例は高度肺高血圧や術前貧血、呼吸状態が不良などを理由に輸血開心術としているので、少し悪い結果となっているだけなのかもしれません。以前に、無輸血充填では活性化補体値が低いのではないかと考えて検討を行ったこともありましたが、大動脈遮断解除前の C3a 値は 1000～7000 ng/ml であり、無輸血充填という同条件であっても症例ごとにかなりのバラツキを認めました（図 A）。輸血充

填症例と比較しても差はありません（p35 図26 参照）。また、この C3a 値の高低が術後状態の良否に比例するという印象もありません。しかしながら、限外濾過器 HC-30M を使用し、遮断中の DUF を加えた復温開始から部分体外循環までの ECUM と Na の積極的補正にて、より早期の人工呼吸器離脱が可能となったことは間違いないと考えます（p25 限外濾過の進歩 参照）。無輸血開心術症例の術後状態は安定していますが、実臨床での個々の活性補体の増加程度は予測できませんので、無輸血充填、輸血充填を問わず、すべての症例で低下させる努力が必要であると思います。」

図 A：乳児期 VSD 無輸血開心術の C3a 値

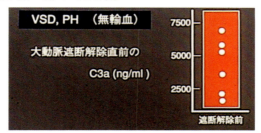

コラム　術後の痙攣（1995年）

　体重 5 kg まで無輸血開心術の適応を拡大した 1995 年に、術後一過性の痙攣を体重 6.2〜7.3 kg VSD の 3 例に経験した（表 A）。術後 4〜6 時間で人工呼吸器を離脱し、翌日一般病棟に帰室したが、3 例とも第 3 病日に発症した。CT や脳波に異常所見は無く、その後の経過に問題は無かった。対策としては、まず、体外循環流量を 120 ml/kg/min から 150 ml/kg/min に増加し、そして、手術および体外循環時間の短縮を計った。また、当時、体外循環を急速に開始させると脳波の異常が発生するという報告があり、体外循環開始時には、初期充填液が緩徐に流入するように送血ポンプ回転数を調節した。以後、痙攣を含め脳神経系の合併症は経験してない。低体重児の無輸血開心術では、充填量の削減だけでなく、急激な変動を避ける体外循環管理（p10 コラム Constant Perfusion 参照）が必要である。

表 A：術後一過性の痙攣を発症した VSD

	年齢	体重	体外循環	手術	最低Hct	最低T.P.	挿管時間
1.	9mo	7.3kg	110min	254min	17.5%	3.0g/dl	4hr
2.	9mo	6.7kg	67min	155min	14.5%	2.7g/dl	6hr
3.	9mo	6.2kg	87min	148min	17.0%	3.1g/dl	4hr

patient 1	第3病日	全身tonic	CT, EEG … W.N.L
patient 2	第3病日	左下肢	CT, EEG … W.N.L
patient 3	第3病日	左下肢	CT, EEG … W.N.L

参考引用文献

・Conroy BP, Lin CY, Jenkins LW, et al: Transient electroencephalographic suppression with initiation of cardiopulmonary bypass in piggs: blood versus nonblood priming. Perfusion 1999; 14: 337-340.

4）体重4kg以下VSDにおける無輸血開心術の可能性（1995年）

　体重5.2～9.5kg VSD無輸血開心術の連続21症例では、全例で輸血を回避でき、術後の循環および呼吸動態は概ね良好であった（図2）。体重5kgまで無輸血開心術適応とすることは臨床的に妥当と考える。一方、体外循環中のHctは（図3）、6.6kg以上症例がほぼ一定に経過するのに対し（開始後18±2→遮断中19±1→復温後19±2％）、6.1kg以下の5症例では復温中に全例で低下した（16±1→16±2→14±2％）。体重4kg以下症例への無輸血開心術の適応拡大には、復温開始後の血液希釈がさらに強くなる可能性を考慮して血液希釈の安全限界値を決定する必要がある。D-901人工肺を用いた370ml半閉鎖式回路を用いた場合に、体重4kg以下VSDまで適応拡大ができるかどうかを血液希釈の観点から検討した。

図2：体重5.2～9.5kg VSD無輸血開心術後の循環および呼吸動態

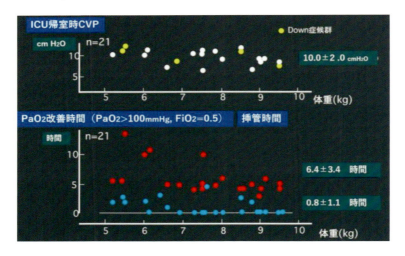

図3：体重6kg以下VSDにおけるHctの推移

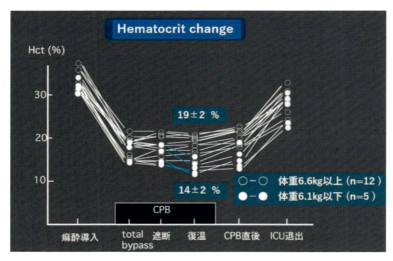

まず、血液希釈の予測方法について検討した。循環血液量を体重×80mlとして計算すると、体外循環開始後の予測Hct値は実測値と異なる症例が多かった。そこで、実測の麻酔導入時Hctと体外循環開始後Hct、充填量から循環血液量を逆算した。循環血液量＝体重×72-13 (r=0.85)の式が得られ、体重×80より低値であった（図4）。8.9kg以下の9症例では、循環血液量＝体重×70-17 (r=0.92)とさらに低値である。もちろん、この式は、麻酔導入から体外循環までの出血量や輸液量、手術時間などが加味されたものであるが、今後、我々の施設において、乳児期VSD開心術の血液希釈度を予測するための臨床に即した計算式と考えた。

図4：麻酔導入時Hctと体外循環開始後Hctから逆算した循環血液量

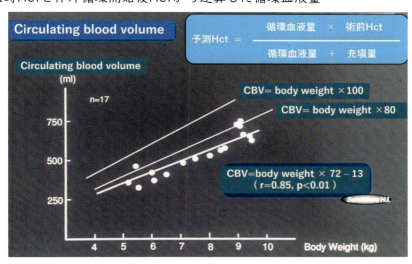

また、血液希釈の安全限界値については、実際に経験した最低Hctが体外循環開始後15％、離脱時12％であったことから、この開始後Hct15％を4kg以下症例での安全希釈限界値と仮定した。循環血液量＝体重×70-17の計算式から3.5～5.0kg症例の循環血液量を算出し、充填量370mlの回路を用いた体外循環において、開始後Hct値が15％となる麻酔導入時Hct値を逆算した。麻酔導入時Hct値＝53.7-体重×4.4の計算式が得られ、5.0kg-32％、4.5kg-34％、4.0kg-36％、3.5kg-39％が安全値と算出された。これらの値と、輸血開心術を施行した3.5～5.9kgVSD 43症例の実測麻酔導入時Hct値と比較すると、5.0～5.9kgの13症例では12例(92％)で安全範囲と判断された。一方、4.0～4.9kgの17症例では3例(18％)、3.5～3.9kgの13症例では0例(0％)であった（図5）。

図5：麻酔導入時Hct値の予測式と実測値の関係

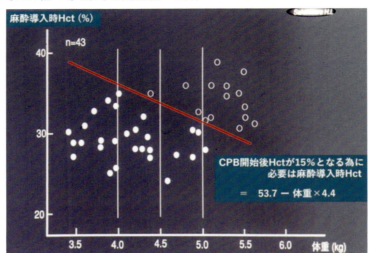

結論 … 充填量 370ml の回路を用いた場合、VSD 無輸血開心術の安全希釈限界を体外循環開始後 Hct15％とすると、5kg 以上症例の殆どは安全範囲内にあり、実際に安定した無輸血開心術が可能である。一方、4kg 以下では逸脱する症例が多くなった。低体重症例では、復温時の血液希釈がより高度に進行する可能性があり、また、術後の長期管理が必要となる重症例が多くなると危惧される。まずは、充填量 200ml 台の体外循環回路の作成は必須、そして、低侵襲対策を中心により厳密な管理を行うべきと考えた。無輸血開心術を行う絶対条件の一つは、術後の quality が低下しないことである。

Web 文献
・① 高橋幸宏．乳児期 VSD,PH 無輸血開心術における体外循環中の血液洗浄濾過の注意点．榊原記念病院研究ジャーナル 1994; 12: 17－20.

参考引用文献
・高橋幸宏．肺高血圧を伴う心室中隔欠損症に対する無輸血開心術．日胸外会誌 1995; 43: 64－71. 図 3～5 改変引用

5）体重 3〜4 kg VSD の無輸血開心術（1997 年）

　体重 5 kg 以上 VSD 無輸血開心術の臨床評価だけでなく、分離型人工心肺の開発による充填量削減（p60 分離型人工心肺装置①参照）、また、PAN 膜限外濾過器を用いた ECUM による炎症反応物質の抑制と術後状態の安定化から（p32 分離型人工心肺と炎症性反応物質参照）、1997 年以降の乳児期 VSD は、体外循環開始後 Hct が 15％以上と予測される場合に限り、体重 4 kg そして 3 kg まで無輸血開心術適応を拡大する方針とした。1997 年 2 月から 1999 年 7 月（前期：最低充填量 195ml）では、体重 3〜4 kg VSD 50 例中 40 例（80％）を無輸血適応とした。適応外の主理由は術前貧血と陥没呼吸などの強い心不全症状である。内 34 例（85％）で無輸血開心術が可能であった。図 6 に 6 例の輸血要因を示す。重大な合併症は 3.7 kg 症例の PH crisis である。心臓カテーテル検査時の酸素負荷試験では明らかな肺動脈圧の低下を認め、体外循環直後の Pp/Ps は 0.35、術後 9 時間で人工呼吸器を離脱した。第 1 病日の心エコー検査での Pp/Ps は 0.45 と推測されたが、酸素投与を中止した直後に PH crisis を起こした。解剖肺組織検査では、中膜の異常肥厚（％ wall thickness 33％以上）を有する肺小動脈(extremely thickened media of small pulmonary artery)が全体の 30％であり（図 7）、手術非適応と診断された。

図 6：前期の成績と輸血要因

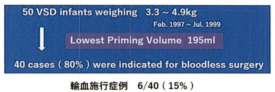

図 7：体重 3.7 kg VSD の肺病理所見

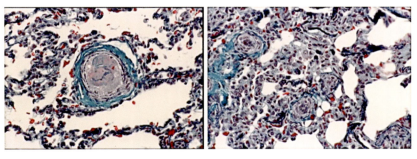

中膜の異常肥厚（％ wall thickness 33％以上）を有する肺小動脈を認める。

以後、第一に術前の人工呼吸器管理症例は無輸血開心術の適応外とした。そして、高肺血管抵抗症例ではより厳密に適応を決定、症例によっては輸血充填もしくは肺動脈絞扼術＋肺生検も考慮した。1999年8月から2002年2月（後期：最低充填量130ml）は、総数90例中73例（81%）を適応とし、全例で無輸血開心術が可能であった（図8）。体外循環中の最低Hctは15.2±2.4%、最低値は体重4.3kgの11.0%であった（図9）。dopamine使用量は、体外循環終了時4.5±1.2γ/kg/min、ICU帰室後2.9±1.8γ/kg/minであり、37例は強心剤無しでICUに帰室した(図10)。ICU帰室後の人工呼吸器管理時間は、5.5±2.6時間であった（図11）。前期の7例は10時間以上の管理を必要とした。後期では、前期の輸血要因を含めて臨床的問題点は認めなかった。図12には、最低体重3.3kg VSDの体外循環を示す。

図8：後期の成績と無輸血開心術非適応症例

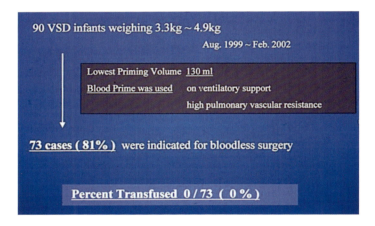

図9：体外循環中の最低Hct

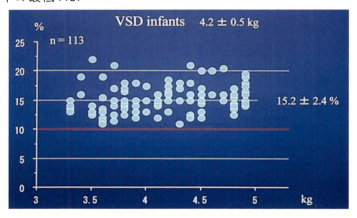

参考引用文献

・高橋幸宏. 心室中隔欠損症 1) 外科解剖と手術適応、手術成績と遠隔成績. 小児心臓外科の要点と盲点.（角 秀秋 編）文光堂　2006 p108～111. 図7引用

114

図 10：dopamine 使用量

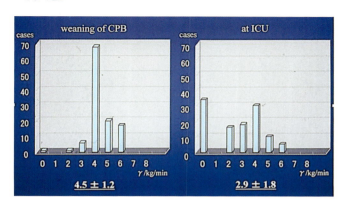

図 11：術後の人工呼吸器管理時間

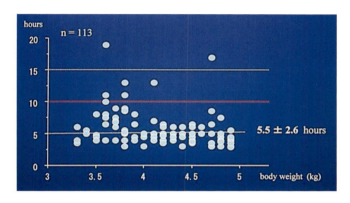

図 12　：最低体重 3.3 kg VSD の体外循環（1999 年）

	体外循環時間	初期充填	0–10分 (pump on)	10–20分	20–30分	30–40分	40–50分	50–55分	(pump off)
				↑ Ao clamp		↑ rewarming	↑ unclamp		
咽頭温 (℃)			35.3　35.0	31.8		32.7	35.1	35.9	
動脈血	Na (mEq/l)	130	133		137		137		139
	K (mEq/l)	4	3.6		5.1		4.6		4.1
	B.E.	4.3	−0.6		−1.4		−3.8		−2.5
	Hct (%)、Hb(g/dl)	35.0 12.0	15.5　5.6		16.5　5.7		13.5　4.8		15
	T.P. (g/dl)	5.2	3.0		3.3		3.1		3.4
補正液	25% albumin (ml)	10			DUF (albumin 5 ml + Veen F 95 ml) × 2				
	salin HES (ml)								
	10% NaCl (ml)			3		3			
	KCl (mEq)				2　2				
	D-mannitol (ml)	5			4				
	NaHCO3 (ml)	10		3		2　2	3		
	Veen F (ml)	155	20　20　20		20	40			
	C.H. (mg)						3　3		
	CaCl2 (ml)						3		

初期充填量 195ml。充填組成　Veen F 155ml、25% albumin 10ml、$NaHCO_3$ 5ml、mannitol 10ml、V.C 1000mg、exocorpol 5ml、CEZ 500mg、heparin 400u、KCL 0.4ml。初期充填液データ　PH 8.1、PO_2 459mmHg、PCO_2 5.5、 BE +8.0、Na 160mEq/L、K 5.2。灌流量　150ml/kg/min。DUF 洗浄：alb 5ml+Veen F 95ml×2、尿量 64ml、ECUM 量 145ml、液量平衡＋165ml。体外循環時間 55 分、手術時間 101 分、麻酔時間 150 分。

参考引用文献

・高橋幸宏：無輸血心臓手術（小児）．心臓血管外科手術書（小柳　仁、北村惣一郎、安井久喬 編）先端医療技術研究所、東京、2002;　p21 − 30.

コラム　　体重 4 kg VSD の無輸血開心術（1997 年）

　1997 年 2 月に、体重 4 kg VSD の無輸血開心術を開始した（p61 Web 動画参照）。図 A に、当初の 3 例の術中データを示す。循環および呼吸動態は良好で、早期の人工呼吸器離脱が可能であった。予想したことであったが、最低 Hct は復温時で低下し、最低 Hct は 5 kg 以上症例より低下した（図 B）。また、図 C には、症例 3 の rSO2 の変動を示す。極端な低下や変動は認めなかった。

　これらの結果を論文として投稿した。査読者の先生から、「術後臨床経過が輸血開心術より良好であったとしても、無輸血開心術が安全との結論は時期早尚である。また、現在の輸血は安全で、何故これだけ無輸血開心術にこだわり追及するのか根拠が不明である。これはオリンピックゲームでは無い。」とのご意見を頂いた。確かにその通りであり、これ以降、血液希釈から予測される問題の解決や無輸血体外循環の安全性向上を目的に、人工心肺関連機器の改良や患児管理方法の見直しを進めた。無輸血開心術に関しては、当然否定的な意見があると思われる。輸血が安全と考えれば尚更である。もちろん、輸血開心術の臨床経過がより良いのであれば、当然、無輸血開心術は行うべきではない。

図 A：最初の体重 4 kg VSD 症例の臨床データ

Priming Solution	total 230 mL
acetate Ringer	170 mL
25% albumin	10 mL
saline HES	20 mL
mannitol	10 mL
NaHCO3	10 mL
exocorpol	10 mL
heparin 1,000u　cefamezin 0.5g	
vitamin C 1g	

	Patient 1	Patient 2	Patient 3
Sex	male	female	male
Age (mo)	5	7	2
Height (cm)	59	61	55
Body weight (g)	4,210	4,575	4,145
BSA (m2)	0.26	0.27	0.23
Type of VSD	total conus defect	perimembranous outlet	perimembranous inlet
L-R shunt ratio (%)	80	55	83
Pp/Ps	0.77	0.88	0.65

	Patient 1	Patient 2	Patient 3
Hct after anesthetic induction (%)	29.0	31.0	28.5
During CPB			
Lowest temperture (℃)	30.4	30.2	31.0
Lowest Hct (%), Hb (g/dL)	14.0, 5.0	12.0, 4.3	12.0, 4.9
Lowest total protein (g/dL)	3.8	3.6	3.7
Lowest BE (mEq/L)	−1.3	−3.0	−0.2
Lowest Na (mEq/L)	134	132	129
NaHCO3 infused (mL)	10	20	10
10% NaCl infused (mL)	5	0	10
Urine output (mL)	5	10	10
Hemofiltrate volume (mL)	220	200	200
Fluid balance (mL)	+80	+67	+51
Immediately after CPB			
Dopamine (μg/kg/min)	4	3	4
PaO2 (mmHg) FIO2 0.8	357	123	279
Residual perfusate of bypass (mL)	210	220	230
Aortic cross-clamp time (min)	23	26	23
CPB time (min)	50	51	47
Operation time (min)	110	108	96
Anesthesia time (min)	175	155	142
Blood loss (mL)	5	10	10
Total fluid balance (mL)	+260	+213	+188
In ICU			
CVP (cmH2O)	9.8	9.0	6.5
PaO2 (mmHg) FIO2 0.5	180	158	140
Duration of intubation (hr)	4	5	4
ICU stay (day)	3	3	3

図B：体重4 kg無輸血開心術VSD 3例のHct推移

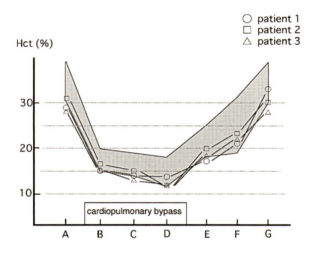

斜線部分は充填量370mlを用いた体重5.1～6.1 kg症例のHct値である。A：麻酔導入後、B：体外循環開始後、C：大動脈遮断中、D：復温時、E：ICU帰室時、F：第1病日、G：退院前

図C：症例3のrSO2の推移

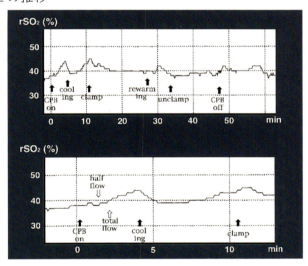

参考引用文献

・高橋幸宏．先天性心疾患に対する無輸血開心術の現状と問題点．小児科診療 2007; 70: 307-312.
・高橋幸宏．-小児開心術における低侵襲化の工夫 先天性心疾患における無輸血開心術-．日本胸部外科学会 第50回卒後教育セミナーテキスト 2000; 38-49. 図C引用

コラム　体重 3〜4 kg VSD 無輸血開心術の評価（2002 年）

① 低体重児の無輸血開心術では、術後の循環および呼吸動態の悪化が危惧されることから、適応拡大とともに、常にその臨床的妥当性を評価しておくことが必要と考えた。分離型人工心肺装置を用いた 1997 年 2 月からの連続 57 例の人工呼吸器管理時間は、1996 年以前の従来型人工心肺装置の輸血開心術より有意に短縮された（図 A）。図 B には、充填量が 130ml となった 1999 年 8 月から 2001 年 6 月までの 61 例（3 kg 台 21 例、4 kg 台 40 例）を示す。無輸血達成率は 100％であり、血液希釈による呼吸動態の悪化や脳神経系の問題など、低体重児無輸血開心術で予測される臨床的問題点は皆無であった。体外循環後の dopamine 使用量は、体外循環離脱時が平均 4.3γ/kg/min、ICU 帰室時が 2.7γ/kg/min で、16 例は強心剤無しで ICU に帰室した。他の強心剤や一酸化窒素、血管拡張剤は使用していない。また、術後の人工呼吸器管理時間は平均 5.1 時間で、10 時間以上の長期管理例を 2 例に認めたが、3kg 台と 4kg 台の間の差は無かった（図 C）。

図 A：人工呼吸器管理時間　従来型人工心肺装置と分離型人工心肺装置の比較

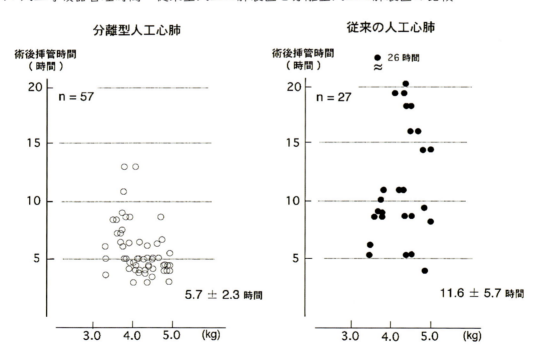

充填量は、分離型人工心肺が 195 もしくは 230ml、従来型が 370ml（全血 100〜200 を初期充填）である。

参考引用文献

・高橋幸宏．小児開心術における低侵襲化の工夫 −先天性心疾患における無輸血開心術− 日本胸部外科学会 第 50 回 卒後教育セミナーテキスト　2000; p38-49．図 A 引用

Web 文献

・② 高橋幸宏．心室中隔欠損症乳児に対する同種血非使用開心術　榊原記念病院研究ジャーナル　1999; 12-13．

図B：体重3〜4kg VSD 無輸血開心術の年次別手術数と予想される臨床的問題

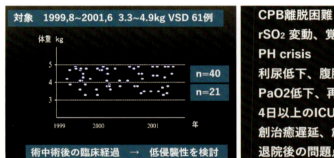
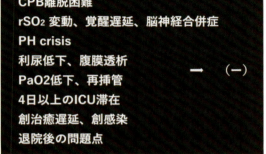

図C：dopamine 使用量と人工呼吸器管理時間

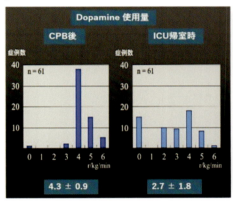
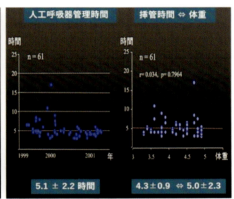

② 体重3〜4kg VSD に対する無輸血開心術の適応は、新生児や人工呼吸器管理症例を除き、体重3kg 以上、体外循環開始直後 Hct≧15％以上としている。図Dに、充填量 195ml を用いた当初の連続20例と、その後の20例を加えた40例の Hct 推移を示す。体重3kg 症例の体外循環中最低 Hct は 4kg より低値で、3kg 症例の増加に伴ってさらに低下した。体外循環開始後 Hct 15％未満や ICU 帰室後 20％未満の症例も認めるが、ICU 退出時(2〜4POD)には平均で麻酔導入後 Hct の－3％まで回復している。一方、図Eには、2002 年8月までの総数122例の体外循環中最低 Hct の変化を示す。充填量 130ml 回路と 25ml の ECUM 回路（p68 コラム ECUM 回路充填量参照）の使用に伴って経時的な増加を認めた。3kg 台 VSD に限っても、体外循環中の最低 Hct は、充填量 195ml の 15 例が 13.8±2.0％、最低値 11.0％、充填量 130ml の 25 例では 16.0±3.0％、最低値 12.5％と増加した。

③ 当時、Fast Track という言葉が流行りであった。図Fには、体外循環時間、手術時間、麻酔時間の経時変化を示す。2000年以降は手術60分、麻酔90分の症例も増加し、一日2〜4例の同一手術室での開心術が可能となった。時間短縮が可能であることは、無輸血開心術そのものが時間を要する手術ではないことを示し、また逆に、状態が安定して経過するからこそ速く終了することを意味している。低体重 VSD 無輸血開心術は十分に Fast Track に値する手術と考えられた。

図D：充填量195mlのHct推移

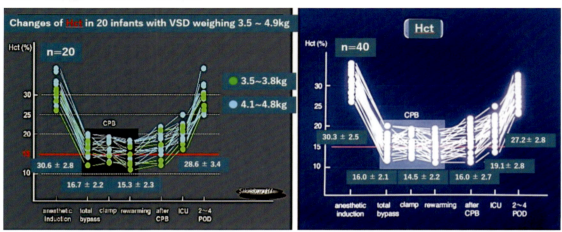

図E：体外循環中最低Hctの経時的変化

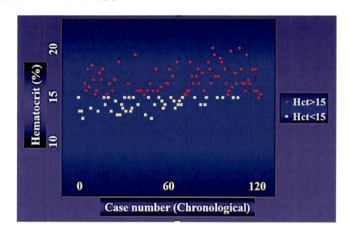

図F：体外循環、手術、麻酔時間の変化

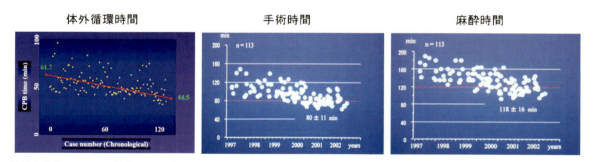

最低充填量195mlの前期は手術時間108±17分、麻酔時間150±19分、130mlの後期は86±13分、124±13分であった。

参考引用文献

・高橋幸宏．先天性心疾患低体重児における無輸血開心術．小児外科　1999; 31: 1315-1320．図D改変引用

2002年、筆者の年間手術数は308例であったが、低体重領域での無輸血充填症例数が増加している（図G）。低体重児に対する無輸血開心術には解決すべき課題も多く、やり過ぎであるなどと既に多くのご批判を頂いていた。高度血液希釈や充填量削減に伴う功罪を十分に考慮する必要がある。しかし、体重3～4 kg VSD無輸血開心術の総合的qualityは輸血開心術以上であり、臨床的に妥当と判断され、今後とも継続方針とした。余談ではあるが、ある講演会での無輸血開心術に対する否定的なご質問に対して、もし輸血開心術とすることで、これ以上の強心剤の削減、人工呼吸器管理時間や手術時間の短縮ができるのであれば輸血を選びますと、極めて不躾な返答をしたこともあった。若気の至りと反省している。また、Web文献③は、当院の体外循環技士が書いた論文である。榊原記念病院の研究発表会において一等賞で賞金を獲得した。

図G：無輸血充填の体重別比率

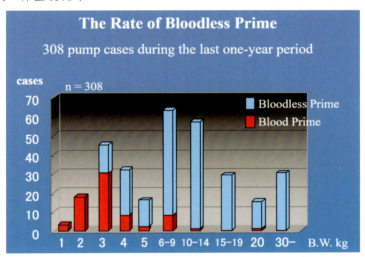

参考引用文献

・Ando M , Takahashi Y, Suzuki N. Open Heart Surgery for Small Children Without Homologous Blood Transfusion by Using Remote Pump Head System The Society of Thoracic Surgeons 2004; 48:1717-1722.
・高橋幸宏. 無輸血開心術. 小児科 2009; 50: 611-616.
・曽根慎一. 乳幼児小型人工心肺装置の開発. 体外循環技術 1998; 24 53-55.
・石曽根明浩. 当院における乳幼児同種血非使用体外循環の現状. 体外循環技術 2000; 26 57-59.

Webスライド

・① 安藤　誠. The Society of Thoracic Surgeons 2004　発表

Web文献

・③ 梅園直樹. 血液製剤使用状況から見た新型乳児用人工心肺装置の有用性　－従来型との比較検討―. 榊原記念病院研究ジャーナル　1997; 16: 57-60.

6）完全型 AVSD の無輸血開心術　- VSD との比較 -

　1996 年 10 月〜1999 年 9 月、完全型 AVSD の一期的心内修復術は 29 例である。内 16 例（55%）に無輸血開心術を施行した。無輸血適応外の理由は、体重 4.0kg 未満や高度貧血、術前の人工呼吸器管理である。無輸血開心術 16 例の体重は 4.0〜7.9 kg（5.4±1.0）、月齢 3〜9 か月（5.4±1.6）、14 例は Down 症候群で、Rastelli 分類 A 型 6 例、C 型が 7 例、3 例はいわゆる intermediate 型であった。同期間の体重 2.7〜6.2kg VSD 85 例の内、無輸血開心術の適応とした 69 例（81%）と比較検討した。体外循環回路充填量は、体重 6.0kg 以下が 195〜250ml、体重 6.1kg 以上は 320ml である。

　完全型 AVSD の無輸血達成率は 94%（15/16）例であった。生後 5 ヶ月、体重 5.6kg の 1 例が PH crisis を併発した。体外循環離脱時に高度の低心拍出と低酸素状態になり、この時点で PH crisis を疑って輸血を施行、大量の強心剤と prostaglandin E1 の投与で体外循環を離脱できた。以後、循環および呼吸動態は安定し、第 1 病日の心エコー検査での心機能および修復状態は良好で、Pp/Ps は 0.3〜0.4 程度と推測された。術後 17 時間目に人工呼吸器を離脱したが、第 2 病日に酸素テントをはずした直後に血圧と酸素化の急激な低下を認めた。右心系の拡張を認め、高度肺高血圧と診断された。以後、PaO2 の低下が持続し、種々の治療に反応しなかった。術前の心臓カテーテル検査では明らかな酸素負荷反応を認め手術適応と判断したが、解剖肺組織検査では中膜の異常肥厚を有する肺小動脈が全体の 20% であることが判明し、手術非適応と判断された（図 13）。

図 13：PH crisis 併発症例の肺病理所見

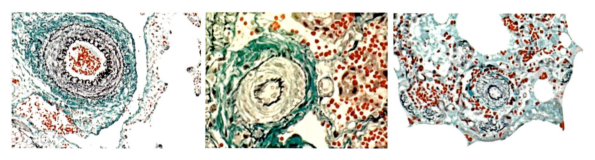

直径 200μ、100μ、20〜30μ の肺小動脈を示す。内膜病変は無いが、中膜の異常肥厚を認める。

　PH crisis 症例を除いた完全型 AVSD 15 例の大動脈遮断時間は 78±19 分、体外循環時間 113±24 分、手術時間 177±36 分、麻酔時間 223±36 分であり、VSD の 25±7 分、53±7 分、104±17 分、145±19 分より長時間であった。図 14 に、Hct 値の経過を示す。体外循環中は、14.0% まで低下した 1 例を除き、全例 15.0% 以上で推移した。体重 4kg 台症例に限って VSD と比較すると、麻酔導入後 Hct は、完全型 AVSD 6 例が

36.3±3.6%、VSD 25 例は 30.6±2.3%で、完全型 AVSD が有意に高値(p<0.02)であるが、体外循環中最低 Hct は 16.4±1.1%、15.1±2.0%と差は無かった。また、麻酔導入後と体外循環開始後の Hct、および充填量から逆算した 4kg 台症例の循環血液量は、完全型 AVSD が 55±8ml/kg、VSD は 57±10ml/kg と差は無かった。

図 14：AVSD 無輸血開心術での Hct 推移

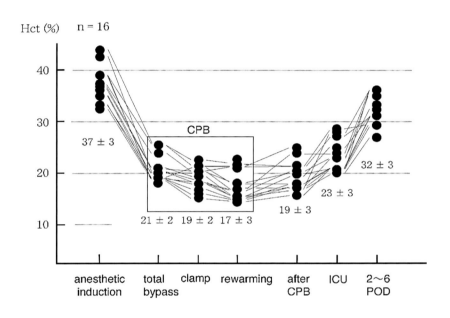

全例洞調律に自然復帰した。体外循環離脱時の強心剤は、VSD が dopamine (4〜6γ/kg/min)のみであったが、体外循環時間が 100 分を超えた完全型 AVSD 14 例には、dopamine に加えて adrenaline (0.05γ/kg/min)を予防的に投与した。PH crisis 症例を除き、体外循環離脱に関する問題は認めず、肺血管拡張剤は使用しなかった。人工呼吸器離脱時の CVP は 9.4±1.8 cmH2O (7.0〜12.5)で、4.0 kg 以上 VSD 49 例の 8.7±2.2(7.0〜11.5) cmH2O と差は無かった。利尿は良好で、第 1 病日朝までの水分バランスは－200〜－300ml であった。また、rSO2 の極端な変動や低下を示した症例は無く、脳神経系の問題は認めなかった。図 15 に、体外循環直後から人工呼吸器離脱までの PaO2 の経過を示す。人工呼吸器管理時間は、完全型 AVSD 16 例が 8.6±4.3 時間(2.5〜17.0)で、4.0kg 以上 VSD の 5.1±2.0 時間(3.0〜13.0)より有意に長いが(p<0.01)、比較的早期の人工呼吸器離脱が可能であった。また、ICU 滞在期間は平均 4.1 日であり、VSD の平均 2.1 日より長期であった。図 16 には最低体重 4.0 kg 症例の手術経過を示す。

図 15：AVSD 無輸血開心術での PaO2 の推移

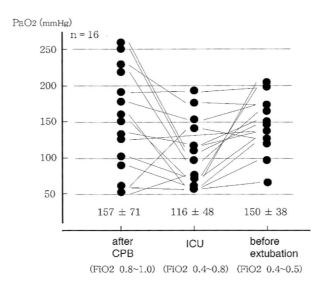

図 16：AVSD　最低体重 4.0 kg症例の体外循環

		pump on					pump off		
	体外循環時間	0	20	40	60	80		105 分	
			↑ Ao clamp		↑ GIK	↑ rewarming	↑ unclamp		
咽頭温 (℃)			34.8	28.6	27.3	28.2	34.8		
動脈血	Na (mEq/l)	135	136	135	136	145	140		143
	K (mEq/l)	4.2	3.6	3.3	7.7	5.8	5.7		6.1
	B.E.	4.7	4.3	2.5	−0.6	0.2	−1.3		1.6
	Hct (%)、Hb(g/dl)	42.0 12.9	20.0 6.6	21.0 7.0	18.0 6.2	19.0 6.7	15.5 5.5		18.5
	T.P. (g/dl)	6.0	3.5	3.7	3.8	4.0	3.5		4
		初期充填							
補正液	25% albumin (ml)	10	DUF (albumin 5 ml + Veen F 95 ml)×2						
	salin HES (ml)								
	10% NaCl (ml)				5	5			
	KCl (mEq)		2	3 1	2 2 4				
	D-mannitol (ml)	10	5		5				
	NaHCO3 (ml)	10				5	5 5		
	Veen F (ml)	150	20		20 20	20 20	20 20 20 20 30		
	C.H. (mg)		2	2	2 2 2 3	3	4		
	CaCl2 (ml)						2		

Rastelli C 型 AVSD。初期充填量 195ml。充填組成　Veen F 150ml、25% albumin 10ml、$NaHCO_3$ 10ml、mannitol 10ml、V.C 1000mg、 exocorpol 5ml、CEZ 500mg、heparin 400u、KCL 0.4ml。初期充填液データ　PH 8.1、PO_2 312mmHg、PCO_2 12.2、 BE +23.4、Na 178mEq/L、K 5.7。灌流量 150ml/kg/min。DUF 洗浄：alb 5ml+Veen F 95ml×2、尿量 238ml、ECUM 量 254ml、液量平衡＋89ml。体外循環時間 105 分、手術時間 159 分、麻酔時間 235 分。

> **コラム**　完全型 AVSD 無輸血開心術の評価（1999 年）

　完全型 AVSD は、VSD より長時間の体外循環を必要とし、また、高度肺高血圧を伴う症例が多い。従って、1996 年以前は無輸血適応から除外していた。しかし、① VSD では体重 3.5 kg まで無輸血適応が拡大され、循環および呼吸動態は輸血開心術と同等またはそれ以上に良好であったこと（5.9 kg 以下 VSD の術後人工呼吸器管理時間は、1996 年 9 月以前の輸血充填 36 例が 11.2±6.1 時間、1996 年 10 月以後の無輸血充填 67 例が 5.6±2.8 時間）、② 不完全型 AVSD や肺動脈絞扼術後の完全型 AVSD、ファロー四徴症を伴う完全型 AVSD においても無輸血開心術が可能となったこと（1994 年 7 月以降の不完全型 AVSD 29 例、肺動脈絞扼術後完全型 AVSD 8 例、AVSD with TOF 7 例の無輸血達成率は 100％）から、体重 4 kg 以上の完全型 AVSD も無輸血開心術を施行する方針とした。VSD と比較して、より長期の ICU 管理が必要となるが、循環および呼吸動態は概ね良好であった。また、僧帽弁修復状態、特に閉鎖不全と僧帽弁血流速度は、閉鎖不全は trivial 以下、血流速度は 1.5m/sec 未満であり、無輸血開心術とすることは修復状態に影響を与えない。予防的に使用する adrenaline の問題も認めなかった。乳児期完全型 AVSD の麻酔導入後 Hct は VSD より高値で、また、逆算された循環血液量は VSD と差はなかった。体外循環中の血液希釈という面では VSD より有利であった。

　体重 4 kg まで完全型 AVSD の無輸血開心術を行うことの臨床的問題は少ないと考えられ、今後も継続の方針とした。しかし、体外循環中最低 Hct は VSD と同等であり、また、無輸血適応率は 55％と VSD の 81％より低値であった。適応の拡大にはさらなる充填量削減や、3 kg 台症例の術前貧血や術前状態の改善などの対策が必要と考える。

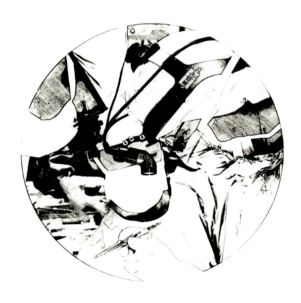

7) 輸血充填症例の輸血使用本数

　最低充填量が370mlであった1994年1月～1996年8月に、輸血充填とした体重5.0kg未満VSD 47例と完全型AVSD 16例において、新鮮全血200mlもしくは400ml（一人分）のみで退院した症例は、VSDが78%（37/47）、完全型AVSD 75%（12/16）であった（図17）。一方、充填量が最低195mlとなった1997年2月～2000年3月では、体重5.0kg未満VSD 85例中63例、完全型AVSD 26例中16例を無輸血開心術とした。輸血充填としたVSD 22例は全例で200ml、また、完全型AVSD 10例では全例で400mlのみの使用であった（図18）。無輸血開心術の進歩は、輸血を必須とする症例の輸血節減にも貢献している。しかし、HLHSや内臓錯位症候群では400ml以上の輸血を必要とし、今後の課題であった。

図17：最低充填量370ml　輸血充填症例の輸血使用状況

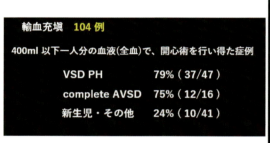 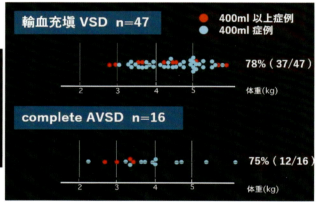

図18：最低充填量195ml　無輸血充填と輸血充填症例の輸血使用状況

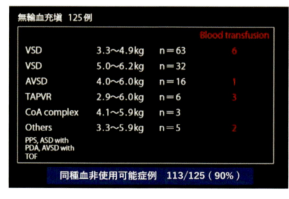 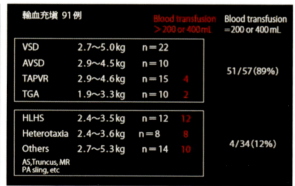

参考引用文献

・髙橋幸宏．新生児・乳児開心術における同種血の使用節減　自己血輸血　2000; 13: 79-82.

低体重児無輸血開心術の手段と管理

　コラム　術後の痙攣（p109）に示したように、VSDの無輸血適応を体重5kgまで拡大した1995年に、術後痙攣を経験した。低体重児の無輸血開心術では、高度血液希釈による脳循環および代謝への影響が懸念される。しかし、脳神経系合併症には、体外循環中の酸素供給量や水分平衡の良否、長時間の体外循環、術後の循環および呼吸動態の悪化など、血液希釈以外の要因も関与する。これらを踏まえて、2003年当時のものではあるが、低体重児無輸血開心術の管理要点を述べる。図19に体重3.7kg VSD無輸血開心術の経過を、また、図20に管理要点のまとめを示す。

図19：体重3.7kg VSD無輸血開心術の経過

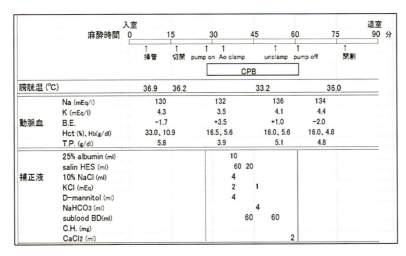

図20：低体重児無輸血開心術の管理要点

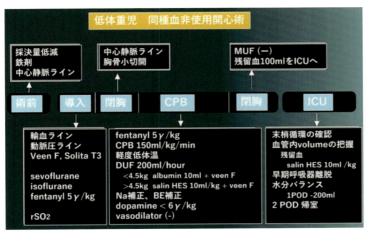

参考引用文献

・高橋幸宏．新生児・乳児早期の体外循環．富澤康子 編　体外循環と補助循環　2005;83-89．図19引用

(1) 無輸血適応の決定

1) 臨床評価からの適応決定

　最終的な無輸血開心術の適応とその拡大は、患児の臨床経過や問題点の評価、そしてチームの経験則から症例ごとに決定する。図6 (p113)に示したように、体重3〜4 kg VSD無輸血開心術での輸血要因の中には、術前人工呼吸器管理症例の術後肺炎があった。図21に、1997年に無輸血開心術を施行した体重6.2 kg未満連続26症例の人工呼吸器管理時間を示す。術前人工呼吸器管理のAVSD with TOF症例は術後6日間の人工呼吸器管理を必要とした。そして、超緊急の手術対応と母子間の血液型不適合から無輸血開心術とした新生児を含むTAPVRの3例では、ICU帰室後のPH crisis様の反応や血管拡張剤の使用に伴うVolume不足から全例で輸血を必要とし、人工呼吸器管理は3日間以上となった。これらの経験から、まず、術前人工呼吸器管理症例と新生児は無輸血開心術の適応外とした。さらに、高度肺血管抵抗症例は心臓カテーテルと心エコー検査から厳密に適応を決定し、症例によっては適応外とした。これ以降、充填量はさらに削減され、体外循環管理の修正も行っているが、この方針決定後は、PH crisisや創部感染などの以前の輸血要因を含めて、無輸血が関与すると推測される臨床的問題は皆無となった。

図21：体重6.2 kg未満無輸血開心術症例の人工呼吸器管理時間

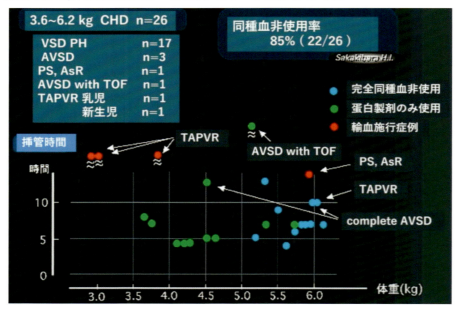

コラム　TAPVRの無輸血開心術

1997〜2000年のTAPVR 8症例では、生後1か月以上かつ体重4 kg以上の5例で輸血を回避でき、新生児2例を含む体重4 kg未満の3例に輸血を必要とした。輸血施行3例の体外循環開始後Hctは体重3 kg台VSDより高値で、血液希釈的には有利であった（図A）。また、手術中、代謝性アシドーシスの進行や循環および呼吸動態の悪化などの血液希釈の伴う問題は認めなかった。図Bには、最低体重2.9 kg症例の体外循環を示す。しかし、上記3例では、結果としてICU長期管理となったことから、新生児では他疾患を含めて無輸血開心術の適応外とした。

図A：体外循環開始後Hctの比較

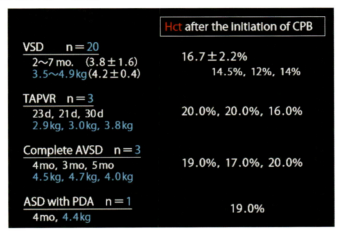

図B：体重2.9 kg TAPVRの無輸血体外循環

コラム　　PH crisis と肺病理所見

　高度肺高血圧症例では、輸血・無輸血を問わず、心エコー検査による心機能と肺動脈圧の評価を経時的に行っている。この結果を含め、術後の酸素化や利尿に問題の無い場合には、原則として肺血管拡張剤は使用しない。過度の体血管拡張は、volume 管理の上で無輸血開心術の欠点となるからである。しかし、重大な問題は前述した PH crisis での死亡症例である。開心術の適応だけでなく、無輸血開心術での PH crisis 予防策について考えさせられる症例であった。肺高血圧遺残や PH crisis が危惧される症例、特に生後 6 ヶ月以上の完全型 AVSD ダウン症候群や、乳児期の総肺静脈還流異常症、大動脈縮窄複合などで肺血管拡張剤を使用する場合には、蛋白製剤や salin HES の volume 投与や、人工呼吸器離脱を遅らせることで対応し、少しでも不安があれば直ちに輸血を行う。もちろん、最初から輸血充填とし、また、場合によっては姑息手術＋肺生検とする。この点、一酸化窒素吸入療法は体血管拡張剤が無く、無輸血開心術における PH crisis 予防や、Fontan 手術後での肺血管抵抗の低下を目的とした使用など、無輸血成績の向上が期待される。

　PH crisis 発生要因には、前述した中膜の異常肥厚だけでなく、肺小動脈の高度低形成や内膜の細胞性肥厚もある。図 A には、Taussig-Bing anomaly、CoA に対し一期的 Jatene＋CoA 修復を行い、ICU 帰室直後に PH crisis を併発した生後 1 か月症例の肺血管病理所見を示す。肺小動脈径は気管支径と比較して高度低形成で手術適応は無かったと判断された。図 B の生後 3 日の TAPVR 症例も同様の所見である。また、図 C は、以前の 5 か月 VSD であるが、中膜の異常肥厚と内膜の細胞性肥厚による肺小動脈の完全閉塞を認めた。無輸血開心術とすることが、これらの肺血管病変を有する症例の PH crisis 発生にどのような影響を与えるかについては不明であるが、肺高血圧症例の無輸血開心術では常に PH crisis 発生の注意が必要である。

　肺血管病理像を見ると、日本肺血管研究所の故八巻重雄先生を思い出す。手術適応決定や死亡原因の特定に関して、先生には多くのご教示とご助言を頂いた。今も残る日本肺血管研究所ホームページには 2007 年 10 月までの肺病理検査の実績が示してあるが、榊原記念病院はダントツ一位で検査をお願いしていたようである。この場を借りて改めて心より感謝申し上げたい。

参考引用文献

・Tsang VT, Mullaly RJ, Ragg PG et al . Bloodless open-heart surgery in infants and children. Perfusion 1994; 9: 257-263.

・Yamaki S, Abe A, Endo M, et al. Surgical indication for congenital heart diseases with extremely thickened media of small pulmonary arteries. Ann Thorac Surg 1998; 66: 1560-1564.

・Yamaki S, Abe A, Tabayashi K,Endo M, Mohri H, Takahashi T. Inoperable pulmonary vascular diseases in infants with congenital heart. Ann Thorac Surg 1998; 66: 1565-1570.

図A：Taussig-Bing anomaly、CoA症例の肺血管病理所見

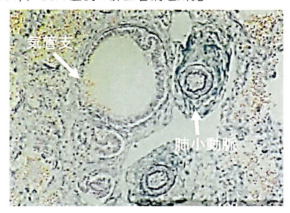

図B：TAPVRの肺血管病理所見

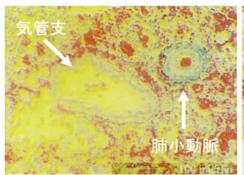
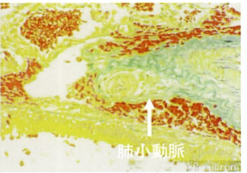

図C：VSDの肺血管病理所見

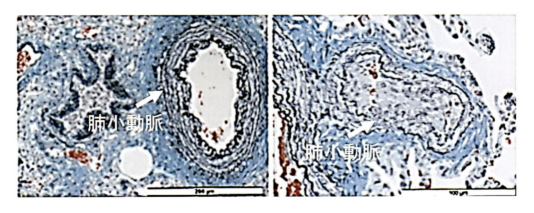

> **コラム**　低体重児無輸血開心術後の発達

① 体重 3〜4 kg VSD 無輸血開心術後の精神運動発達を、津守・稲毛式精神発達検査を用いて評価した。対象は、2000 年 4 月までの 42 例で（染色体異常、口蓋裂、在胎 36 週未満は除く）、回答率は 83％（35 例）であった。手術時の平均月齢は 3.3 ヶ月（1〜6）、体重 4.3 kg（3.3〜4.9）、体外循環時間 56 分（42〜85）、麻酔時間 140 分（105〜180）、体外循環中平均最低 Hct は 15.4±2.4％、ICU 帰室時 dopamine 使用量 2.9±1.9γ/kg/min、人工呼吸器管理時間 5.4±2.7 時間であった。3 例に輸血を行った。その要因は、残留血の凝固、体外循環開始直後の心電図 ST 低下、術後肺炎による再人工呼吸器管理である。術前の臨床的問題点は、人工呼吸器管理 3 例、発達遅延と筋トーヌス低下 1 例、胎児期からの EFE 化を伴う左心機能低下 1 例であり、術後合併症は、上室性不整脈 2 例、創部感染 1 例、肺炎 1 例であった。調査時の平均月齢は 22 ヶ月（9 か月〜3 歳）、身長 −0.3±1.0 SD（−2SD 以下が 1 例）、体重 −0.3±0.8 SD（−2SD 以下は無い）であり、手術から調査時までに脳神経系の異常を認めた症例は無い。発育および発達に関する心配事は 5 例で、体重増加不良が 2 例、言葉がやや遅い 2 例、歩行遅延 1 例であった。津守・稲毛式精神発達指数（発達年齢/暦年齢×100）は 102±15 であり、術前人工呼吸器管理など術前の問題を有する 4 例は 73〜83％と低下を認めた（図 A）。術前人工呼吸器管理症例を無輸血開心術の適応外とした理由でもある。残りの 31 例は平均 105％と全例で正常範囲内であった。術前に問題の無い症例の術後精神発達は概ね正常と考えられた。（2001 年）

図 A：体重 3〜4 kg VSD 無輸血開心術後の精神運動発達指数

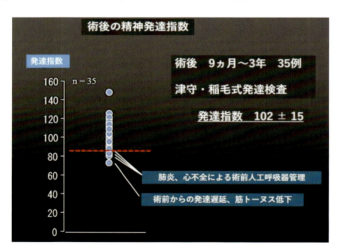

② その後、調査時年齢が 1 歳（12〜23 ヶ月）の 35 症例に限り、体外循環中最低 Hct と手術時間の精神発達指数に与える影響を検討した（図 B、C）。手術時平均月齢 3.1 ヶ月（1〜6）、体重 4.4 kg（3.3〜4.9）、体外循環時間 54 分（36〜85）、麻酔時間 129 分（91〜165）、体外循環中最低 Hct15.6％（12〜21）であった。両者とも精神発達指数との間に有意な相関は認められなかった。（2002 年）。

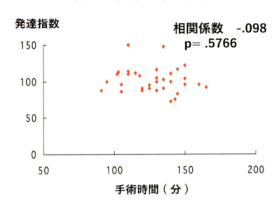

図B：手術時間と精神発達指数

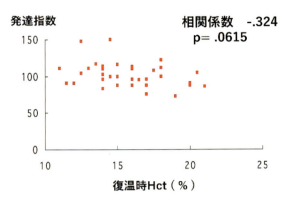

図C：最低Hctと精神発達指数

③　1年後に同様の検討を行った。対象は58例中回答が得られた41例（71%）で、調査時月齢は35±3ヶ月（28〜42）である。手術時平均月齢2.9ヶ月（1〜6）、体重4.3kg（3.3〜4.9）、体外循環時間53分（38〜76）、麻酔時間130分（93〜180）、体外循環中最低Hct15.2%（11〜21）であった。術前の臨床的問題点は、胎児期からのEFE化を伴う左心機能低下1例、人工呼吸器管理1例、発達遅延と筋トーヌス低下1例、特異な顔貌1例、漏斗胸1例であり、術後合併症は、上室性不整脈2例、肺炎2例で、術前人工呼吸器管理の1例に輸血を行った。調査時身長−0.3±1.1SD（−2SD以下1例）、体重−0.4±0.8SD（−2SD以下1例）、既往歴は熱性痙攣と肺炎であり、手術から調査時までに脳神経系の異常を認めた症例は無い。発育および発達に関する心配事は5例で、体重増加不良が2例、言葉がやや遅い3例であった。津守・稲毛式精神発達指数（発達年齢/暦年齢×100）は101±15（51〜126）であった（図D）。精神発達指数と、麻酔時間および体外循環中最低Hctとの間には、いずれも有意な相関は無かった（図E,F）。図Gに、手術前後に臨床的問題を認めた症例の精神発達指数を、図Hには、精神発達指数が85未満の6症例を示す。内4例は術前問題を有する症例であり、特に、術前人工呼吸器管理症例では発達遅延の可能性が高いと考える。しかし、2例は手術前後に問題は認めていない。無輸血開心術の影響は否定できないことから今後の継続観察が必要である。また、図Iには、経時的に調査できた17例を示すが（調査時平均月齢22ヶ月と35ヶ月）、105±18→102±13と変化は認めなかった。（2003年）

図D：体重 3〜4 kg VSD 無輸血開心術後の精神運動発達指数

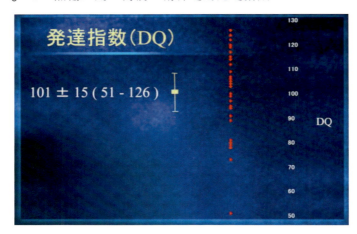

図E：麻酔時間と精神発達指数

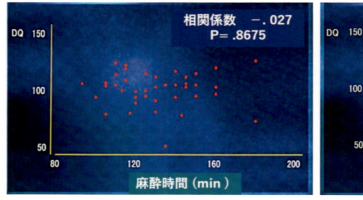

図F：最低 Hct と精神発達指数

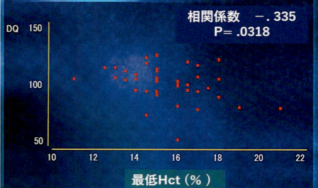

図G：臨床的問題と精神発達指数

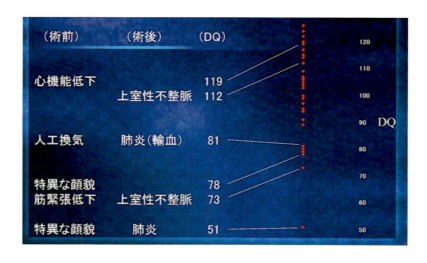

図H：精神発達指数85以下の6症例

図I：精神発達の経時変化

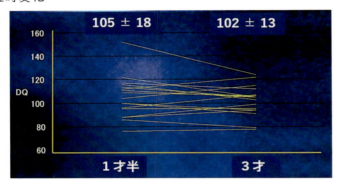

結論 … 津守・稲毛式精神発達検査のみの評価であるが、体重3～4kg VSD無輸血開心術術後の精神運動発達は概ね正常範囲内であり、VSD無輸血開心術は今後も継続する方針とした。しかし、術前に臨床的問題を有する症例の発達は遅れる傾向がある。これらの症例では、今後、手術時期や無輸血開心術適応の見直しが必要である。もちろん、遠隔期の精神運動発達遅延には、血液希釈だけでなく、多くの要因が関与する。周術期の状態悪化や長期管理も大きく影響する可能性がある。従って、今後、外科医は、この発達や成長という観点からも幅広く手術の低侵襲を考慮することが重要と考える。現在、発達や心の成長という問題は、小児循環器領域だけの課題ではない。個人的には、集団生活において、まず人の話を聞くことができること（聴覚的短期記憶）、そして十分な議論ができることが最も重要なことではないかと考えている。この発達障害予防のために周術期から行うべき対策についても考えてみたいと思う。

参考引用文献

・高橋幸宏．無輸血心臓手術（小児）心臓血管外科手術書（小柳 仁、北村惣一郎、安井久喬 編）先端医療技術研究所、東京、2002 p21-30．図A改変引用
・Ando M , Takahashi Y, Suzuki N. Open Heart Surgery for Small Children Without Homologous Blood Transfusion by Using Remote Pump Head System The Society of Thoracic Surgeons 2004; 48:1717-1722. 図C改変引用
・市川蕗子．先天性心疾患患児の精神神経発達．循環器内科 2014; 18: 100-106.

2) 血液希釈からの適応決定

　1997年以降、充填量削減はさらに進み、体外循環開始後Hct 15%以上と予測される体重3 kg以上症例を無輸血開心術の適応とした。経験的には、充填量130mlで麻酔導入後Hctが28～30%であれば、3 kg台でもHct 15%の基準を満たすことができる。しかし、心臓カテーテル検査後1～2日以内の手術、いわゆるカテオペでは予想以上の貧血を認めることがあり、カテ中や術前検査の採血量低減、鉄剤の投与を含めた小児科医の協力が必要である。一方、蛋白製剤の使用は、体外循環中総蛋白量3.0 g/dl未満としている。最低充填量が370mlであった1996年以前は、体重5 kg以上を無輸血開心術適応とし、6.0kg以上を蛋白製剤非使用としていた。現在は、術前に臨床的問題を有する症例を除き、4 kg以上は蛋白製剤を使用せずにsalin HESで代用し、3 kg台で予防的にアルブミン20mlを初期充填している。これらの基準は、術後qualityを低下させないという現在までの臨床評価から判断された値であるが、重要なことは、Hctおよび総蛋白量が許容値以下に低下してから用いるのではなく、術前に必要性を的確に予測し、必要と判断されれば輸血充填とすることである。

コラム　麻酔導入後Hct（1998年）

　当初の体重3.5～4.8 kg VSD無輸血開心術14例において（図A）、麻酔導入後Hctは平均30.4%、また、体外循環開始後Hctは1例を除き15.0%以上であった。実測Hct値と充填量から循環血液量を逆算すると、循環血液量＝体重×57+17(r=0.67, p<0.01)の式が得られた。この式を用いて、体外循環開始後Hctが15%以上となるための麻酔導入後Hctを計算すると、3～4 kg VSDでは28%以上であった。以後、充填量195ml回路を用いた低体重児無輸血開心術では、麻酔導入後Hct 28%以上が無輸血適応の一基準となった。

図A：体重3.5～4.8 kg VSD無輸血開心術のHct推移と循環血液量

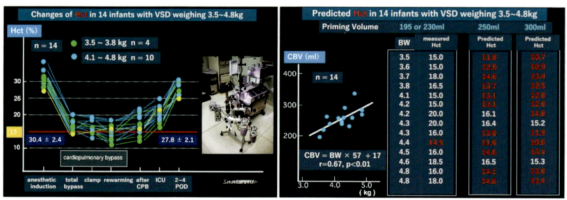

無輸血開心術

　コラム ECUM 回路充填量（p68）で示したように、ECUM 回路充填量を、限外濾過器 PANFLO（充填量 12ml）と ECUM ポンプに分離型人工心肺装置の小型ポンプ BP 75cⅢを用いて 25ml と削減した。無輸血開心術が可能であった体重 3.5～4.9 kg 連続 20 例において、従来の ECUM 回路充填量 80ml 群の 7 例（4.1±0.4 kg）と 25ml 群 13 例（4.2±0.5 kg）の体外循環中 Hct を比較すると、80ml 群では平均 2.8％の有意な Hct 低下があるのに対し、25ml 群では低下を認めなかった（図 B）。血液希釈防止には ECUM 回路充填量の削減も必要である。図 C には、体重 3～4 kg VSD 無輸血開心術連続 71 例の Hct の推移を示す。図 E (p120)で示したように体外循環中の最低 Hct は増加傾向を示した。症例によっては（例えば低体重であっても比較的高身長の症例など）、麻酔導入後 Hct が 25％前後まで無輸血開心術の適応とした。

図 B：ECUM 回路 80ml と 25ml の体外循環中 Hct の推移

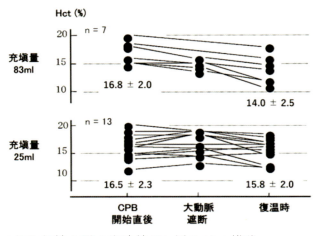

図 C：体重 3～4 kg VSD 無輸血開心術連続 71 例の Hct 推移

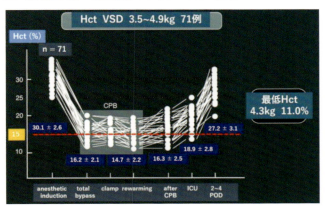

大動脈遮断から復温時にかけて、Hct 低下の無い症例を認めるようになった。

参考引用文献

・高橋幸宏. -小児開心術における低侵襲化の工夫 先天性心疾患における無輸血開心術- 日本胸部外科学会 第 50 回卒後教育セミナーテキスト 2000; p38-49． 図 B 引用

> **コラム** 低体重児無輸血開心術に必要な充填量（2002年）

体外循環中のHctは同一体重であっても個人差が大きく、4kg台でも予想以上の低下を示すことがある。さらなる充填量削減を目的に、体外循環開始後の最低許容Hctを5段階に設定し、体重3～4kg VSD無輸血開心術115例から逆算した循環血液量（図A）を用いて、5段階の許容値以上となるために必要な初期充填量を算出した（図B）。現在の最低充填量は、分離型人工心肺装置を用いる4.5kg以下が130ml、5.9kg以下160ml、従来型人工心肺装置を用いる11.9kg以下が220mlである。許容Hctを15％とすると、体重3～4kg VSDでは現在の充填量でも血液希釈的に無輸血開心術の適応となる。しかし、許容Hctを18％とすると65％（75/115）、20％では33％（38/115）のみが適応であった（表A）。許容Hctを上げるためには今後100ml未満の回路作成が必要と考えられる。また、図Cには、充填量195～470mlの回路を用いて無輸血開心術を施行した体重2.9～9.7kg 101症例での逆算循環血液量を示す。循環血液量が体重×80ml以上となるのは16例（16％）のみであった。

図A：体重3.3～4.9kg VSDの循環血液量

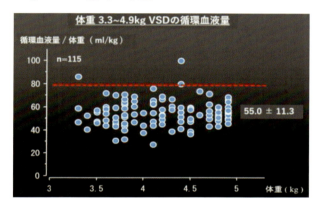

図B：体重3～4kg VSD無輸血開心術に必要な許容Hct別の初期充填量

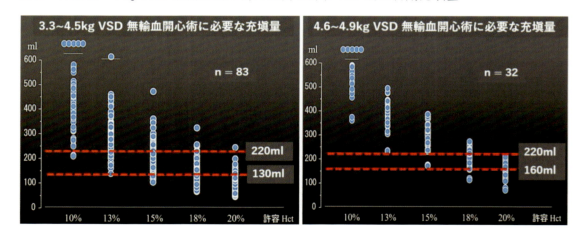

表A：許容Hct別の無輸血開心術適応率

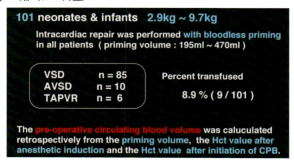

図C：体重2.9〜9.7 kgの循環血液量

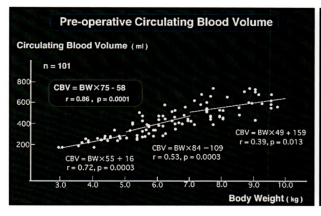
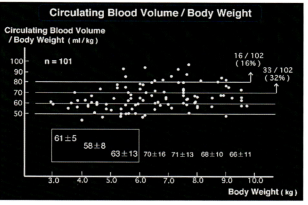

　　　逆算された循環血液量は、麻酔導入から体外循環までの出血量や輸液量、手術時間などが加味されたものである。我々の施設では、血液希釈度を求める為のより実際的かつ臨床に即した計算式と考える。

参考引用文献

・高橋幸宏. 先天性心疾患における無輸血開心術. 循環器科 2003; 53: 34−36. 図A,B改変引用
・高橋幸宏. 先天性心疾患低体重児における無輸血開心術. 小児外科 1999; 31: 1315-1320. 図C改変引用
・Ando M , Takahashi Y,and Suzuki N. Open Heart Surgery for Small Children Without Homologous Blood Transfusion by Using Remote Pump Head System The Society of Thoracic Surgeons 2004; 48:1717-1722.

コラム　蛋白製剤（2000年）

　充填量削減に伴い、蛋白製剤を使用しない無輸血開心術適応も徐々に低体重児へと拡大した。分離型人工心肺の臨床応用以降は、体重 4.5 kg 以上を蛋白製剤非使用として Salin HES で代用した（図A）。体重 4.5〜4.9 kg VSD 14 例の蛋白製剤を使用しない無輸血開心術では、2 例の総蛋白量が 3.0g/dl 未満となったが、ICU 帰室時は術前値の約 80％、第 2〜4 病日には術前値に回復した（図B）。Hct の推移と異なり、復温時の総蛋白量の低下は認めなかった。最終的に、充填量 130ml の体外循環回路と 25ml の ECUM 回路を用いて 4.0 kg 以上を蛋白製剤非使用とした。また、この時期には、体重 17 kg 以下の充填量は 370ml と削減され、特に長時間の体外循環を必要とする 1〜3 歳幼児期症例の蛋白製剤節減にも大きく貢献している。

図A：蛋白製剤の使用方針

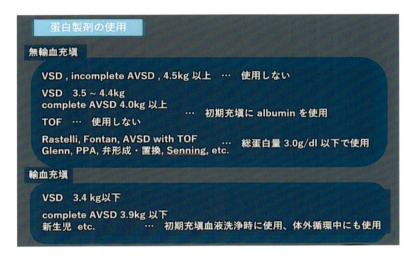

図B：蛋白製剤を使用しない体重 4.5〜4.9 kg VSD 無輸血開心術の総蛋白量の推移

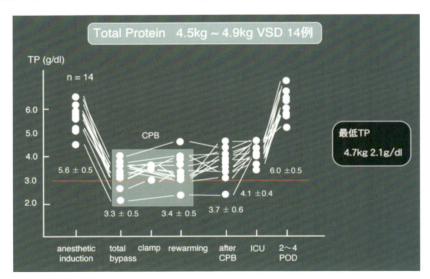

コラム　動脈フィルター

　1990年代、動脈フィルターの充填量は最低35mlと比較的過大であること、また、動脈フィルターの空気除去能に関する疑問、さらに、膜型人工肺固有の空気除去能から、その必要性については議論が多かった。特に小児開心術における動脈フィルターの意義についてはより詳細な研究が必要とされた時代であり、実際に使用しないという施設も多かった。2000年に筆者も、「動脈フィルターの必要性に関しては、小児においても、pulse dopplerを用いた微小塞栓の評価やS-100蛋白の測定、術後遠隔期における精神運動発達の詳細な検討が必要である。体重3kg症例の無輸血開心術の経験では、動脈フィルター非使用に伴う脳神経学的異常所見は臨床的には認められず、循環および呼吸動態を含めた術後qualityは動脈フィルター使用の4kg以上症例と差は無い。しかし、sub-clinicalな問題は否定できない。動脈フィルターによる微小空気除去効果は不完全ながらも明白であり、低体重児の無輸血開心術には低容量で効果の高い動脈フィルターの開発が望まれる。」としている。

　脳神経系合併症については、2000年以降、手術後遠隔期の精神運動発達遅延の問題や、術後急性期には臨床症状として顕在化しない脳内病変が発生していることも判明した。もちろん、動脈フィルターの非使用だけがこれらの要因ではない。当時も、十分な酸素供給のための体外循環灌流量の見直しや、循環および呼吸動態を安定させるための周術期管理方法の修正が行われている。しかし、動脈フィルター非使用では、動脈フィルターで捕らえられるメッシュ径以下の微小塞栓は確実に生体へ流入する。現在では、高性能かつ超小型の動脈フィルターが開発されたことから、現在では全例に使用している。体外循環には必須のものと考える。ただし、特に低容量の動脈フィルターについては、後述するマイクロバブルの除去という観点でその有効性に疑問があることも事実である。体外循環中のマイクロバブル発生と対策については第二章で述べる。

参考引用文献

・高橋幸宏．小児開心術における低侵襲化の工夫　-先天性心疾患における無輸血開心術-．日本胸部外科学会　第50回卒後教育セミナーテキスト 2000; p38-49.

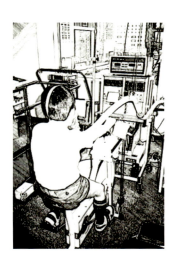

（2）手術

手術成績や術後 quality の殆どは手術自体の良否で決定される。従って、執刀医は、完璧な修復と低侵襲状態での ICU 帰室を目指さなければならない。低侵襲化には、前述した SIRAB 対策や Constant Perfusion の徹底もあるが、患児にとっては短時間の手術こそが最も直接的な低侵襲化であると考える。実際に、体重 3～4 kg 無輸血開心術の術後人工呼吸器管理時間は、最低 Hct との間には相関はなく、体外循環時間、手術時間、麻酔時間との間に有意な関係を認めた(p320 参照)。また、後述するが、無輸血達成率向上には体外循環後の適切な volume 管理が重要である。volume 管理を容易にするために、入室から執刀までの時間を 15～20 分以内、入室から大動脈遮断までを 30 分以内、VSD 閉鎖 20 分以内、閉胸 20 分以内、麻酔時間 100 分以内を目標とする。VSD での時間短縮は、より長時間の手術となる他疾患での無輸血開心術適応拡大にも必須である。時間短縮は、小児無輸血開心術の術後 quality 向上という面で最も重要な因子である。麻酔医、看護師、体外循環技士とともに、手術の流れの中で起こりえる問題点を把握し、スムーズな連携を確立することが必要である。手術チームの育成と時間短縮については第三章で述べる。

（3）麻酔管理

常に Constant Perfusion の良否に注意する。特に体外循環中の尿量が重要な指標である。しかし、無輸血開心術成功のためには、体外循環離脱直後から ICU 帰室までの管理がより重要となる。Hct を増加させることが必ずしも酸素運搬を増加させるとは限らない。心機能と修復状態の評価から強心剤投与量を決定し、その後は permissive anemia を考慮して循環血液量の adjust を行うことが決め手である。利尿だけでなく、末梢温度の上昇、動脈圧の上昇と心拍数の低下、乳酸値の低下など、基本的なデータの改善を確認する。また、ICU 帰室後の利尿は一般的に良好であり、末梢循環が改善するまで比較的多くの volume が必要となる。ICU 帰室時に約 100ml の残留血を残すために、外科医に止血と閉胸時間を急がせることも麻酔医の重要な仕事である。血液と蛋白製剤の使用節減下において、長時間の手術はチーム各員にとってストレスである。体外循環を用いる心臓手術では、麻酔自体も生体侵襲の一因と考え、その短縮も計る（図 22）。

基本的な麻酔方法を示す。前投薬は atropine sulfate 0.01～0.015 mg/kg と diazepam 0.4 mg/kg で入室 2 時間前に投与する。GO＋sevoflurane で導入し、末梢輸液ルートを確保する。vecuronium bromide 0.1mg/kg と fentanyl citrate 5γ/kg を投与して気管内挿管を施行、同時に動脈圧の確保と導尿を施行する。中心静脈(ダブルルーメン)は開胸と並行して鼠径部から挿入する。術前心臓カテーテル検査時に中心静脈ライン

を確保した場合は diazepam 0.4 mg/kg、vecuronium、fentanyl で導入し、末梢輸液ルートと動脈圧を確保する。体重 10 kg 以上の ASD や VSD では、末梢輸液ルートと動脈圧、外頸静脈圧のみである。以後、麻酔は diazepam、GO＋isoflurane、fentanyl の balanced anesthesia で維持する。輸液は veen F とソリタ T3 を用いる。導入後から、局所脳内酸素飽和度の連続測定を行う。体外循環前に heparin sodium 2 mg/kg と methylprednisolone 15 mg/kg を投与し、体外循環後は protamine sulfate 2 mg/kg を投与する。体外循環離脱時は dopamine を 5γ/kg/min 以下で投与、長時間体外循環では adrenaline 0.025〜0.05γ/kg/min を予防的に追加する。血管拡張剤と一酸化窒素は原則として使用しない。

図 22：体外循環終了後の患児管理

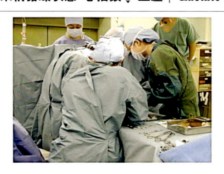

2002 年の講演で使用したスライドである。閉胸時間の短縮が ICU の volume 管理を容易にさせるポイントである。Permissive Anemia：たとえ貧血があってもそれを許容して管理することを意味する。この管理のために重要なことは、酸素供給は血液濃縮だけでなく循環血液量で決定されることから、まず心機能を安定させて十分な血管内 volume を確保することである。

参考引用文献

・高橋幸宏．無輸血心臓手術（小児）　心臓血管外科手術書（小柳　仁、北村惣一郎、安井久喬　編）先端医療技術研究所、東京、2002; p 21-30.

（4）体外循環管理

2002 年当時の VSD 無輸血体外循環について述べる。

1）初期充塡組成

短時間体外循環は、D‐mannitol 2.5 ml/kg、NaHCO3 1ml/kg、heparin sodium 100u/kg、vitamin C 1g、cefamezin 200 mg、体重 4.0kg 以上は Salin HES 10 ml/kg、体重 3.9kg 以下は 25% albumin 20ml であり、Sublood‐BD を加えて総量とする。完全型 AVSD やチアノーゼ性心疾患などの長時間体外循環では、exocorpol を体重×0.8×100 として計算した循環血液量＋充塡量の 1%を加える(polyolefin 膜人工肺では使用しない。P56 コラム界面活性剤の問題点参照)。充塡後に、pancuronium bromide 2 mg 、KCl 0.4 mEq、ulinastatin 5000 u/kg を、体外循環開始直後に methylprednisolone 15mg/kg と fentanyl citrate 5γ/kg を追加投与する。長時間体外循環では、1 時間目に pancuronium bromide 1 mg 、exocorpol 5 ml 、vitamin C 500mg、D‐mannitol 4 ml を、2 時間目にはこれらに加えて cefamezine 200 ㎎ を追加する。

2）体外循環方法

体外循環は、血液希釈の無い如何に安全な条件であっても、脳神経学的問題の発生や浮腫増強に伴う心肺機能悪化の可能性がある。送脱血流量、電解質や酸塩基平衡、炎症反応物質など、すべてに対して変動の無い Constant Perfusion を徹底する。全身臓器への十分な酸素供給をイメージすることが重要であり、特に乳酸値と利尿状況に注意する。体外循環灌流量は 150ml/kg/min 以上であり、32〜33℃の軽度低体温とする。体外循環中の動脈血評価は total flow 後と大動脈遮断中の 2 回であり、電解質と Base Excess の補正を徹底する。Na 値は 135〜140 mEq/l を目標とする。特に albumin を使用しない場合には予防的に補正することが重要である（p24 Q&A ナトリウムと浮腫参照）。

循環および呼吸動態の悪化は治療の長期化につながる。短時間体外循環でも SIRAB への対策が必要である。血管作動性物質の抑制を目的に、polyacrylonitrile 膜 hemofilter を用いた高流量の DUF を行う。血液洗浄液は、短時間体外循環は salin HES 5ml/kg と Sublood‐BD、長時間体外循環では albumin も追加して、200ml/時間の濾過量を目標とする。体外循環終了後に 60ml の人工心肺残留血を麻酔医に渡す。残留血は濃縮せずに血液バックに回収する。無輸血開心術後の血行動態は概して良好である。100ml の残留血を ICU 管理に残すように閉胸を急ぐことから、血行動態の改善を目的とした MUF は殆ど不要である。

充塡量削減には、retrograde autologous priming に準じ、脱血回路を空にして体外循環を開始する方法も有用で 、30ml 程度の削減が可能である。しかし、実際には体外循環開始時のリザーバーレベルが保てずに volume を追加することが多く、現在この方法は用

いていない。しかし、この経験から、リザーバーレベルが低くても安定した体外循環が可能となった。回路切断時には、充塡液がこぼれないように注意し、脱血側へ返す。これによりリザーバーレベルは 5〜10ml 増加する。リザーバーレベルを維持し、蛋白製剤や晶質液の追加を最小限に抑えることが重要で、これには良好な脱血が必須である。体外循環開始時は血圧を保ちながら緩徐に脱血傾向とし、half flow にて上下脱血が良好であることを確認してから total flow とする。これにより、リザーバーレベル は約 30ml 増加し、blood GIK 用の血液を採血する。体外循環中は脱血の良否に関して体外循環技士と密接な連携を保つ。良好な脱血は水分平衡管理の上で最も重要である。

参考引用文献

・高橋幸宏. 新生児・乳児早期の体外循環. (富澤康子 編) 体外循環と補助循環 2007; p121 - 8.
・高橋幸宏. 無輸血心臓手術（小児）心臓血管外科手術書（小柳 仁、北村惣一郎、安井久喬 編）先端医療技術研究所、東京、2002; p 21-30.

Q&A 無輸血体外循環（2007 年）

質問：「無輸血体外循環のコツについて教えて下さい。」

回答：「無輸血体外循環に限らない話をします。体外循環中、執刀医は技士に対し、大丈夫か？と何回か尋ねます。この大丈夫という言葉には、多くの意味が含まれています。送脱血流量や動脈圧、回路内圧、血液ガスデータ、水分平衡などの良否は当然ですが、最も聞きたいことは尿量です。多くの場合、大丈夫との返事が返ってきますが、実際には尿量が少なく、じゃあ全く大丈夫じゃないじゃんとさらにつっこみ返すことが多い。尿量確保には、送血流量の増加や膠質浸透圧の維持、利尿剤の投与で対処しますが、最も重要なことは有効な腎血流、即ち血管内の循環血液量を十分に保持することだと思います。陰圧吸引補助脱血となってから、どうも血管内の循環血液量が足りない印象が強い。体外循環終了時の水分平衡の良否だけを考えた水分管理はやはり大丈夫ではありません。とにかく尿量が十分であることが大丈夫ということです。また、執刀医は術野だけ見ているかというと、実はそうではありません。体外循環開始からから離脱まで、特に遮断解除後は頻繁にモニターを見ます。動脈圧が下がった、何か投与したかと聞くと、volume が足りず輸血を追加しましたとの返事、輸血するなら ECUM 施行中の遮断中だろう、遮断解除までの間に条件整えろよなと突っ込み返す、要は Constant Perfusion ができていないということです。赤血球製剤は献血後 5 日目以降のもので、bradykinin などの血管作動性物質を多量に混入している場合があり、また、高カリウム、高酸性です。SIRS の最大原因である体外循環において、特に新生児での体外循環中の急速輸血投与は、相乗的な悪循環を惹起する可能性が否定できません。これら、尿量を考慮した循環血液量の把握と、補正および補充のタイミングとスピードは、特に無輸血体外循環では重要だと思います。さらに、手術手技に合わせた管理もお願いしたい。さあ、体外循環を離脱しよう、まだ復温できていません、何で…？ 突っ込みそのものが無くなります。無輸血・輸血を問いませんが、これらが上手い技士はセンスが良いということになります。

新生児体外循環では、比較的繁雑な操作を必要とします。最も注意すべきは human error に伴う事故です。人工心肺装置に多くの安全策を講じることも必要でしょうが、当院では、必ず人工心肺技士2人体制で体外循環管理を行う方針としています。また、多くの体外循環を経験させ、現時点での操作技量を維持もしくは向上させることも必要と考えます。当院の体外循環手術は年間 750〜800 例で、5 人の技士が在籍しています。一人の技士が実際に担当する体外循環は平均 130〜150 例であり、補助を加えると 250〜300 例となります。重要なことは、外科医の手術トレーニングと同様に、多くの経験から各手術の特殊性と流れを充分に把握することであり、具体的には、心筋保護液注入、冷却復温、air 抜きのタイミングや、各手技にかかる時間など、執刀医の癖に慣れることであります。事故対策には、個々の患児に合わせた厳密なチーム医療の確立が第1に必要と考えます。」

コラム　　大動脈縮窄複合

　体重 3 kg VSD 無輸血開心術の経験から、新生児を除く体重 4 kg 以上の大動脈縮窄複合も無輸血開心術の適応とした。1998 年当時の大動脈縮窄複合一期的無輸血開心術では、腕頭動脈送血にて 28℃の中等度低体温とし、まず、心拍動下かつ下半身循環停止下に大動脈再建を施行、その後、大動脈遮断下に心内修復を行っていた。遮断時間の短縮が目的である。また、当時の体外循環送血流量は 2.5L/min/㎡で、心拍動下の大動脈再建中は、成人の脳分離体外循環流量に準じてその 1/5 を腕頭動脈からの送血量としていた。しかし、この方法では、大動脈再建後の Base Excess 値が極端に低下し、メイロンの多量補正を必要とした。図 A に大動脈縮窄複合 2 例の Base Excess 値を、図 B には最低体重 4.1 kg 大動脈縮窄複合の体外循環経過を示す。低灌流量が Base Excess 値の低下要因と考え、送血流量を 3.0L/min/㎡と増加させた。また、大動脈の再建は心停止下として、約 1/2 の腕頭動脈送血流量としている。これ以降は Base Excess の低下は認めていない。

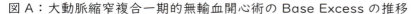

図 A：大動脈縮窄複合一期的無輸血開心術の Base Excess の推移

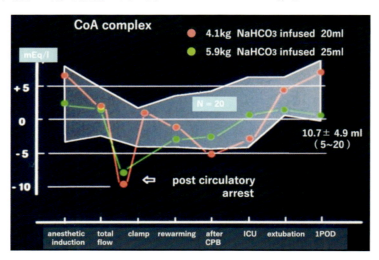

図B：最低体重 4.1kg 大動脈縮窄複合　無輸血開心術の体外循環

体外循環時間		pump on 0	20	40	60	80	100	pump off 121 分
				下半身循環停止	循環再開	Ao clamp	unclamp	
咽頭温 (℃)			27.0	20.5	22.4	24.7	34.4	35.4
動脈血	Na (mEq/l)	131	134	133		133	138	145	139
	K (mEq/l)	3.8	3.4	3.1		4.3	5.8	5.7	4.4
	B.E.	6.7	6.7	1.9		-9.4	1.2	-1.0	-2.4
	Hct (%)、Hb(g/dl)	47.0 15.3	20.0 7.1	19.0 6.6		16.0 5.2	15.0 5.2	17.7 6	18.5
	T.P. (g/dl)	6.1	3.2	3.3		3.5	3.4	3.7	3.5
補正液		初期充填							
	25% albumin (ml)			5	DUF (albumin 5 ml + Veen F 95 ml)×3				
	salin HES (ml)	20							
	10% NaCl (ml)			3	4				
	KCl (mEq)		1	1	2 2 2	2			
	D-mannitol (ml)				4				
	NaHCO3 (ml)	10				10 5	5		
	Veen F (ml)	135	20		20 20 20 10 30	20			
	C.H. (mg)					3 5			
	CaCl2 (ml)							2	

初期充填量 195ml。充填組成　Veen F 136ml、Salin HES 20ml、NaHCO3 10ml、mannitol 10ml、V.C 1000mg、exocorpol 10ml、CEZ 500mg、heparin 400u、KCL 0.4ml。初期充填液データ　PH 8.1、PO2 298mmHg、PCO2 3.3、BE +28.8、Na 180mEq/L、K 4.3。灌流量 120ml/kg/min。DUF 洗浄：alb 5ml+Veen F 95ml×3、尿量 22ml、ECUM 量 314ml、液量平衡＋266ml。体外循環時間 121 分、手術時間 197 分、麻酔時間 265 分。

参考引用文献

・鈴木裕子，高橋 幸宏，菊池 利夫 ほか．大動脈縮窄複合の乳児に対する、同種血非使用一期的修復術．日心外会誌 2000; 29: 118-21.
・高橋幸宏．無輸血心臓手術（小児）心臓血管外科手術書 （小柳　仁、北村惣一郎、安井久喬 編）　先端医療技術研究所、東京、2002; p21-30．図 B 改変引用

コラム　脱血管

特に小児体外循環では良好な脱血が必須である。脱血管には多くの種類があるが、挿入性や柔軟性だけでなく、先当たりなどの脱血不良が無く、安定した血流量が得られる脱血管が望まれる。先端のバスケット部を従来のものより延長させ、側孔および内径が広い脱血管を開発した（図 A、Web 資料④）。

図A：現在使用している脱血管

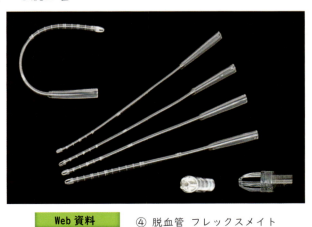

Web 資料　④ 脱血管　フレックスメイト

（5）手術後の管理

心機能の安定がまず必要である。強心剤は dopamine を使用、殆ど 5γ/kg/min 以下で管理可能である。ICU では心エコー検査による心機能評価を経時的に行い、心収縮力低下と判断された場合には少量の adrenaline を追加する。ICU 術後急性期の循環管理のポイントは、体外循環終了直後と同様で、まず心機能を安定させ、血管内の循環血液量を考えながら適切な volume 管理を行うことである。タイミングがずれると、頻脈や血圧低下、利尿低下という問題が出現する。輸血要因の殆どはここにある。

一般的に、無輸血開心術後の利尿は良好で、比較的多量の volume が必要となる。ICU 帰室後に約 100ml の残留血があれば、2～3 時間程度で末梢循環状態が改善、人工呼吸器の離脱が開始できる。この volume 管理が無輸血開心術成功のための最も重要な要素と考える。volume 不足と判断される場合は salin HES を 10ml/kg まで投与する。心拍数の低下と血圧の増加、末梢状態の改善を確認した後に、人工呼吸器の離脱を開始することが肝要である。末梢循環改善後は積極的に利尿を計る。第 1 病日朝までの水分バランスは －200ml 前後である。図 23 と 24 には、当初の体重 3～4 kg VSD 無輸血開心術 20 例での、体外循環終了後の心拍数推移と水分平衡の経過を示す。人工呼吸器管理時間は 5～6 時間と早期人工呼吸器離脱が可能であったことから、これらの管理要点と液量平衡を目安として徹底させた。Web スライド②、③に、当院 ICU 看護師が発表した無輸血開心術の管理に関するスライドを示す。

図 23：体重 3～4 kg 無輸血開心術の心拍数の推移

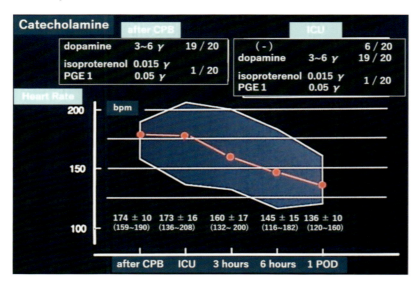

図24：体重3～4kg 無輸血開心術の水分バランスの推移

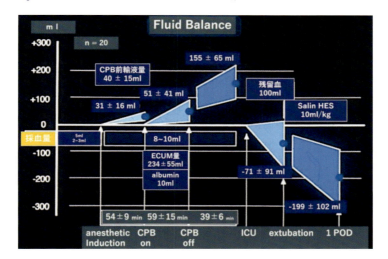

Webスライド
- ② 小池洋子．小児無輸血開心術に関わるICU看護師の役割と問題点の検討．日本小児循環器学会 2004年発表
- ③ 木下澄子．当院における肺高血圧症例 人工呼吸器離脱に向けた術後看護．KPHSC 2010年発表

コラム　小児無輸血開心術研究会

2001年、龍野勝彦先生が小児無輸血開心術研究会を立ち上げ、2006年まで5回の研究会を開催した。Web文献⑤には、2006年の小児無輸血開心術に関する全国アンケートを示す。当時の無輸血開心術に対する考え方や意見もあり、興味深い内容である。

Web文献
- ⑤ 小児無輸血開心術の進歩と可能性．2006年 第2回全国アンケート調査結果 2006年

参考引用文献
- 龍野勝彦，松尾浩三．小児無輸血開心術－最近4年間の変遷．日小循会誌 2006; 23: 526-30.
- 第1回小児無輸血開心術研究会．抄録集．日小循会誌 2002; 18: 70-73.

コラム　血管拡張剤

血管拡張剤は、心機能低下や僧帽弁逆流遺残などの血行動態において、心拍出量増加やunloadingに有効である。特に新生児開心術では多用される。しかし、無輸血開心術では血管拡張剤は原則として使用しない。心機能改善のための使用に必要性を認めないことが理由である。一般的に、術後の末梢循環状態は2～3時間で改善し、この間のvolume追加は人工心肺残留血を使用するだけで充分である。しかし、肺高血圧遺残やPH crisisが危惧される症例では体外循環離脱時から使用する場合がある。その場合にはvolume管理の面で注意が必要である。prostaglandin E1を投与した4.4kg VSDで、volume不足による利尿低下から蛋白製剤の追加投与を必要とした。第1病日までの水分バランスは通常－200ml前後であるが、この症例のみ＋バランスであった（図A）。血管拡張剤の体血管拡張作用は逆に無輸血開心術の欠

点となる。同様に、末梢循環が改善していない ICU 帰室後早期のセルシンやプレセデックスなどの鎮静薬急速投与にも注意を要する。特にチアノーゼ性心疾患では、過度の血管拡張作用により多くの volume を必要とすることになり、血管拡張剤の使用はむしろ欠点である。無輸血開心術の基本管理は、まずは心機能を保持し、末梢血管が多少締まった状態でやや高めの血圧、利尿を確保して如何に少量の volume 管理とするかである。

図 A：血管拡張剤を投与した VSD 無輸血開心術の水分バランス

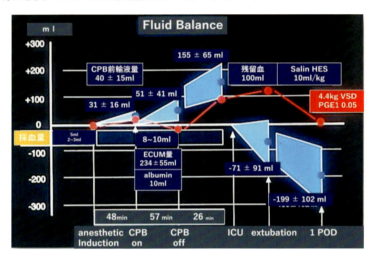

Q&A　輸血使用の決定（2006 年）

質問：「無輸血開心術において、輸血を行うタイミングについて教えて下さい。」

回答：「残留血を返血した後の新たな輸血追加は、患児の総合状態で決定されます。permissive anemia を充分に考慮すれば、Hct が 20％以下でも特に臨床的問題は認めません。ただし、無輸血にこだわるが故に術後管理が長期化するのであれば無輸血開心術とする意味はないと考えます。

　体重 3～4 kg VSD 無輸血開心術における ICU 帰室後の人工呼吸器管理時間は平均 5.5 時間と、以前の輸血充填開心術より短時間でしたが、7 例は 10 時間以上の長期人工呼吸器管理を必要としています。残留血の凝固から輸血を行った 3.6 kg 症例が最長 19 時間の人工呼吸器管理となりました。理由は、輸血後の PaO2 の低下です。当時は新鮮全血を用いており、恐らく TRALI 様の反応と考えます。この症例では輸血追加が逆効果となったと考えられ、ICU 帰室時 Hct が 22％であったことを考えると、permissive anemia を考慮した患児管理の重要性を強く示唆する症例でした。輸血が比較的安全な現在において、無輸血開心術を行う最低条件は、術後 quality が同種血充填開心術より良好または同等であることと考えますので、臨床的な問題の発生、特に術後 10 時間以上の人工呼吸器管理や多量の蛋白製剤が必要と判断されたら輸血を行うべきです。ただし、献血後 5 日目以降の輸血しか使用できない現状では、術後急性期の使用には注意が必要と考えます。」

チアノーゼ性心疾患群の無輸血開心術

(1) 無輸血開心術におけるチアノーゼ性心疾患の特徴

　輸血回避を目指すチアノーゼ性心疾患では、一般的に多血症で体重 5 kg 以上の症例が多い。従って、体外循環中の血液希釈という面では非チアノーゼ性心疾患より有利である。しかし、Fontan 型手術のような特殊な血行動態や、肺動脈弁および房室弁逆流などの遺残病変、また、肺血管床の発育不良や姑息手術後の心機能低下による手術適応自体の問題など、ICU 長期管理となる要素が多い。さらに、手技自体が複雑であるだけでなく、胸骨再切開症例、房室弁形成や肺動脈形成などの併用術式により、体外循環および手術時間は当然長くなる。従って、予測される輸血要因は、術後の出血に対する血小板や FFP の補充、循環血液量増加のための赤血球製剤や蛋白製剤の使用、高度溶血による人工心肺残留血の廃棄であり、非チアノーゼ性疾患とは異なる特徴がある。

(2) 麻酔導入後の自己血貯血

　1994 年、チアノーゼ性心疾患の無輸血開心術を開始した。しかし、非チアノーゼ性心疾患と異なり、無輸血達成は困難であった。1994 年 1 月～8 月（前期）の無輸血達成率は、Rastelli 手術 17％（1/6）、Fontan 型手術 67％（2/3）、TOF 心内修復術 67％（8/12）である。主な輸血要因は、体外循環後の出血と残留血の高度溶血であった。このことから、体外循環後の使用を目的として麻酔導入後の自己血貯血を開始した。貯血の適応は、原則として麻酔導入後 Hct が 45％以上の症例である。貯血開始後の 1994 年 9 月～1995 年 8 月（後期）の無輸血達成率は、Rastelli 75％（6/8）、Fontan 86％（6/7）、TOF 93％（13/14）と向上した（図 25）。

　平均体重は、Rastelli と Fontan が 25 kg、TOF 16 kgで、平均 12ml/kg の貯血が可能であった。麻酔導入後と貯血後の Hct は、Rastelli 53±6％→48±8％、Fontan 52±6％→46±4％、TOF 51±9％→47±7％と低下し、最低 Hct 値は 150ml の貯血を行った体重 12.5 kg TOF の 39.5％であった。回路充填量は体重 17 kg以下が 470ml、18～44 kgが 750ml と 850ml である（p56 低容量の人工肺②参照）。

　体外循環中最低 Hct は全例 19％以上（Rastelli 25±4％、Fontan 24±4％、TOF 25±4％）で、ICU 帰室時 Hct が 30％未満は TOF の 1 例のみであった。輸血施行は、出血再開胸と吻合部出血の Rastelli 2 例、胸水持続の Fontan 1 例、術後 4 日目に Hct28％となった TOF 1 例であった。表 3 に両群の患者背景を示す。

図25：麻酔導入後自己血貯血の効果

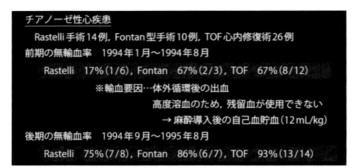

表3：患者背景

	Rastelli		Fontan		TOF	
	Jan. ~ Aug. 1994	Sept. 1994 ~ Aug. 1995	Jan. ~ Aug. 1994	Sept. 1994 ~ Aug. 1995	Jan. ~ Aug. 1994	Sept. 1994 ~ Aug. 1995
No. of patients	6	8	3	7	12	14
Age (year)	8.5±3.5 (3.1~12.2)	9.9±2.7 (5.3~13.3)	11.9±2.2 (10.5~14.4)	9.6±5.1 (4.0~19.4)	7.7±10.9 (1.2~41.4)	5.7±8.9 (1.2~36.0)
Body weight (kg)	23.2±9.6 (13.5~36.0)	25.6±11.9 (14.1~51.6)	25.6±6.3 (19.0~31.5)	27.5±11.4 (13.7~44.0)	17.1±10.7 (10.6~48.1)	16.4±10.8 (8.7~51.5)
Diagnosis (cases)	TOF 3, DORV 1, d-TGA 1, ℓ-TGA 1	TOF 5, DORV 1, d-TGA 1, ℓ-TGA 1	TA 1, SV 2	TA 3, SV 3, PA with IVS 1		
Previous procedures (cases)	BTS 4, Waterston 1 (1)	BTS 6, ASD creation 1 (3)	BTS 1, PAB 2 (2)	BTS 4, PAB 1, bid. Glenn 2, VSD creation 1 (4)	BTS 6 (2)	BTS 4 (0)
Procedures (cases)	non-valved conduit 3, valved conduit 2, non conduit 1	non-valved conduit 3, valved conduit 2, non conduit 3	RA-PA anastomosis 2, TCPC 1	RA-PA anastomosis 1, RA-PA anastomosis + bid. Glenn 3, TCPC 3	transannular patch 7, m-PA patch 3, RV & m-PA patch 2	transannular patch 7, RV patch 2, RV & m-PA patch 4, non patch 1
Associated anomalies required repair (cases)	PDA 3, small VSD 1, PA branch stenosis 1, TR 2	PDA 1, small VSD 1, PA branch stenosis 4, TR 1	TAPVC 1, AVVR 1	small VSD 1, AVVR 1	PA branch stenosis 2	PDA 2, aortic valve prolapse 1, PA branch stenosis 6

	Rastelli		Fontan		TOF	
Autologous blood donation	(−)	(+)	(−)	(+)	(−)	(+)
No. of patients	6	8	3	7	12	14
Aortic cross-clamp time (min)	143±39	122±28	92±23	62±54	82±35	83±24
CPB time (min)	221±48	211±32	168±20	156±18	145±49	150±48
Operation time (min)	463±103	484±85	450±83	424±67	292±120	262±59
Blood loss (mℓ/kg)	22.4±17.6	11.5±5.8	9.2±5.3	9.2±4.1	9.2±11.3	4.6±3.4
Hct after anesthetic induction (%)	54±13	53±9	51±8	52±6	46±10	51±9
during CPB						
Lowest Hct (%)	26.8±5.8	25.4±4.2	29.3±5.8	23.9±4.2	24.1±5.4	24.8±4.3
Lowest total protein (g/dℓ)	3.5±0.6	3.3±0.4	4.2±0.4	3.5±0.4	3.2±0.4	3.1±0.3 ※
Lowest B.E. (mEq/ℓ)	−3.5±1.2	−4.3±1.2	−4.2±3.1	−4.4±2.0	−4.4±2.2	−5.7±2.4
NaHCO₃ infused (mℓ/kg)	5.9±0.6	5.6±0.7	5.5±3.1	6.1±1.4	4.7±1.5	5.4±1.5
Urine output (mℓ/kg)	17.9±10.9	28.0±14.7	18.6±11.5	14.9±6.2	17.3±15.1	16.6±7.8
after ICU admission						
CVP (cmH2O)	11.6±2.8	10.8±2.7	19.9±4.8	16.3±1.8	11.4±2.1	9.6±1.7 ※※
Intubation time (hr)	11.5±4.2	10.6±3.1	8.0±4.2 (n=2)	8.7±1.3 (n=6)	7.1±3.5	6.7±2.3
Hct (%)	39±3	39±4	41±4	40±5	35±6	37±6
Total protein (g/dℓ)	5.2±0.5	5.1±0.5	5.6±1.0	5.1±0.4	4.9±0.5	4.8±0.5

当時、Fontan手術ではTCPCは少なく、また、Glenn手術を経由しない症例も多かった。Rastelli手術では弁無し導管を用いた時代であった。

図26に、ICU帰室後のCVP (cmH2O) と人工呼吸器管理時間を示す。Fontanでは、腹膜透析を必要とした脳梗塞合併例と横隔膜神経麻痺による再挿管症例があったが、循環および呼吸動態は概ね安定していた。

図26：ICU帰室時CVPと人工呼吸器管理時間

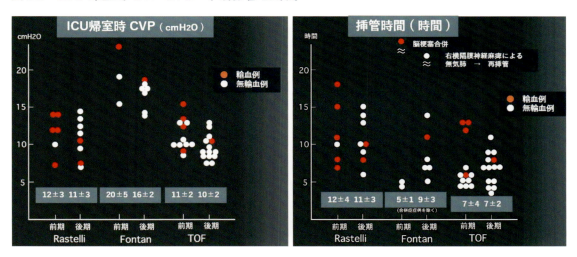

RastelliとFontanは全例で蛋白製剤を初期充填した。蛋白製剤使用基準は、非チアノーゼ性心疾患と同様の体外循環中総蛋白量 3.0 g/dl 未満としたが、TOFでも約半数で使用した（表4）。チアノーゼ性心疾患無輸血開心術での蛋白製剤節減は今後の課題であった。

表4：蛋白製剤の使用

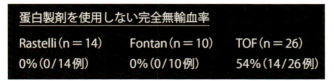

参考引用文献

・高橋幸宏．チアノーゼ性心疾患に対する無輸血開心術 －麻酔導入後の自己血貯血の意義－．日胸外会誌 1996; 4: 17-23．表3引用
・高橋幸宏．乳幼児における無輸血開心術 －動脈ラインからの術中貯血の有用性－．来栖和宏 ＜討論 I．松田暉、討論2．高橋幸宏＞ 胸部外科 1999; 52: 438-444．

コラム　麻酔導入後の自己血貯血の評価（1998年）

　麻酔導入後の自己血貯血により、チアノーゼ性心疾患での無輸血達成率は著明に向上した（表 A）。自己血貯血に伴う血圧低下や感染などの臨床的問題は認めなかった。低体重症例では、体外循環中最低 Hct が 20% 未満となる症例を認めたが（図 A）、このことは無輸血達成率に影響は与えない。しかし、自己血貯血により血液希釈が増強することは間違い無く、充填量削減は今後とも必要である。図 B に、各疾患および各手術別の自己血貯血量と輸血要因を示す。Fontan では、内臓錯位症候群や単心室症例の増加に伴って胸腹水の貯留に伴う ICU 長期管理症例が増加し、無輸血達成率は低かった。

表 A：無輸血達成率の変化

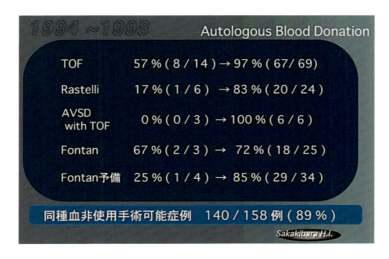

図 A：Hct の変化と体外循環中の最低 Hct

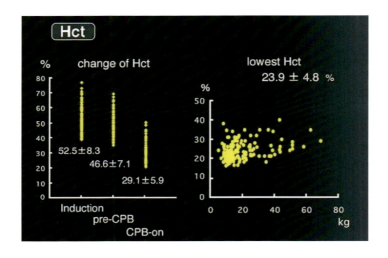

図B：各疾患および各手術の、自己血貯血量と輸血要因

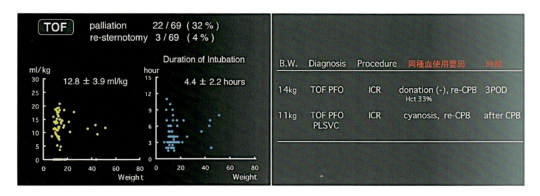

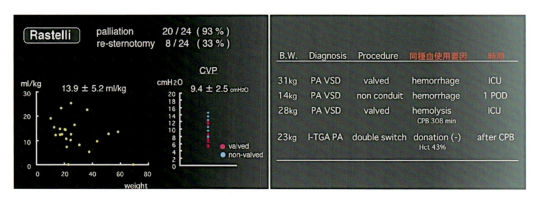

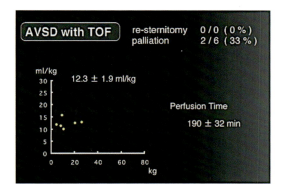

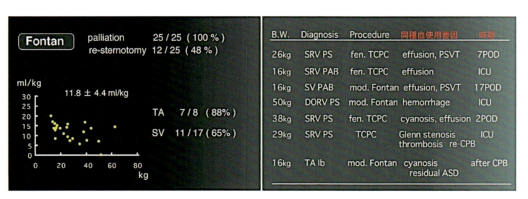

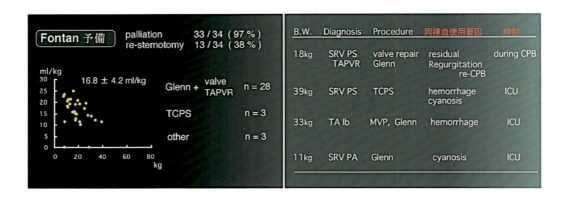

コラム　Rastelli 手術

　図 A には、自己血貯血開始後の Rastelli 手術連続 14 例の ICU 帰室時 CVP を示す。当時は生体弁付き導管の早期狭窄に対する再手術回避を目的に、弁無し導管 (non-valved conduit) を用いて右室肺動脈の再建を行うことも多かった。CVP はやはり高値である。開院以来の TOF 100 例目がこの弁無し導管での Rastelli 手術であった。

図 A：弁無し導管症例の ICU 帰室時 CVP

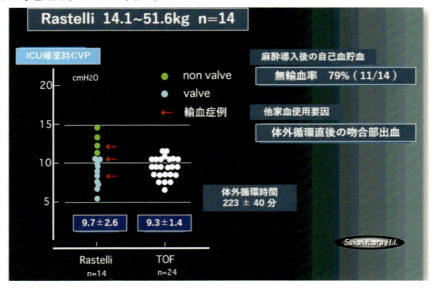

参考引用文献

・Tatsuno K, Kikuchi T, et al. Non-valved external conduit repair in corrected transposition of the great arteries associated with ventricular septal defect and pulmonary outflow tract obstruction. Nihon Kyobu Geka Gakkai Zasshi. 1984; 32: 969-76.
・Tatsuno K, Kikuchi T, et al. Late result of nonvalved extracardiac conduit repair between venous ventricle and pulmonary artery. Nihon Kyobu Geka Gakkai Zasshi. 1987; 35: 1164-9.

Q&A 生血

質問：「1980年代、輸血の使用状況は如何でしたでしょうか？」

回答：「成人症例では、既に自己血貯血を行っていましたが、それ以上に大量の血液を必要とした時代です。また、手術の際には生血と称して多くの供血者からも採血していました。当時、輸血後の移植片対宿主病（post transfusion-Graft Versus Host Disease：GVHD）を経験しております。その後、1995年には無輸血開心術の適応は拡大されて、生血の廃棄が多くなったこと、また、血小板やFFP製剤の予約も比較的容易になったことから、生血の必要性に関する検討を行って原則廃止としました。図Aは当時の院内関係者にむけた当時の提案書です。」

図A：院内向け生血廃止の提案書

```
外科小児班　生血採血について

目的
　複雑心奇形開心術では、体外循環後の出血傾向や術後全身状態の悪化
(DIC,MOF等)が懸念されることから、両親に対し、生血採血の為の人員を確保する
ように指示してきた。
生血採血は、その必要性の有無に拘わらず、術当日の体外循環前に施行してき
たが、無輸血手術の適応拡大と術後患者状態の向上に伴い、採血した生血を破
棄することが多くなり、また、生血の準備は院内従事者の業務をより繁雑にしてい
ることから、手術血液の準備方法、特に、生血の必要性について改めて検討する
必要が出てきた。
生血採血を極力少なくすることを目的とし、外科小児班の生血採血基準と連絡方
法について再考したく、御意見をお願い申し上げます。
　　　　　　　　　　　　　　　　　　　　　　　　　　　外科　高橋幸宏
```

Web 文献

・⑥ 澤野明. 手術用生血供血者の実態調査と再検討. 榊原記念病院研究ジャーナル 1985; 4: 15-17.
・⑦ 相沢和美. いわゆる術後紅皮症患者の感染予防を目的とした隔離について. 榊原記念病院研究ジャーナル 1984; 3: 62-65.
・⑧ 高橋丹子, 蓮沼絹代. 開心術における自己血輸血の実施とその意義. 榊原記念病院研究ジャーナル 1988; 7: 7-10.

参考引用文献

・榊原高之. いわゆる術後紅皮症5症例の検討. 日心外会誌 1986; 16: 210-212.

（3）麻酔導入後自己血貯血の欠点

　自己血貯血の開始に伴い、蛋白製剤の使用率が増加した印象があった。自己血貯血開始前後の体重 8〜17 kg TOF 開心術（充填量 470ml）において、貯血非施行の 7 例と施行の 6 例の間で体外循環中の総蛋白量を比較した。体外循環開始後総蛋白量は 3.8±0.5⇔3.1±0.5 g/dl、最低総蛋白量 3.5±0.5⇔2.9±0.2 g/dl と施行群で有意に低下し、蛋白製剤使用率は、14%（1/7）から 50%（3/6）と増加した（表5）。自己血貯血は蛋白動態的には欠点となる。このことから、蛋白製剤の使用節減を目的に、代用膠質液として salin HES を用いることの有用性について検討した。

表5：麻酔導入後自己血貯血と蛋白製剤使用率の変化

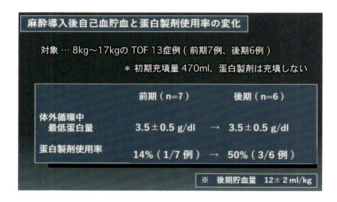

　1994〜1996 年の体重 16 kg 以下の TOF 連続 21 例を、自己血貯血と salin HES 使用の有無で 3 群に分けた(表6)。salin HES は初期充填に使用せずに、5 ml/kg を DUF 洗浄液として体外循環中に持続投与した。最低総蛋白量が 3.0 g/dl 未満となっても蛋白製剤は使用しない方針とした。

表6：各群の背景

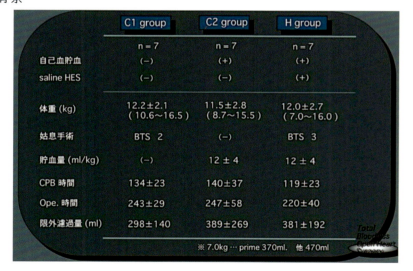

最低総蛋白量が 3.0 g/dl 未満となった症例は、C1 群 1 例、C2 群 6 例、H 群 5 例であった。C1 群の 2 例に輸血を施行、C2 群の 4 例に蛋白製剤を使用した。結果として、蛋白製剤非使用の無輸血達成率は、C1 群 71%（5/7)、C2 群 43%（3/7)、H 群 100%（7/7）であった（図 27)。

図 27：蛋白動態と無輸血達成率

	C1 group	C2 group	H group
CPB			
最低 Hct (%)	22.0±4.0	26.0±4.8	20.9±2.4
最低 T.P. (g/dl)	3.5±0.5	2.9±0.3	2.9±0.1
T.P. ≦ 3.0g/dl	1／7	6／7	5／7

	C1	C2	H
血液使用率	29％, 2／7	0％, 0／7	0％, 0／7
蛋白製剤使用率	14％, 1／7	57％, 4／7	0％, 0／7
完全無輸血率	71％, 5／7	43％, 3／7	100％, 7／7

C2 群と H 群の総蛋白量は自己血貯血後に全例で低下し、体外循環開始後は C1 群より有意に低下した。その後、4 例に蛋白製剤を使用した C2 群の総蛋白量は増加したが、C1 群と H 群では経時的に低下した。また、復温中と体外循環直後では H 群が有意に低値であったが、ICU 帰室後 3 時間にほぼ同値まで回復した（図 28)。

図 28：総蛋白量の推移

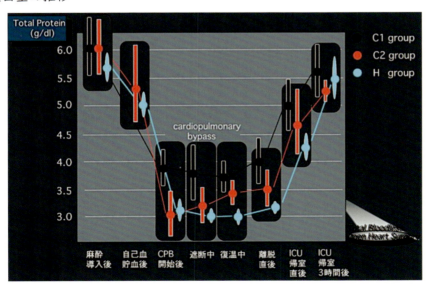

H群では、ICU帰室時のdopamine使用量が3～8γ/kg/min、CVP 7.5～11.5（9.1±1.4）cmH2O、人工呼吸器管理時間3～4（3.1±0.4）時間であり、循環および呼吸動態はC1群とC2群よりむしろ良好であった（図29）。以降、TOFでは蛋白製剤を使用しない無輸血開心術が高率に可能となり、人工呼吸器管理時間も短縮された（図30）。

図29：ICU帰室後のCVPと人工呼吸器管理時間

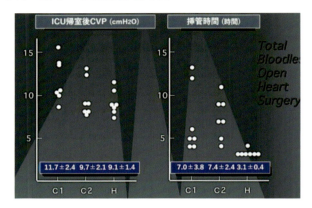

図30：蛋白製剤非使用の無輸血達成率　ICU帰室後CVPと人工呼吸器管理時間

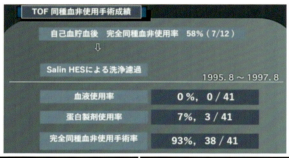

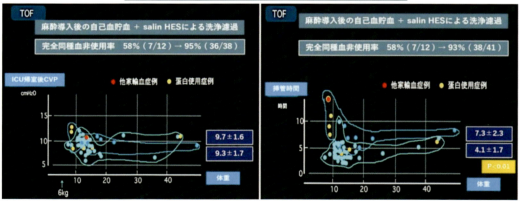

参考引用文献

・高橋幸宏．Fallot四徴症に対する同種血非使用開心術　－Hydroxyethyl Starchは蛋白製剤の使用削減に有効である－．日胸外会誌 1997; 45: 34-39．図28引用改変

Web文献

・⑨ 高橋幸宏．ファロー四徴症に対する無輸血開心術．榊原記念病院研究ジャーナル 1997; 3-5.

無輸血開心術

> **コラム** 総蛋白量と血清Na （1998年）

　図Aには、麻酔導入後自己血貯血を施行したTOF69例での、体重別の体外循環中最低総蛋白量と、最低Na値および10%NaCLの補正量を示す。低体重域に低下例が多かった。心臓手術における蛋白製剤は、主に膠質浸透圧低下の予防や循環血液量の増加を目的として使用される。1994年当時、総蛋白量とNa値の低下要因には、第1にHC-30M限外濾過による漏出がある（p21図10参照）。図28に示したように、体外循環中総蛋白量は経過とともに低下した。第2には麻酔導入後の自己血貯血である。血清Na値の低下だけでなく、蛋白製剤使用基準の総蛋白量3.0g/dl未満となる症例を増加させた。HC-30Mの限外濾過は血管作動性物質の除去を目的とし、また、自己血貯血は、チアノーゼ性心疾患での無輸血達成率向上を目的とするが、両者とも蛋白および電解質動態的には欠点となる。これに対し、代用膠質液としてsalin HESを使用した。salin HESは、0.9%生理食塩水を溶媒とした6%HES溶液で、膠質浸透圧は平均18.6mmHgと低いが、晶質浸透圧は平均306 mOsm/kgH2OとPPF（平均272）より高い特徴がある。salin HESを選択した理由は、低Na血症による浮腫増強の予防として晶質浸透圧を維持するためでもあり、また、DUF中の持続投与は体外循環中の膠質および晶質浸透圧を一定に維持することにある（Constant Perfusionの一つ、コラムconstant perfusion p10参照）。実際の臨床では、salin HES使用に伴う凝固障害や過敏症などの問題は認めず、術後の循環および呼吸動態はむしろ良好であった。図28に示すように、蛋白製剤非使用でも体外循環後の総蛋白量の回復は速やかである。

図A：自己血貯血を施行したTOFの、最低総蛋白量と最低Na値、Na補正量

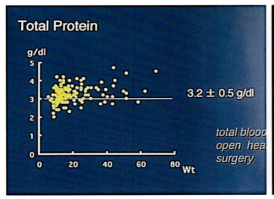
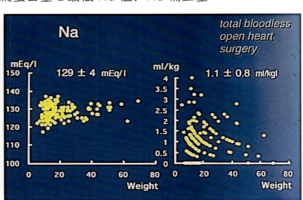

TP & Na

（4）1997 年以降の、チアノーゼ性心疾患に対する無輸血開心術

　1997〜2003 年のチアノーゼ性心疾患に対する無輸血開心術について述べる（表 7）。この時期は、チアノーゼ性心疾患においても、手術時年齢は低下傾向を認めた。また、最低充填量は体重 6.2 kg 以下が 195ml または 130ml、19 kg 以下は 370ml まで削減された（p70 分離型人工心肺装置②参照）。

表 7：チアノーゼ性心疾患の無輸血達成率

	Jatene	AVSD with TOF	Rastelli	Fontan	Glenn	TOF
症例数	8	9	26	52	39	108
年齢（歳）	1.2±1.2 (0.4〜4.0)	1.8±0.7 (0.7〜3.0)	9.3±6.5 (1.0〜22.0)	6.2±4.2 (2.0〜19.0)	4.7±6.9 (0.8〜30.0)	1.9±1.6 (0.3〜10.0)
体重（kg）	7.4±2.6 (4.1〜11.5)	9.1±2.1 (5.1〜11.5)	26.0±13.8 (8.5〜50.0)	19.9±10.4 (10.3〜51.6)	13.7±9.5 (6.2〜49.6)	10.8±4.1 (5.6〜32.5)
胸骨再切開率	2/8 (25%)	0/9 (0%)	7/26 (27%)	45/52 (87%)	10/39 (26%)	3/108 (3%)
体外循環時間（分）	176±37 (125〜248)	171±29 (129〜214)	179±55 (96〜319)	104±47 (37〜223)	55±34 (20〜137)	99±30 (44〜221)
麻酔時間（分）	308±78 (192〜420)	288±48 (228〜355)	394±128 (200〜625)	292±81 (148〜465)	181±64 (95〜357)	196±53 (100〜440)
麻酔導入後貯血率	8/8 (100%)	8/9 (89%)	22/26 (85%)	46/52 (89%)	33/39 (85%)	51/108 (47%)
麻酔導入後Hct(%)	59.6±5.5 (52.0〜68.5)	51.3±8.9 (44.0〜71.5)	50.5±8.8 (36.0〜71.0)	49.1±6.0 (39.0〜68.0)	51.4±6.6 (39.0〜77.5)	42.5±6.9 (31.0〜60.5)
体外循環中最低Hct(%)	26.4±2.0 (23.0〜30.0)	23.3±4.8 (16.0〜33.5)	25.0±3.5 (18.0〜30.0)	25.0±5.2 (17.0〜47.5)	29.4±4.8 (18.5〜44.0)	20.8±3.3 (13.5〜31.0)
無輸血達成率	8/8 (100%)	8/9 (89%)	22/26 (85%)	49/52 (94%)	37/39 (95%)	105/108 (97%)

① **TOF 108 例** ： 低体重児や pink TOF 症例では術前の貧血合併が多く、自己血貯血率は 47％（51/108）と低かった。無輸血達成率 97％（105/108）。輸血施行は 3 例、①体重 5.6kg…麻酔導入時 Hct35％で自己血貯血（−）、体外循環中 Hct が 18％となり輸血、②6.6kg…麻酔導入時 Hct36％で自己血貯血(−)。体外循環中最低 Hct16％、ICU 帰室時 Hct23％、volume 不足から利尿低下を認め輸血、③13kg…手術後に intramural VSD の存在が判明し、再体外循環時に輸血。一期的心内修復術と低体重児症例の増加に伴って、2003 年の麻酔時間は平均 142 分と短縮されている。人工呼吸器管理時間は 4.7±3.2 時間(1〜11)であった。

② **Rastelli 手術 26 例** ： 胸骨再切開や姑息手術後の年長児が多く、平均麻酔時間は 394 分と長時間であった。無輸血達成率 85％（22/26）。輸血施行は 4 例、①体重 12kg ℓ−TGA,PA…麻酔導入時 Hct 36％で自己血貯血（−）、体外循環開始直後から輸血開始、②48kg　PA with VSD…麻酔導入時 Hct40.5％で自己血貯血（−）、吻合部出血にて輸血、③16.5kg ℓ−TGA,PA…ドレーン出血にて輸血、④37.5kg　PA with VSD …吻合部出血にて輸血。人工呼吸器管理時間は 9.6±5.9 時間(2.5〜24.5)であった。

③ **Fontan型手術 52例**：Glenn手術後の胸骨再切開や弁形成などの併用術式が多く、2003年の麻酔時間は平均292分であった。無輸血達成率94％（49/52）。輸血施行は3例、①体重44.8kg TA…麻酔導入時Hct42％、ドレーン出血にて輸血、②13.8kg SV,PA…麻酔導入時Hct41％で自己血貯血（－）、体外循環中Hct19％にて輸血、③12.5kg SV,PS…ICU帰室後に血圧低下とCVP上昇を認め輸血、第3病日に開窓手術を施行したが、循環動態は安定せず、高度低酸素状態となり死亡した。肺組織検査では、肺小動脈の中膜肥厚退縮が不十分で、Fontan手術非適応と診断。死亡例を除く51例の人工呼吸器管理時間は5.9±3.5時間(2～20)であった。

参考引用文献

・高橋幸宏：人工心肺技術の進歩と無輸血手術（小児）心臓病　診断と治療の最前線（細田瑳一、篠山重威、北村惣一郎　監）：先端医療技術研究所、東京、2004; p 229-236、2004．表7引用

コラム　Fontan手術の無輸血達成率

表Aには、1997年6月までの無輸血達成率を示す。Fontanでは自己血貯血開始後も無輸血達成率は低かった。要因は、胸水貯留などのICU長期管理を必要とする重症例の増加である。もちろん、1997年以降の無輸血達成率94％という成績には、充填量の削減や患者管理方法の改善も関与したと考えるが、Fontanの無輸血達成率は流動的である。このことは、Fontan手術の適応そのものの良否と術後状態（胸腹水の増加）が無輸血達成率に影響することを示唆する。Fontanの無輸血開心術適応は症例毎に検討することが必要である。

表A　無輸血達成率の変化

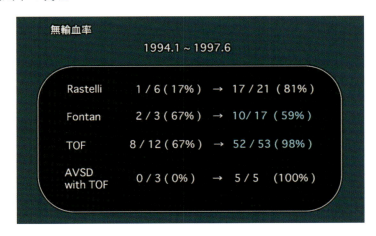

コラム　Fontan症例の肺血管病変

　Fontan手術の適応は、①肺血管の発育や肺動脈圧、肺血管抵抗などの肺動脈の流れ易さの良否、②房室弁逆流の程度、③心機能の良否、④側副血行路の有無で決定される。術前には詳細な検討が必要となるが、Fontan手術適応と判断されても特に肺血管病変には注意が必要である。

　図Aは、Norwood手術とGlenn手術を経て、2歳でFontan手術を施行したDORV AVSD SAS CoA症例の肺病理像を示す。ICU帰室時CVPは12〜15 mmHgであったが、PH crisis様反応を併発して死亡した。肺高血圧疾患群と同様に（p113図7、p122図13参照）、肺小動脈中膜の異常肥厚が認められ、手術非適応と判断された。Glenn手術後にかなりの時間が経っても中膜肥厚が退縮していない症例があり、Fontan手術の適応決定には注意が必要である。

図A：Fontan手術を施行したDORV AVSD SAS CoA症例の肺病理所見

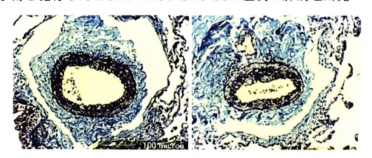

参考引用文献

・前田克英．肺病理からみた単心室の手術適応．小児心臓外科の要点と盲点．（角　秀秋　編）文光堂 2006 p202~03.

　また、Fontan手術を目指す新生児期の姑息手術症例でも、呼吸管理に難渋する症例がある。図Bと図Cには、生後9日にNorwood手術を施行したDORV MA SAS CoA症例と、生後1日に両側肺動脈絞扼術を施行したAVSD hypoLV SAS CoA症例の肺病理像を示す。両者とも術後の低酸素および高度二酸化炭素血症が改善せず死亡した。前者は肺小動脈中膜の異常肥厚と肺静脈閉塞、後者は肺小動脈および肺胞と気管支も高度低形成を認め、両者とも手術非適応と判断された。

図B：Norwood手術を施行したDORV MA SAS CoA症例の肺病理所見

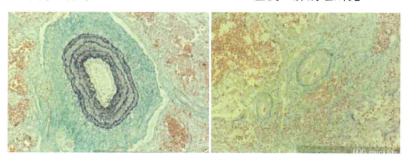

図C：両側肺動脈絞扼術を施行した AVSD hypo LV SAS CoA 症例の肺病理所見

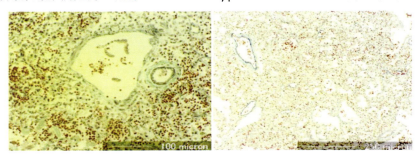

図Dには、PPA hypo RV 症例の治療経過を示す。新生児期から体肺動脈短絡手術を繰り返し、16歳時には肺高血圧と高度僧帽弁閉鎖不全症を認め、NYHA Ⅳ度であった。以後、肺動脈絞扼術と肺生検を繰り返し、その結果から18歳時に Glenn 手術、21歳で最終の TCPC と Maze 手術を施行した。

図D：TCPC 手術を施行した PPA hypo RV 症例の経過

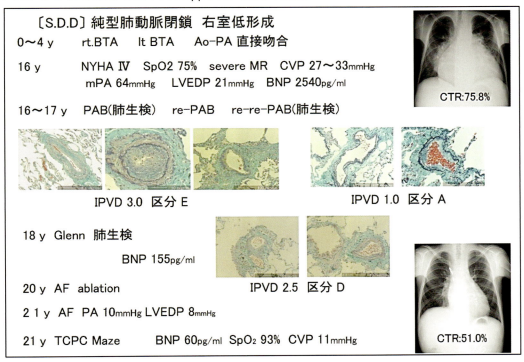

　チアノーゼ性心疾患の手術でも肺血管の病変そのものが死亡要因となり、また、その存在下では、術後の体血流と肺血流のバランス調節に苦労することになる。小児心臓外科医は、心臓以外の臓器の合併疾患に悩まされることが多い。肺血管病変は、浮腫と利尿低下に次いで三番目に嫌いなものである。

④ **Glenn 手術 39 例**（2001 年以降）：Glenn 手術は、HLHS や内臓錯位症候群の手術成績向上に伴って、Fontan 手術へ向かう心容量軽減手術としての重要な立ち位置となったことから、手術時年齢の大幅な低下を認めた。図 31 に、初期充填時の血液使用状況を示す。53 例中、HLHS を中心とした体重 5 kg 以下の低体重児や房室弁逆流を伴う心機能低下症例、術後 Hct が 30％未満と推測された 14 例は輸血充填とし、6.7kg 以上の 39 例を無輸血充填とした。

図 31：Glenn 手術における、初期充填時の血液使用状況

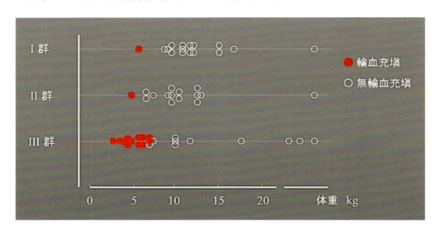

Ⅰ群：BTA 閉鎖＋Glenn 吻合、PA band を放置して Glenn 吻合
Ⅱ群：Glenn 吻合＋房室弁形成や肺動脈形成などの併用手術
Ⅲ群：胸骨再切開

無輸血達成率 95％（37/39）。輸血施行は 2 例、①体重 6.7kg　DORV,MA,PS…麻酔導入時 Hct 42.5％、ICU 帰室時 27％、ドレーン出血にて輸血、②49kg　SV,PS,高度 AVVR…Glenn＋房室弁置換を施行、ドレーン出血にて輸血。

参考引用文献

・高橋幸宏．人工心肺技術の進歩と無輸血手術（小児）　心臓病 診断と治療の最前線（細田瑳一、篠山重威、北村惣一郎　監）：先端医療技術研究所、東京、2004 p 229-236．図 31 引用改変

⑤ **AVSD with TOF 心内修復術 9 例**：無輸血達成率 89％（8/9）。輸血施行は 1 例、体重 9.8 kg…血小板減少症を有し、体外循環直後に血小板を補充。術前人工呼吸器管理の 5.1 kg 症例と、心房間短絡遺残により酸素化低下が遷延した 10.5 kg 症例(各々第 6 病日と第 3 病日までの人工呼吸器管理)を除き、人工呼吸器管理時間は 7.1±1.2 時間(5.8〜9.0)であった。

コラム　AVSD with TOF と充塡量削減

　AVSD with TOF は、単独 TOF に比べて修復に長時間の体外循環を要する。また、肺動脈弁閉鎖不全や僧帽弁閉鎖不全などの遺残病変が低心拍出量の一因となる可能性がある。1986〜1994 年の AVSD with TOF 心内修復術 7 例では全例で輸血充塡としてきたが、単独 TOF の無輸血達成率向上から 1995 年以降は無輸血開心術の適応とした。表 A に 1998 年までの 6 症例を示す。

表A：AVSD with TOF無輸血開心術　当初の6例

No.	診断	体重	自己血貯血量	充塡量	体外循環時間	同種血使用
1	complete AVSD with TOF	20.8 kg	260 mL	750 mL	254 min	（−）
2	complete AVSD with TOF	8.8 kg	150 mL	470 mL	161 min	（−）
3	incomplete AVSD with TOF	9.6 kg	260 mL	470 mL	195 min	（−）
4	complete AVSD with PS	26.5 kg	200 mL	750 mL	245 min	（−）
5	complete AVSD with TOF	10.5 kg	110 mL	470 mL	192 min	（−）
6	complete AVSD with TOF	5.1 kg	60 mL	230 mL	193 min	（−）
				14±7 mL/kg	207±36 min	

　また、図 A には症例 1 と 2 の Hct、総蛋白量、Base Excess 値の推移を示す。体重 20.8 kg の症例 1 は 260ml の自己血貯血を行い体外循環中の最低 Hct は 20％、体重 8.8 kg の症例 2 は 100ml の自己血貯血で最低 Hct は 18％であった。チアノーゼ性心疾患での輸血基準は体外循環中 Hct18〜20％未満であり、症例 2 では体外循環中に自己血 30ml を使用した。1995 年当時の充塡量は、体重 8.5 kg 以下が 370ml、8.6〜17.9 kg 470ml、18〜30 kg 750ml であり、症例 1 と 2 はそれぞれの充塡量領域の最低体重に近い。症例 1 は、AVSD with TOF 無輸血開心術の初めての成功例であり、当時、重症例に用いる膜型人工肺の回路を充塡量 1100ml から 750ml に削減したことが成功要因であると報告したこともあったが（図 B）、特に非チアノーゼ性疾患では、体重 9 kg と 20 kg 前後の症例が血液希釈的に最も不利であった時代である。麻酔導入後の自己血貯血を行う場合には、比較的高体重で高 Hct のチアノーゼ性心疾患症例でもさらに充塡量削減が必要である。一方、充塡量 230ml の 5.1 kg 症例 6 では、

60mlの自己血貯血を行い体外循環中最低Hctは24%であった（図C）。現在の充填量（p89）で示したように、2018年の充填量は、体重13〜23 kgが260ml、24〜50 kgが350mlまで削減され、血液希釈は大幅に軽減されている。しかしながら、充填量を削減するということは、術後にvolumeとして用いる残留血そのものが少なくなるということであり、術後の輸液管理という観点からは逆に不利となる可能性がある。

図A：症例1と2のHct、総蛋白量、Base Excessの推移

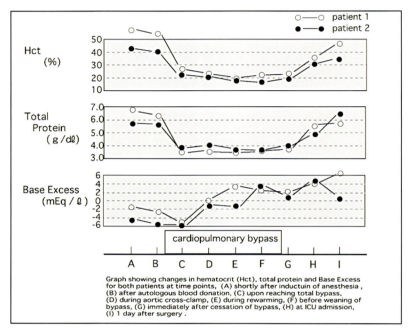

図B：AVSD with TOF 無輸血開心術の一例

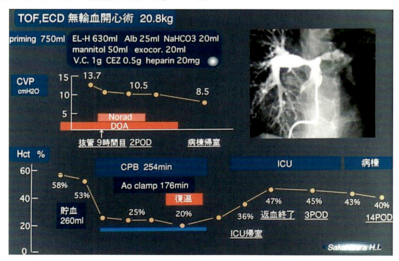

肺動脈分岐部の狭窄を合併しており、体外循環時間は254分と長時間であった。体外循環中最低Hctは20%。

図 C：最低体重 5.1 kg症例の体外循環

	麻酔導入後 自己血貯血 30ml	0　　30 ↑　↑ Ao clamp GIK	60 ↑ GIK	90 ↑ GIK	120 ↑ GIK	150 ↑　↑ unclamp rewarming	180　193分 ↑	
膀胱温 (℃)	36.5	33.1	27.8	26.9	27.1		35.5　36.1	
動脈血 Na (mEq/l)	121	132	129	133	124	143	141	143
K (mEq/l)	3.3	3.5	3.6	5.0	4.6	3.7	6.9	4.9
B.E.	3	1.8	-0.9	-1.3	-2.2	-2.0	1.1	4
Hct (%)	51.5	27.0	26.0	25.0	26.0	24.0	24.0	28
T.P. (g/dl)	5.1	3.3	3.1	3.5	3.6	3.3	3.3	3.7
	初期充填							
補正液 25% albumin (ml)	10	DUF (albumin 10 ml + Veen F 90 ml)×4						
10% NaCl		3	4		5			
KCl (mEq)		1.5　3	3			3　2		
D-mannitol (ml)	12	5	5					
NaHCO3	10	5		5	5	5		
veen F (ml)	180	30 30 60	30　60	30	60 60	60	30 60	30 30
C.H. (mg)		2　2	4	2 2　2	2	2		

初期充填量 230ml。自己血貯血 60ml。充填組成　Veen F 180ml、25% albumin 20ml、NaHCO3 10ml、mannitol 12ml、V.C 1000mg、　exocorpol 10ml、CEZ 500mg、heparin 400u、KCL 0.4ml。初期充填液データ　PH 8.1、PO2 129mmHg、PCO2 12.7、　BE +34.9、Na 150mEq/L、K 4.2。灌流量　150ml/kg/min。DUF 洗浄：alb 5ml+Veen F 95ml×4、尿量 630ml、ECUM 量 610ml、液量平衡＋328ml。体外循環時間 193 分、手術時間 311 分、麻酔時間 355 分。

参考引用文献

・高橋幸宏．人工心肺技術の進歩と無輸血手術（小児）心臓病　診断と治療の最前線（細田瑳一、篠山重威、北村惣一郎　監）：先端医療技術研究所、東京、2004 p 229-236.

・高橋幸宏．Fallot 四徴症を伴う完全型心内膜床欠損症に対する無輸血開心術．日胸外会誌 1997; 45: 52-55. 　図 A 引用

・近澤元太．高度房室弁逆流を合併した AVSD with TOF 乳児に対する同種血非使用開心術の 1 例．胸部外科　2000; 53: 360-362.

⑥ **Jatene 8 例**：無輸血達成率 100％（8/8）。高度多血症例が多く、比較的多量の自己血貯血が可能である。横隔膜神経麻痺から術後 41 時間の人工呼吸器管理を必要とした一例を除き、術後人工呼吸器管理時間は 9.4±5.4 時間(3.8〜18)であった。図 32 に、一期的 Jatene＋CoA 修復を施行した体重 5.1kg TGAⅡ,CoA の手術および無輸血体外循環の経過を示す。また、図 33 には、最低体重 4.1 kg TGAⅡ、CoA 症例の無輸血体外循環を示す（CoA 修復＋肺動脈絞扼術後に二期的 Jatene 手術を施行）。

図 32：体重 5.1kg TGAⅡ,CoA 症例の手術経過と体外循環

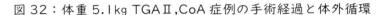
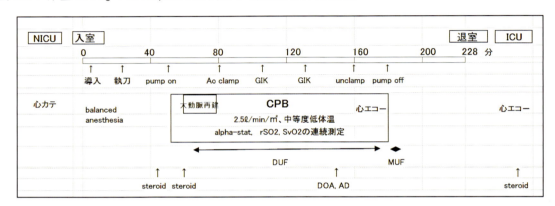

初期充填量 200ml。自己血貯血 80 ml。充填組成　sublood 106ml、25％ albumin 20ml、NaHCO3 5ml、mannitol 13ml、V.C 1000mg、 exocorpol 6ml、CEZ 500mg、heparin 400u、KCL 0.4ml。初期充填液データ　PH 8.3、PO2 290mmHg、PCO2 7.3、 BE ＋34.9、Na 167mEq/L、K 5.0。灌流量 150ml/kg/min。DUF 洗浄：sublood　60ml ×13、尿量 210ml、ECUM 量 912ml、液量平衡＋17ml。体外循環時間 125 分、手術時間 192 分、麻酔時間 228 分。

170

図33：最低体重 4.1 kg TGAⅡ（criss-cross heart）,CoA 症例の無輸血体外循環

		0　　　30　　　60　　　90　　　120　　　150　　　180分							
		麻酔導入後 自己血貯血 50ml	↑ cooling	↑ Ao clamp　GIK	↑ GIK	↑ GIK	↑ rewarming	↑ Ao unclamp	
膀胱温(℃)		36.0	33.2	27.8	27.2	28.2	35.8		
動脈血	Na (mEq/l)	135	135	139	138	140	142	143	142
	K (mEq/l)	3.9	3.7	4.3	4.8	4.2	4.7	4.6	4.8
	B.E.	-4.4	-0.1	-0.5	-2.7	-1.9	-1.7	+1.2	2.1
	Hct (%)	55	31	27	28.5	28	29	28.5	26
	T.P. (g/dl)	5.7	3.8	3.5	3.9	4.1	4.4	4.5	4.5
補正液	25% albumin (ml)		DUF (albumin 5 ml + Veen F 95 ml)×4					5　5	
	10% NaCl (ml)		5						
	KCl (mEq)		1 2　2	1 1		1		1　1	
	D-mannitol (ml)			4		4			
	NaHCO3 (ml)		5　4　3	4　5　3	4	4			
	veen F (ml)		60	60 60 60	60 60　60	60	60　60		
	C.H. (mg)		1	1　1　2	1	2			

4.1kg、4ヶ月男児。TGA（Ⅱ）、criss-cross heart、CoA、PDA。生後18日に PDA ligation、CoA 修復、PA banding を施行した。初期充填量は230ml、albumin 20ml を初期充填した。麻酔導入後に50ml の自己血貯血を施行した。ECUM 量441ml、尿量627ml、液量バランスは＋170ml であった。大動脈遮断時間149分、体外循環時間184分、手術時間275分、麻酔時間317分であり、dopamine 4γ/kg/min、adrenaline 0.1γ/kg/min、nitroglycerin 1γ/kg/min を使用、術後人工呼吸器管理時間は11時間であった。blood GIK はすべて人工心肺へと吸引した。長時間の体外循環であったが、電解質に関する問題は認めなかった。

参考引用文献

・高橋幸宏. 無輸血心臓手術（小児）。心臓血管外科手術書（小柳　仁、北村惣一郎、安井久喬 編）先端医療技術研究所、東京、2002 p21-30.　図33 改変引用
・高橋幸宏. 人工心肺技術の進歩と無輸血手術（小児）. 心臓病 診断と治療の最前線（細田瑳一、篠山重威、北村惣一郎　監）：先端医療技術研究所、東京、2004 p229-236.

コラム　Jatene 手術での輸血（2003 年）

　1999 年より日本赤十字社からの血液供給体制が変更され、採血後5日目以降の濃厚赤血球(MAP)、凍結血漿(FFP)、血小板の成分輸血となった。目的は、不必要な成分を輸血しないこと、また、循環器（心臓や腎臓など）の負担軽減にあるとされる。しかし、体外循環を用いる心臓手術ではすべての成分が希釈する。

　1997 年以降の Jatene 手術46 例の内、新生児期に一期的 Jatene 手術を施行した新生児症例に限り、ドレーン出血などの明らかな輸血要因の無い27 例を、前期9 例…新鮮全血を使用した1999 年以前、後期18 例…成分輸血の2000 年以降に分け、それぞれの血液使用状況を比較した（表 A）。前期では、400ml 一人分の全血のみで退院した症例は9 例中8 例（89%）で、Jatene 手術後に CoA の合併が判明した1 例が CoA 再手術時に追加輸血を行った。一方、後期では、MAP 2 単位一人分の使用のみが3 例、MAP＋FFP、MAP＋血小板、MAP＋FFP＋血小板(いずれも一人分)が8 例、残りの7 例は MAP、FFP、血小板のいずれかが二人

分、もしくはそれ以上の使用であり、後期で輸血使用本数が大幅に増加した。この要因としては、第1に新生児という特殊性がある。即ち、赤血球だけでなく凝固因子や蛋白も高度に希釈されること、また、成績は向上したが未だに厳密な管理が必要で、出血の持続や各種データの些細な異常が全身状態の悪化や長期管理の一因となる可能性があることから、後期では、少しでも不安があれば、MAP だけでなく、FFP と血小板の準備を行い、体外循環後に予防的に投与する症例が多くなった。現在、Jatene 手術の準備血液は、原則として MAP3 単位のみの準備とし、必要に応じて FFP と血小板を依頼する方針としている。しかし、緊急対応で血小板を使用できない可能性を考慮すると、手術前日に依頼せざるを得ず、廃棄または過剰投与という問題も発生している。経験的には、400ml 一人分の新鮮全血があれば、初期充填に 100～150ml を使用し、体外循環後には少なくとも 150ml が残る。新生児開心術での輸血削減には、新鮮全血の使用が最も有効な手段であったことに間違いは無いと考える。

　表 B には、日本の小児心臓外科 8 施設における Jatene 手術の血液使用状況を示す。日本赤十字社からの血液供給体制の地域差や各施設の血液管理システムの差、また、全血や生血に対する考え方の違いから、血液準備体制や使用方針に差を認める。FFP と血小板の準備と予防的使用とする施設が多かった。今後、輸血が必須となる新生児心臓手術においても、臨床的に有効な輸血の方法とその適正使用についての検討が必要である。

表 A：Jatene 手術の血液使用状況の比較

	～1999年	2000年～
症例数	9	18
	TGA I　5 TGA II　2 TGA II CoA　2	TGA I　14 TGA II　3 TGA II CoA　1
体重	2.9±0.2	3.0±0.5
体外循環時間	144±27	118±32
一人分以上の血液使用率	1/9(11%)	15/18(83%)

　　　充填量は、1997 年が 300ml もしくは 370ml、1998 年以降は 230ml である。また、麻酔時間は、1999 年までの 9 例が 283±46 分（225～360）、2000 年以降 18 例が 230±40 分（172～365）であった。

参考引用文献

・高橋幸宏. 人工心肺技術の進歩と無輸血手術（小児）　心臓病　診断と治療の最前線（細田瑳一、篠山重威、北村惣一郎　監）：先端医療技術研究所、東京、2004 p 229-236. 表 A, B 引用

・高橋幸宏. 新生児・乳児開心術における同種血の使用節減. 自己血輸血　2000; 13: 79-82.

・Sesok-Pizzini, Friedman D, Cianfrani L et al. How do I support a pediatric cardiac surgery program utilizing fresh whole blood?　TRANSFUSION 2019; 59: 1180-82.

無輸血開心術

表B：小児心臓外科8施設におけるJatene手術の血液使用状況

施設	準備血液	充填量と血液組成	血液使用方針	血液使用量
a	MAP(2単位)…5本 血小板…10単位 FFP…5単位 ※生血…一人検査しておく	充填量350ml MAP2単位＋5%アルブミン100ml	残留血使用しない、MAPを使用 血小板、FFPは予防的に使用	MAP(2単位)…3本 血小板…10単位 FFP…5単位
b	MAP(2単位)…3本 血小板…10単位 FFP…6単位	充填量380ml MAP200ml＋25%アルブミン80ml	残留血使用する 血小板、FFPは予防的に使用	MAP(2単位)…1本 血小板…5単位 FFP…1単位
c	MAP(2単位)…2本 血小板…5単位 FFP…2単位	充填量340ml（ECUMを含めて） MAP2単位＋25%アルブミン60ml	残留血使用する 血小板、FFPは予防的に使用 ※以前は予防的な使用は無し	MAP(2単位)…1本 血小板…0 or 5単位 FFP…0 or 2単位
d	MAP(2単位)…2本 ※血小板、FFPは 　　必要に応じて依頼	充填量400ml MAP200ml＋25%アルブミン60ml PT値によってFFP充填	残留血使用しない 血小板、FFPは予防的に使用しない	MAP(2単位)…2～2.5本 血小板…0～5単位 FFP…1～3単位
e	MAP(2単位)…1本 血小板…10単位	充填量230ml MAP100ml＋25%アルブミン50ml	残留血使用する 血小板は予防的に使用 FFPは使用しない	MAP(2単位)…1本 血小板…10単位
f	MAP(2単位)…1本 血小板…5単位 FFP…5単位 全血200ml…5本	充填量350ml MAP140ml、5%アルブミン500ml にて充填血液を洗浄	全血を使用する 血小板は必要に応じて使用 FFPは予防的に使用	MAP(2単位)…2本 血小板…5単位 FFP…10～12単位 全血200ml…1本
g	MAP(2単位)…3本 血小板…10単位 FFP…6単位 生血200ml…1本	充填量350ml MAP260ml＋25%アルブミン50ml	残留血使用しない 血小板、FFPは予防的に使用 生血は必要に応じて使用	MAP(2単位)…3本 血小板…10単位 FFP…4単位 生血200ml…1本
h	MAP(2単位)…1本 MAP(1単位)…1本 ※血小板、FFPは 　　必要に応じて依頼	充填量230ml MAP100ml＋25%アルブミン30ml 症例によってFFP充填	残留血使用する 血小板、FFPは予防的に使用しない	MAP(2単位)…1本 血小板…0～10単位 FFP…0～1単位

コラム　Jatene手術の注意点　（2004年）

表Aには、二期的Jatene無輸血開心術の5症例を示す。内2例で多発性VSDを認めた。大動脈遮断解除前には、肺加圧試験にて遺残短絡の十分な検索が必要である。

表A：二期的Jatene無輸血開心術の5症例

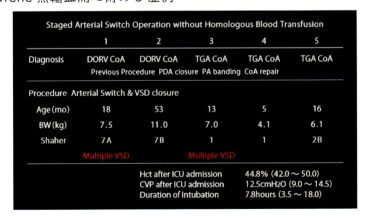

参考引用文献

・富永崇司．同種血非使用による二期的Jatene手術．日心外会誌　2004; 33: 114-117.

（5）1997 年以降のチアノーゼ心疾患での輸血要因

　主な輸血要因は、①手術時年齢の低下に伴う、輸血充填症例の増加と自己血貯血が不可能な貧血合併症例の増加、②吻合部およびドレーン出血による volume 不足、③Fontan 手術の胸腹水貯留による ICU 長期管理、④遺残病変に対する再体外循環などである。体外循環終了直後から ICU 滞在早期の輸血が殆どであった。充填量削減により、血液希釈的には、体外循環中に輸血を必要とすることは少ない。また、循環および呼吸動態そのものの悪化から輸血を必要とすることも少ない。チアノーゼ性心疾患の無輸血開心術には、外科医の手術時間短縮と確実な縫合と止血徹底が最も重要という結果であった。

参考引用文献

・和田直樹. チアノーゼ性心疾患に対する同種血非使用開心術の検討. 日心外会誌 2005; 34: 83−87.

Web スライド

・④ 松下　恭. 体重 10 kg 未満チアノーゼ心疾患に対する同種血非使用開心術. 1998 年発表

コラム　　術前の自己血貯血（2001 年）

　心臓手術において、なるべく多くの自己血を確保しておくことに異論は無いと考える。1997年以降、小児心臓手術においても、麻酔導入後だけでなく、術前の自己血貯血を行う施設が増加した。しかし、術前貯血がどのような対象に必要であるのかは明確ではない。また、現実的に術前貯血が不可能な症例が多いことや、余剰自己血、仕事の繁雑化などの問題が生じていることも事実である。そこで、小児心臓手術における術前貯血の必要性について検討した。対象は、無輸血開心術を施行した非チアノーゼ性心疾患 986 例、チアノーゼ性心疾患 360 例である（表 A）。自己血輸血は、非チアノーゼが残留血の回収式、チアノーゼが麻酔導入後貯血と残留血回収式である。

表 A：2001 年までの無輸血開心術

Jul. 1994〜Nov. 2001 同種血非使用開心術　1,346 例			
非チアノーゼ性心疾患		**チアノーゼ性心疾患**	
心房中隔欠損症	262	Fallot 四徴症	153
心室中隔欠損症	520	Rastelli 手術	40
不完全型心内膜床欠損症	42	Fontan 型手術	72
完全型心内膜床欠損症	32	開心姑息手術	76
弁疾患, 再手術など	130	AVSD with TOF	14
		Jatene 手術（二期的）	5

自己血輸血
非チアノーゼ性…回収式（人工心肺残留血）
チアノーゼ性……回収式＋麻酔導入後貯血

疾患別, 手術別に術前自己血貯血の必要性を検討

非チアノーゼの 5%、チアノーゼの 10% で輸血を必要とした。表 B に、それぞれの無輸血達成率と輸血要因を示す。チアノーゼの多くは体外循環後から ICU 滞在早期の使用であり、麻酔導入後の貯血と残留血だけでは対応できなかった。貧血の進行だけでなく、循環血液量の増加や凝固因子および血小板補充を目的として、もしこの時期に 10〜15 ml/kg 程度の術前貯血があれば無輸血達成率はさらに向上すると思われる。10 kg 未満症例でも心臓カテーテル中鎮静下に貯血するなど、現実的な方法はある。一方、非チアノーゼでの輸血は、殆どが体重 4.5 kg 未満の症例である。これらは心不全や呼吸不全症状を有し、準緊急的に手術をすることが多いことから、術前貯血はまず不可能である。また、実際の無輸血達成率からは、ASD や VSD、AVSD、TOF での術前貯血は必要無いと考える。しかし、少量でも術前貯血があれば、初期充填に使用することで、体外循環中の血液希釈を少しでも改善させるという意味で有用であるかもしれない。いずれにしても、小児では、術前貯血には多くの労力を要し、不可能な場合が多い。術前貯血の是非と功罪については個々の症例ごとに検討すべきである。

表 B：非チアノーゼ性とチアノーゼ性心疾患の、無輸血開心術成績と輸血要因

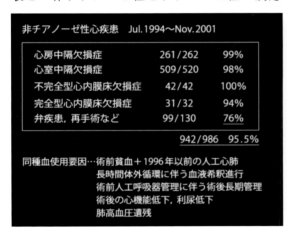
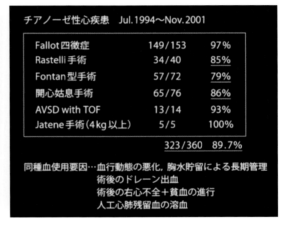

参考引用文献

・高橋幸宏．先天性心疾患における術前自己血貯血．自己血輸血 1999; 12: 83-85.
・高橋幸宏．先天性心疾患における同種血非使用開心術 －術前自己血貯血の意義－ 自己血輸血 2003; 16: 28-32.
　表 B 引用改変

Q&A　チアノーゼ性心疾患の無輸血ポイント（2007年）

質問：「チアノーゼ性心疾患無輸血開心術の管理要点や注意点があれば教えて下さい。」

回答：「人工心肺使用機器や体外循環管理方法は、非チアノーゼ性心疾患と同様です。Constant Perfusion と permissive anemia 管理を徹底します。血液希釈に関しては、チアノーゼ性心疾患での希釈限界値に関するデータは無いと思いますが、無輸血開心術の適応は、体外循環開始時 Hct が 20％以上と予測される場合、また、蛋白製剤の使用は総蛋白量 3.0 g/dl 未満としています。現在の充填量ではこれらの値以下となることは少なく、また、経験上、この条件下での循環および呼吸動態への影響は少ないと思います。蛋白製剤に関しては、長時間体外循環では、予防的な albumin の使用や salin HES の持続投与を行いますが、総蛋白量の回復は速やかで（p159 図 28 参照）、総蛋白量値を増加させる目的で投与する必要性は殆ど認めません。むしろ、volume 管理という面で循環血液量を増加させるために使用することが多いと思います。

　管理で重要ことは、やはり体外循環後の Volume 管理をより厳密に行うことでしょうか。チアノーゼ性心疾患患児は、末梢の血管床が豊富なせいか、循環血液量を adjust させて末梢循環の改善が得られるまでの volume 負荷量は、非チアノーゼ性心疾患より多く必要との印象があります。特に、末梢循環の改善が無い状況で血管拡張剤や鎮静剤を早めに投与すると、血圧の低下からさらに多くの volume が必要となることがあり、注意が必要です。volume 管理を容易にさせるポイントは、十分な残留血を ICU 帰室時に残すことであります。チアノーゼ性心疾患の手術時間は長くなりますが、少なくとも閉胸時間の短縮には努力すべきです。長時間の手術はチーム各員にとって大きなストレスであり、手術時間が長いことが輸血要因であったと判断されれば、下手すると無輸血開心術をさせてくれなくなります。無輸血達成率向上には、チアノーゼ性心疾患においても、まずは時間短縮に努め、心機能を安定させ、そして permissive anemia を考慮しながら適切な volume 管理を行うことが必要です。

　近年、成人先天性心疾患と呼ばれる、Rastelli 手術後の導管狭窄に対する再置換、Fontan 手術後の TCPC 変換、遺残した肺動脈弁や僧帽弁閉鎖不全増強に対する再手術など、胸骨再切開症例が増加しております。これらの主な輸血要因はドレーン出血です。対処としては、体外循環前に、胸骨や側副血管、剥離面などを十分に止血しておくことが重要と考えます。小児心臓外科は今や剥離外科とも言え、短時間で出血無く剥離するコツを習得することが必要です。また、これらは元チアノーゼ性心疾患であり、前回手術と異なって多血症はありませんので、充填量の削減は当然必須です。もちろん、術前貯血もより容易に可能です。また、これもお話したように、Glenn と Fontan では、術前から無輸血開心術の適応外とする症例が増加しています。理由は、手術の低年齢化と低体重化に伴う貧血症例の増加、そして、房室弁逆流を伴う心機能低下や肺血管床の発育不良など、術後の循環動態の悪化や多量の胸腹水貯留が予想される症例の増加であり、具体的には、HLHS や内臓錯位症候群を中心とした 5kg 以下低体重児や心機能低下症例、術後 Hct が 30％未満と推測される場合は輸血充填としています。」

今後の輸血療法と輸血節減について

我々、小児心臓外科医には、手術の成績だけでなく、如何に良い状態で体外循環を終わることができるか、また、ICU を容易にかつ早期に退出させることができるかということも重要なステイタスである。この目的のために最も重視すべきことは、体外循環中の利尿低下と浮腫の予防、そして、ICU 術後急性期の利尿増加と浮腫改善である。

小児心臓手術での輸血目的には、体外循環に伴う血液希釈と出血に対する補充、術後の LOS 状態での酸素供給量と前負荷の増加、浮腫や胸腹水への補充、開心姑息術後の高 Hct 管理などがある。手術侵襲が大きく全身臓器の機能低下が強ければ、輸血は回復のための大事な治療手段となるので、その場合の輸血は不可欠である。しかし、逆に言えば、手術の段階で極めて安定した全身状態を作り上げることができれば、輸血節減は可能ということになる。従って、輸血節減には、体外循環を中心に手術の総合的な低侵襲化対策を考えることが第一に必要である。無理に輸血節減を行うことは、状態の悪化や治療時間の延長に繋がり、節減の意味は全く無い。心臓手術では、低侵襲となるための治療としての輸血方法、そして、輸血を行わなくても低侵襲となる対策の両方を考えることが重要である。今後、小児心臓手術においても、特に利尿と浮腫という観点、また、時間短縮と患児の早期回復という観点で、どの程度の Hb や凝固因子、血小板、蛋白を維持することが最適なのか、臨床的有効性の高い輸血方法の確立が必要と考える。もちろん、最も基本的な輸血削減対策は、外科医が十分に止血することであるが…。

参考引用文献

・高橋幸宏. 無輸血開心術. 小児科 2009; 50: 611-616.
・高橋幸宏. 無輸血開心術の現状. CIRCULATION UP-to-Date 2008; 13: 111-118.
・高橋幸宏. 新生児・乳児開心術における同種血の使用節減. 自己血輸血 2000; 13: 79-82.

Q&A　無輸血の限界（2007 年）

質問：「無輸血開心術の限界、血液希釈の限界については如何でしょうか？　また、現時点での無輸血開心術の欠点と利点、さらに、今後の輸血に対する考え方も教えて下さい。」

回答：「人工心肺機器や体外循環の管理方法、患児の病態や手術時期、チームとしての無輸血に対する考え方など、これらは個々の施設で大きく異なっていますので、無輸血開心術の限界は当然異なると考えます。何度も申しますが、無輸血開心術施行の最低条件は、術後の循環および呼吸動態が輸血充填とする場合と同等もしくはそれ以上であることと考えます。経験上、この条件下での無輸血限界症例は、ASD 体重 4.4 kg、VSD 3.3 kg、完全型 AVSD 4.0 kg、

大動脈縮窄複合 4.1 kg、AVSD with TOF 5.1 kg、総肺静脈灌流異常症 4.4 kg、二期的 Jatene 手術 4.1 kgであり、また、血液希釈限界 Hct 値は体重 4.3 kg VSD の体外循環中最低値 11.0% でした。

　2002 年以降、ウイルス感染の激減と遠隔期の精神運動発達という観点から、特に低体重児の無輸血に関して否定的な意見が多くなりました。2002 年のものですが、当時の無輸血開心術に対する考え方を書いた文章がありましたのでご紹介します。

【近年、輸血の安全性は極めて向上し、輸血に伴う副作用の発生は殆ど経験しません。従って、輸血に伴う合併症の予防という観点から患児の低侵襲性を目指すと言えば、それは少し本当で多分に嘘でしょう。従って、あまり無輸血開心術にこだわる必要性はあまりないのかもしれません。

現在の無輸血開心術の意義は？

無輸血開心術後の患児状態がより良好で合併症が無いこと、コストおよび医療費節減に有効であること、医療従事者の負担軽減につながること、即ち、手術そのものの総合的 quality が高く、無輸血とすることが手術全体の低侵襲化につながるのであれば、あまり否定的な意見は無いのかもしれません。これらを最低条件として、使用しなくてすむものは使用せずに輸血の問題を回避することが無輸血開心術の意義と考えます。ただ、希釈中の脳代謝や遠隔期の精神運動発達の詳細な評価など、今後、早急に解決すべき重要な問題があります。少なくとも無輸血開心術の功罪だけは周知すべきです。

無輸血開心術の条件

榊原記念病院では、1994 年 7 月以降の無輸血開心術症例が 1000 例を超えました。すべての症例に問題が無かったかというと、そうではありません。当初の症例ですが、報告したような痙攣を併発した症例もあります。また、無輸血に伴う問題だけとは限らないのですが、ICU での長期管理が必要となった症例など、無輸血開心術としない方が良かったと反省することもありました。この中には体重 10 kg 以上、また、最低 Hct が 20% 以上の症例も含まれます。この経験から、無輸血とするのか、輸血とするのか、やって良いこと、悪いこと、これらの大筋がわかってきました。今までは、主に無輸血開心術適応拡大の条件について検討してきましたが、これらの経験から、無輸血開心術の適応拡大をしてはいけない臨床的条件を述べたいと思います。

医療従事者の慣れ

無輸血開心術には、①小児循環器科医、麻酔医、体外循環技師や看護婦の無輸血開心術の経験が豊富であること、②比較的速い手術が可能であること、③適応を拡大する前には、適応拡大を行う疾患の術後状態と無輸血達成率が良好なこと、が必要です。逆に言えば、①無輸血開心術の経験が 100 例未満、②VSD 開心術の麻酔時間が 3 時間以上、③血液希釈的には無輸血開心術の良い適応である TOF の無輸血率が 80% 未満であるような場合には、たとえ充填量 250ml の体外循環回路を使用したとしても、10 kg 未満症例の無輸血開心術適応拡大はしない方がよろしいと考えます。

術後の患者状態、quality

① 多量の強心剤使用、②長期人工呼吸器管理、③覚醒遅延、脳神経学的問題点の発生、④多量の蛋白製剤や薬剤の使用、⑤無輸血開心術の為の準備器材が多い、⑥手術時間が長く、看護婦や麻酔医、ICU 医に迷惑をかける、⑦無輸血開心術患児が青白い顔でフラフラ歩いている、⑧入院期間が長いなど、輸血開心術を施行した以前の患児より手術の総合的 quality が低下したことを誰かが感じるようであれば、適応拡大はやめるべきであります。具体的には、体重5kgVSD の輸血開心術で、術後 10 時間以上の人工呼吸器管理を必要とする状況であれば、無輸血開心術は施行しないほうがよろしい。輸血開心術症例より、臨床経過が良好なこと及び低侵襲と判断されることが適応拡大を進める最低条件と考えます。

姑息手術

体重 5kg 以上を無輸血開心術の適応とした 1994 年以前は、体重増加を待って無輸血開心術を施行するとか、大血管離断症や縮窄症では二期的手術として無輸血を目指ざすなどと、真面目に考えていました。しかし、これらは最近の心臓手術の進歩に反することであります。両親の希望や宗教的理由が無い限り、無輸血開心術を行うために姑息手術を行う方が良いなどとはとても言えません。

希釈限界

現在、臨床的な希釈安全限界の最低値は、動物実験上 Hb3〜4 g/dl、Hct10%とされているようですが、輸血開心術における限界値には施設間に大きな差があります。ここには、外科医の治療方針や患者管理方法の差など、施設それぞれのポリシーが反映していると推測されます。我々が経験した限界値としては、体重 3.3kg〜4.9kg VSD75 例の無輸血開心術を対象として、輸血開心術患者より quality が高く、無輸血が低侵襲化に繋がるという前述した無輸血開心術の意義を最低条件とすると、最低 Hct が 11.0%という値でした。しかし、これはすべての疾患および症例には適応できません。体外循環時間が 60 分以上かかる場合、例えば完全型心内膜床欠損症などの限界値は当然より高くすべきであります。無輸血開心術の希釈限界は、最終的には術後遠隔期の精神運動発達の評価が必要ですが、多くの経験則から決定されることが重要で、各種疾患および症例毎、施設毎に行うべきと考えます。少なくとも、他人の言う限界値は信用しない方がよろしいと思います。希釈限界値は一概には決定できません。

前述した痙攣症例や無輸血をやらない方が良かったと感じた症例をみますと、血液希釈的には比較的高いと判断される症例が殆どでありました(体外循環中最低 Hct>20%)。このことは、たとえ希釈が許容範囲内であっても、やはり無輸血開心術はリスクのある、もしくはリスクを背負うべき手術と考えるべきということを示唆します（もちろん、無輸血開心術後のすべての問題が無輸血に起因するとはいえないのですが…）。最低 Hct20%以上と安全域を広げたから安全ということはない訳で、前述した無輸血開心術の適応拡大をしてはいけない条件が重なる場合は、無輸血開心術はむしろやらない方がよろしいと思います。

ちなみに、3.3kg〜4.9kg VSD75 例の無輸血開心術では、最低 Hct が 18％以上であった症例はわずか 5 例でした。限界値を 18％とすれば、体重 4 kg 以下の無輸血適応症例は殆どいません。無輸血開心術の適応は、最低 Hct 値のみで限界値を決定するのではなく、患者の臨床経過や手術の全体像から決定することが重要であると考えます。何度も言いますが、20％以上でもだめなものはダメであります。無輸血開心術は、今後も、重要な課題としてさらに進歩すべきと考えます。実際に、無輸血開心術の経験は、輸血を必須とする開心術においても、準備血液量と総輸血量の低減、過剰投与や廃棄という問題の解決に繋がっています。輸血が比較的安全な現在においても特に小児の無輸血開心術には大きな意義があります。より positive に研究を進めることが、子どもたちの未来に寄与すると考えます。　榊原記念病院　高橋幸宏】

　多分に生意気で意味不明な文章ではあります。無輸血開心術を積極的に開始したのは、充填量削減が進み、また、ECUM 効果により、術後の人工呼吸器管理時間が短縮されたと実感した 1993 年 7 月です。今までの経験から無輸血開心術の利点と欠点を考えると、

　利点は、輸血に伴う問題の回避だけでなく、①輸血が必須となる新生児や低体重児での準備血液量と総輸血量の節減、また、血液の過剰投与や廃棄という問題の改善、②無輸血達成率向上を目的とした手術時間と麻酔時間の短縮に伴う手術数の増加と手術計画の簡便化（1 日 2 例〜4 例）、③看護師や技士のスキル向上、④輸血節減のための機器の進歩による体外循環そのものの低侵襲化などであり、無輸血開心術の経験から多くの波及効果があったことは間違いないと思います。

　一方、欠点は、術後の循環および呼吸動態はむしろ良好でありますが、①遠隔期における精神運動発達遅延や subclinical な問題の可能性、②Glenn や Fontan 手術での胸腹水増加の可能性、③一般病棟帰室後の、投薬や水分制限期間の延長の可能性などでしょうか。

　もちろん、これらは血液希釈が無くても発生しますが、体外循環は最大の生体侵襲であり、無輸血開心術に伴う血液希釈が負の要因として加わることを考えると、当然輸血節減をしてはいけない条件は存在する。今後、輸血節減を進めるためには、心臓以外の外科手術との違いを充分に把握し、臨床的有効度が最も高い輸血療法だけでなく、将来の血液需給バランスをも考慮した、適正輸血に関するガイドラインを独自に作成することも重要と考えます。」

無輸血　まとめ

　日本の小児用体外循環機器は、新生児や低体重児の特殊性を十分に考慮した開発コンセプトを有し、実際の開心術においても目的とする臨床効果を挙げてきた。しかしながら、2007年以降、利尿増加と浮腫改善という最も注目すべき大事なqualityが少し低下する印象を感じるようになった。このことは、無輸血開心術にとって最大の欠点であり、実際に無輸血症例の割合は低下している（図34、35）。また、この時期には、輸血充填とする新生児開心術においても、術後ICU管理の長期化を認めるようになった。当初、この原因がよく判らなかったが、体外循環中の管理において、従来とは異なる生体反応があることに気付いた。次章では、現在の体外循環におけるpitfallsについて、新しい知見とその対処方法を述べたいと思う。

図34：VSD開心術における無輸血充填率の変化

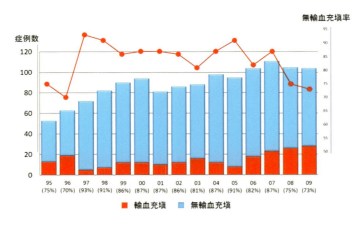

図35：2009年の体重別無輸血充填の割合

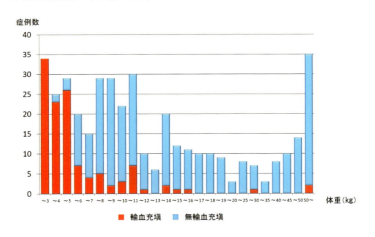

低侵襲化目次　第Ⅰ章　三節　無輸血開心術の発展

第一節の低侵襲下対策と第二節の人工心肺関連機器の小型化により、小児においても無輸血開心術もしくは輸血節減が可能となった。同種血の安全性が向上した現在においても節減すべき理由は存在する。しかし、節減の功罪については十分に納得できる説明をする必要がある。

同種血の問題

ウイルス ・発生率の推移　p98〜99 ・occult infection とは　p99 ・現在の E 型肝炎について　p100	TRALI　p100 TACO　p100 血液供給体制の変更　p171　コラム

無輸血開心術

輸血の目的　p96 管理と達成率向上対策　p97 ・管理要点　p127　図20 手術チーム　p102 Q&A ・permissive anemia 　　麻酔管理　p142 　　無輸血体外循環のコツ　p145 Q&A 　　手術後管理　p148 ・時間短縮 　　手術チームの工夫　p102 Q&A 　　無輸血は短時間手術　p118　コラム 　　手術管理　p142 　　目標時間　p142	・constant perfusion の徹底　p145 Q&A 　　痙攣と対策　p109　コラム 　　無輸血開心術ポイント　p176 Q&A 注意点と欠点 ・動脈フィルターの必要性　p141　コラム ・良好な脱血　p147　コラム ・血管拡張剤　p149　コラム 　　チアノーゼ性心疾患　p176 Q&A ・血清Na　p161　コラム 　　臨床効果　p108 Q&A ・手術後輸血の注意点　p150 Q&A

無輸血適応拡大のために

評価と反省 ・VSD 評価　p118　コラム ・完全型 AVSD 評価　p125　コラム ・臨床評価　p128 　　発達の評価　p132　コラム ・輸血充填症例での輸血　P126 ・利点と欠点　p177 Q&A Fast Track なのか ？ ・VSD の評価　p118 Q&A ・低侵襲性　p108 Q&A, p118　図A	無輸血の限界　p177 Q&A 循環血液量の評価 ・VSD での測定　p111　図4 ・麻酔導入後 Hct と適応　p136　コラム ・必要な初期充填量　p138　コラム 術前自己血貯血　p174　コラム 今後の輸血節減　p177

https://www.cardiomeister.jp

ID: cardio　Password: meister

第Ⅱ章　体外循環の Pitfalls

1.　Pitfalls
2.　マイクロバブル

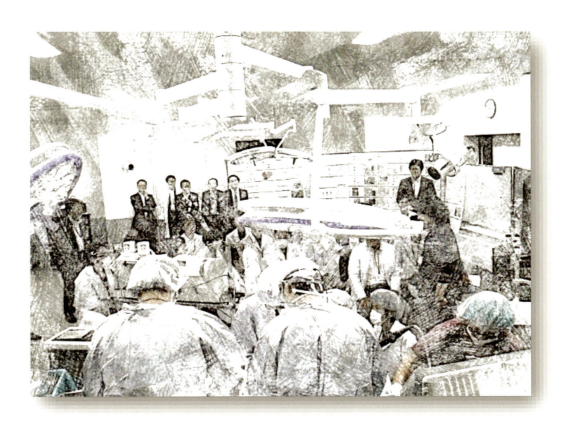

一節　Pitfalls

　　2007 年前後は、さらなる低侵襲化を売り言葉に新たな小児用体外循環機器の開発が進んだ時代である。一方、同時に発売中止となる機器もあり、これに合わせて人工心肺装置と関連機器、また、体外循環管理方法の変更を行っている。主な変更は、①リザーバー、②脱血方法、③人工肺である。

　　2007 年以降、無輸血開心術の達成率は低下した。この理由には、同種血の安全性向上はもちろんであるが、遠隔期の精神運動発達遅延への懸念から無輸血開心術そのものの考え方が変化したことが大きい。しかし、それ以上に、術後の循環および呼吸動態が輸血開心術より良好という条件が維持できなくなったことが本音である。具体的には、体外循環中の灌流圧低下と水分平衡の増加、ICU での利尿低下と volume 追加量の増加である。これらは末梢血管が過度に拡張していることを示唆する。さらに、新生児開心術では浮腫増強や胸腹水貯留が目につくようになった。しかし、機器の変更はあったものの、体外循環中の管理方法に変化は無く、体外循環技士に聞いても特に目立った変更点は無いと言う。本来ならば、新機器による臨床効果を認めるべきである。血管過拡張や血管透過性亢進の原因は何かということが 2007 年以降の我々の大きな疑問であった。下図に、前述した無輸血開心術での管理方法を示す。2007 年には PAN 膜限外濾過器は既に発売中止となっていたが、恐らくは Constant Perfusion の不備、即ち、生体に対して何らかの非生理的変動が新たに発生している可能性が考えられ、検証を開始した。本稿では、現在の体外循環の pitfalls について述べたいと思う。

ワンショット

(1) 体外循環中のワンショット補正

　ある症例の体外循環中に気付いたことがあった。それは、大動脈遮断解除後、心拍動再開後の灌流圧低下である（図1）。技士に何かあったかと聞くと、10％NaCLを1ml補正投与したと言う。今まで経験したことの無い反応である。緩徐に補正するとこの反応は認めなかった。図2に、小児体外循環で使用してきたリザーバーの断面図を示す。脱血された静脈血が一本のダクトを通ってリザーバー最底部に流入するA～D（Bottom release）と、脱血された静脈血がリザーバー中央部に流入するE～G（Middle release）に分類される。図1の灌流圧低下症例ではBリザーバーを使用した。薬剤や補正液を注入するルートは2ヵ所ある。脱血port上部（venous blood inlet）とCardiotomy port上部（medical fluid inlet）であり、10％NaCLは静脈ダクト上部から補正したとのことであった。灌流圧低下の要因は、10％NaCLが高濃度で急速に生体内へ流入したことによる血管拡張反応と推測した。これ以降、体外循環中の電解質や酸塩基平衡の補正、また、輸血や蛋白製剤の補充という観点から、リザーバーの特性について検討を始めた。

図1：10％ NaCLの補正に伴う体外循環中灌流圧の低下

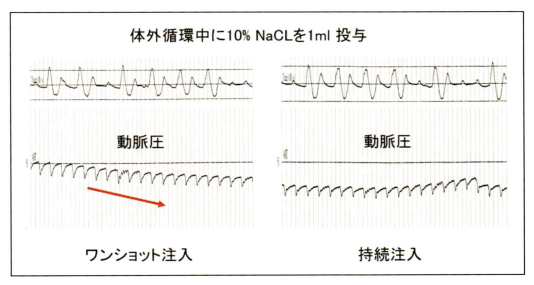

左図は、体重10 kg VSD、充填量175mlの無輸血体外循環症例。大動脈遮断解除後に10％NaCLを1mlワンショット投与した。急速な灌流圧の低下を認めた。以後、ワンショット注入は禁忌とした。
右図は、体重11 kg VSD、充填量175mlの無輸血体外循環症例。10％NaCL1mlを約5秒間かけて投与した。灌流圧の大きな変化は認めていない。

図2：リザーバーの構造

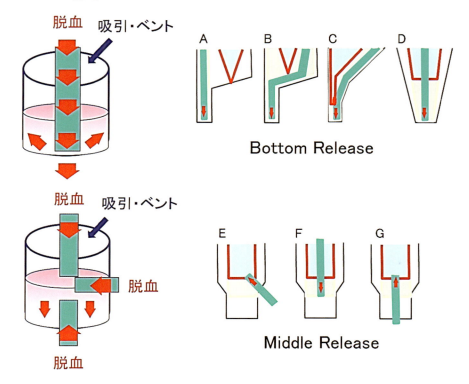

現在使用している日本のリザーバーの多くは、脱血された静脈血がリザーバー上部から一本のダクトを通り、リザーバー底部に流入し、リザーバー内で吸引およびベント血と撹拌されてリザーバー下部から流出する構造である。これは、p79 コラム 回路構成③で述べたように、Dynamic priming volume が少なく、リザーバー液面の応答性が速やかという利点がある。薬剤や補正液を注入するルートは、脱血 port 上部と Cardiotomy port 上部である。特に、脱血 port 上部からの補正液は脱血された静脈血に直接流入することから、薬剤効果が速い。一方、従来使用してきた Safe Micro リザーバーでは、脱血された静脈血はリザーバー下部後方から中央部へ流入し、リザーバー内で吸引とベント血と撹拌されてリザーバー下部から流出する構造である。

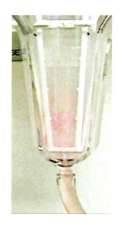

(2) ワンショット補正の実験

1) 赤色試薬の投与

　リザーバーBを用いて模擬体外循環回路を作成した（図3）。生理食塩水の充填（1000ml）、体外循環灌流量1.5L/min、リザーバーレベル300mlの条件で、赤色試薬2mlを脱血port（Venous blood inlet）から注入し、その流出様式の差を視覚的に評価した（Web動画⑦a）。また、同様に、体外循環灌流量0.8L/min、リザーバーレベル80mlとして、赤色試薬1mlを脱血portとCardiotomy portから注入した（Web動画⑦b）。

図3：赤色試薬注入実験の体外循環回路

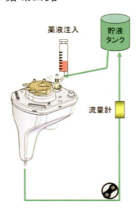

Web動画⑦　　赤色試薬の注入実験 a.　　　　　　　　赤色試薬の注入実験 b.

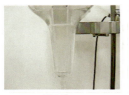 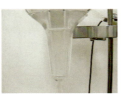 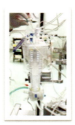 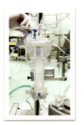

脱血ポート　　　　　　脱血ポート　　　　　　　　　　　脱血ポート　　　　　Cardiotomy
ワンショット注入 2mL　　5秒間持続注入 2mL　　　　　　ワンショット注入 1mL　ワンショット注入 1mL

① 左側動画：脱血 port からワンショットで注入した。静脈ダクトを通った試薬の一部は撹拌されずにリザーバー下部から急速に流出し、その後、リザーバー下方から上方へと跳ね上がるように全体が染まる。
　右側動画：脱血 port から5秒間かけて緩徐に赤色試薬を注入した。試薬は静脈ダクトを通り、リザーバー全体がゆっくりと薄く染まる。
② 左側動画：脱血 port からワンショットで注入した。静脈ダクトを通った試薬の一部は撹拌されずにリザーバー下部から急速に流出する。
　右側動画：Cardiotomy port から注入した。リザーバー全体はゆっくりと薄く染まる。

2）Na 濃度の測定

　体外循環中に投与する補正液はどの程度の濃度となって生体へ流入するのであろうか。次に、この模擬体外循環回路を用いて、体外循環灌流量を 0.6、0.8、1.0、1.2L/min、リザーバーレベルを 80、300mⅠとして、①10%NaCL を Venous blood inlet からワンショット注入、②Venous blood inlet から5秒間の持続注入、③リザーバー上部の Service port からワンショット注入の 3 方法で、リザーバー流出後と動脈フィルター後で循環液内の Na 濃度を測定した（図 4）。Web 資料①には、Na 濃度測定のプロトコールと使用機器を示す。また、図 5～7 には、体外循環流量 1.0L/min、リザーバーレベル 80ml の条件下で、赤色試薬 2ml を注入した時の経時変化写真を示す。

図 4：Na 濃度の測定実験

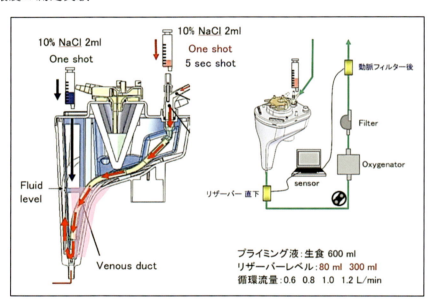

Venous blood inlet は脱血 port にある薬剤や補正液の注入口、Medical fluid inlet は、Cardiotomy port にある薬剤や補正液の注入口である。

Service port は Cardiotomy リザーバーの不具合などに対処するためのリザーバー上面にある別の注入口である。

Web 資料　　・① Na 濃度測定のプロトコールと使用機器

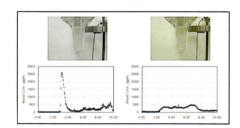

188

図5：Venous blood inlet からのワンショット

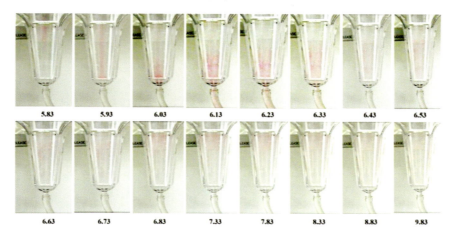

静脈ダクトを通った赤色試薬の一部は撹拌されずにリザーバー下部から急速に流出し、その後、リザーバー下部から上方へと染まる。

図6：Venous blood inlet からの5秒間持続注入

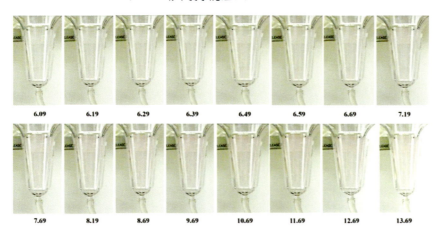

リザーバー全体がゆっくりと経時的に薄く染まる。

図7：Service port からワンショット

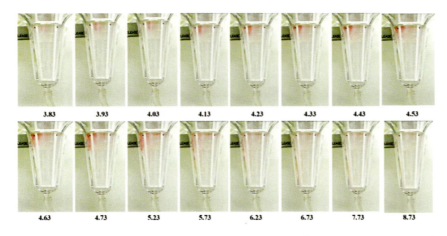

赤色試薬はリザーバー液面上方から下方へゆっくりと下降し、リザーバー全体がゆっくりと染まる。

図8に、リザーバーBを用いて、生理食塩水充填（600ml）、体外循環灌流量0.8L/min、リザーバーレベル80mlの条件下で、10%NaCL 1ml をVenous blood inletからワンショットした場合の、リザーバー後と動脈フィルター後におけるNa濃度の経時変化を示す。リザーバー後では、一過性ではあるが190mEq/Lまで増加した。一方、動脈フィルター後では150mEq/L前後で経過した。

図8： 10% NaCL 1ml ワンショット（Venous blood inlet）

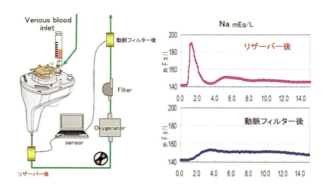

表1に、それぞれの灌流量とリザーバーレベルの条件下で、10%NaCL 2ml を注入した際の動脈フィルター後の最大Na濃度を示す。Service portからのワンショット注入では、リザーバーレベル80mlでの最大Na値は160mEq/L前後と増加したが、リザーバーレベル300mでは146mEq/L前後であった。体外循環灌流量の違いでは大きな差は認めなかった。一方、Venous blood inletからの投与では、ワンショット注入での最大Na値は160mEq/L以上と増加した。リザーバーレベルと灌流量の高低による差は無かった。5秒間持続注入ではリザーバーレベル300mlがやや低い傾向はあるが、150 mEq/L以上と増加した。

表1：動脈フィルター後のNa濃度

貯血レベル mL	血液流量 L/min	脱血ライン ワンショット ピーク値 Na濃度 mEq/L	0.5sec間平均値 Na量 mEq	0.5sec間平均値 Na濃度 mEq/L	脱血ライン 5secショット ピーク値 Na濃度 mEq/L	0.5sec間平均値 Na量 mEq	0.5sec間平均値 Na濃度 mEq/L	サービスポート ワンショット ピーク値 Na濃度 mEq/L	0.5sec間平均値 Na量 mEq	0.5sec間平均値 Na濃度 mEq/L
80	1.2	165.4	1.65	164.7	153.1	1.5	152.5	155.5	1.5	154.9
	1.0	167.0	1.38	166.3	158.1	1.3	157.4	160.6	1.3	159.8
	0.8	164.0	1.09	162.7	159.9	1.1	158.0	162.7	1.1	161.1
	0.6	162.2	0.81	161.2	158.1	0.8	157.6	159.5	0.8	159.0
300	1.2	166.3	1.66	165.6	150.5	1.5	150.0	145.6	1.5	145.0
	1.0	167.8	1.38	166.7	153.4	1.3	152.8	146.4	1.2	145.7
	0.8	163.5	1.09	162.4	154.4	1.0	153.2	146.4	1.0	145.4
	0.6	160.2	0.80	159.0	154.0	0.8	153.2	147.7	0.7	145.0

正常の血中濃度142mEq/L

図9には、灌流量0.8L/min、リザーバーレベル80mlと300mlの条件下で、10%NaCL投与量を変化させた場合の、動脈フィルター後におけるNa濃度の経時変化を示す。Venous blood inletからの注入では、ワンショットおよび5秒間持続注入とも、リザーバーレベルの高低に関係なく高濃度となり、約15秒間高値で推移した。一方、Service portからのワンショットでは、リザーバーレベル80mlでは同等のNa濃度増加を認めたが、300mlでの増加は無かった。表2には、Venous blood inletからのワンショットと5秒間持続注入の、10%NaCL投与量別の最大Na値を示す。

図9：動脈フィルター後　Na濃度の経時変化（10%NaCL補正）

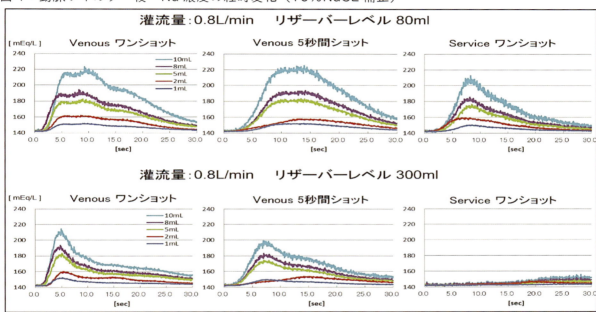

Service portからのワンショット（リザーバーレベル300ml）以外はすべて高Na濃度で推移する。

表2：動脈フィルター後のNa濃度（10%NaCL補正）

ワンショット

投与量 mL	脱血ライン ワンショット ピーク値 Na濃度 mEq/L	0.5sec間平均値※ Na量 mEq	0.5sec間平均値※ Na濃度 mEq/L
1.0	153.8	1.065	159.0
2.0	163.9	1.123	167.7
5.0	196.0	1.303	194.5
8.0	204.3	1.321	197.2
10.0	219.9	1.331	198.7

5秒間ショット

投与量 mL	脱血ライン 5secショット ピーク値 Na濃度 mEq/L	0.5sec間平均値※ Na量 mEq	0.5sec間平均値※ Na濃度 mEq/L
1.0	153.6	1.024	152.9
2.0	159.9	1.058	158.0
5.0	180.6	1.203	179.6
8.0	209.9	1.392	207.8
10.0	232.1	1.543	230.4

条件：灌流量0.8L/min　リザーバレベル80mL　正常のNa血中濃度142mEq/L

Venous blood inletからの10%NaCL注入では、ワンショットおよび5秒間注入とも、投与量に比例してNa濃度は高値となる。

図10には、Venous blood inletからNaHCO3（メイロン）をワンショットした時のNa濃度変化を示す。5mlの補正でも160mEq/Lを超え、約10秒間高Na濃度で経過した。

図10：動脈フィルター後（NaHCO3補正）

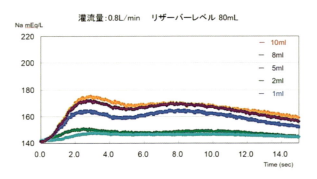

Venous blood inletからのワンショットでは二峰性となる。これはp187 Web動画⑦で示したように、補正液の一部が撹拌されずにリザーバー下部から急速に流出し、その後、リザーバー下方から上方へと跳ね上がった補正液が再度高濃度で流出することを反映する。

ワンショット結論 : Venous blood inletからの注入では、投与時間やリザーバーレベルに関係無く、動脈フィルター後のNa濃度は高値となり、約10～15秒間持続することが判明した。一方、Service portからの注入では、低リザーバーレベルで同等のNa濃度増加を認めた。ここには、脱血された静脈血が一本のダクトを通ってリザーバー底部に流入するリザーバーの構造とリザーバー内循環液の撹拌様式によるものと推察できる。リザーバーレベルが比較的高い成人症例でも同様の反応を示すと考えられる。また、興味深いことに、Venous blood inletからの赤色試薬5秒間持続注入では、リザーバー内循環液はゆっくりと撹拌されて染まるように見えたが、Na濃度の最大値は右方へ移動するだけで、ワンショット注入と差を認めなかった（図9）。

　動脈フィルター後のNa濃度が160mEq/L以上となる10%NaCL注入量は2ml、メイロンは5mlであった。灌流量0.8L/minは体重4～5kg症例の体外循環を想定したものであるが、これらの注入量は実際の臨床でもありうる補正量である。図1に示したように、実際の臨床では10%NaCL 1mlの補正でも灌流圧の低下を認めた。10%NaCLのNa濃度は1700mEq/L、pH 6.3、メイロンはNa濃度833mEq/L、pH 8.0である。電解質の濃度だけでなく、高浸透圧、高酸性、高アルカリ補正液の生体への急速流入が血管機能の破綻をきたすことは容易に想像できる。Venous blood inletからの薬剤や補正液のワンショット注入は、リザーバーレベルや灌流量に関係なく、高濃度のままで生体へ入る危険性がある。リザーバーの構造を理解し、適切な補液の方法と投与スピードを選択する必要がある。

Pitfalls

Q&A　体外循環中の補正　（2017年）

質問：「生体内へ流入する補正液の濃度には驚きました。適正な補正方法について具体的に教えて下さい。」

回答：「お示ししたワンショット注入の実験結果を初めて見た時は、今まで皆さんに偉そうにお話ししてきた Constant Perfusion が全くできていなかったとガッカリしました。以前に使用していた Safe Micro リザーバーでは実験をしていませんので何とも言えませんが、Safe Micro リザーバーの構造と当時の補正の仕方を考えても（p80 図B参照）、このような灌流圧の急速低下反応は起こりにくく、実際に以前には経験しなかった反応です。

　体外循環では、一般的に、Na、K、Base Excess 値は時間経過とともに低下していきますので、長時間の体外循環でのこれらの補正は必須となります。以前は約30分ごとに血液ガスデータの測定を行っていましたが、その結果を見て補正を開始するのではなく、Constant Perfusion を考慮して予防的に補正するようにしていました。血液ガスの測定はその確認です。講演でお話した灌流量 0.8l/min の実験は、体重4〜5kg症例の体外循環を想定したものです。この体重領域において、実臨床でのワンショット補正量はおおよそ 10%NaCL が1〜3ml、メイロンは 3〜5ml です。このことから、現在の補正方法は、メイロン 3ml、10%NaCL 2ml、KCL3ml、マニトール 5ml にリンゲルを加えて総量 20〜30ml とし、CDI モニターを見ながら Cardiotomy port に滴下しております。少なくとも Venous fluid inlet からのワンショット注入は行いません。

　榊原記念病院入職後、特に新生児の術後管理において、中心静脈ラインからの薬剤および補正液のワンショットは、脳出血の可能性があることから禁忌と教えられました。それでも、二心室修復術の場合は、投与された薬液は肺循環から左心房、左室を経由して脳に到達しますので、多少は希釈されると思われます。しかし、上行大動脈送血の体外循環では希釈されることなく直接脳に到達し、約15秒間流れ続けることになります。これは想像ですが、このワンショットが術後の PVL などの虚血性脳病変や原因がよく判らない脳浮腫や脳出血に関与している可能性があるのではないかと考えています。このことは、リザーバーレベルが 500〜1000ml 以上となる成人体外循環でも、リザーバーの構造上、同様と思います。

　また、このワンショット注入に関する問題は心臓に対してもあると考えます。特に新生児において、仮にワンショット直後に大動脈遮断解除を行ったとしたら、高濃度補正液が冠動脈へ流入し、再灌流障害（心筋損傷）となることは十分に想像できます。実際に、心拍動が暫く回復しなかった TOF 症例を経験しました。大動脈遮断解除後、冠動脈が薄く過拡張し、心筋が完全に弛緩した状態が持続しました。補助循環で回復を待ちましたが、ECMO 装着を考え始めた約1時間後に突然心拍動が再開し、直ちに体外循環を離脱できております。原因がよくわからなかったのですが、急速補正による再灌流障害を疑っております。補正に関しては、Venous blood inlet からの急速投与は避け、Constant Perfusion となる補正方法を構築する必要があります。」

| コラム | 全血製剤の使用と輸血充填方法の変化 |

　2018年、輸血充填症例での初期充填方法を変更した。従来は、回路充填量分だけの赤血球製剤をリザーバーに入れて洗浄濾過と補正を行ってから体外循環を開始していた。また、体外循環中は、Hct値やリザーバーレベルに応じて残りの赤血球製剤を適宜補充する方針であった。現在は、まず赤血球製剤2単位とリンゲル液（約3倍量）を回路充填して洗浄濾過を行い、その洗浄血液の100〜150mlを体外循環後もしくはICUで使用するために血液バッグに回収し、残りのリザーバー内洗浄血液（レベル100〜150ml）を補正してから体外循環を開始する方針としている。体外循環中の赤血球製剤の追加を避けることが目的である。図Aに、洗浄前と洗浄補正後のCDIモニター画面を示す。このことにより、体外循環中のvolume追加や補正管理はより簡便化され、以前のように、リザーバーレベルの低下やDUFのvolume追加を頻回に行うことは無くなった。もちろん、2単位一人分の輸血で済ませることも目的の一つである。

　日本赤十字からの供給血液には、赤血球製剤、血漿製剤、血小板製剤の他に、全血製剤もある。全血製剤も、保存前白血球除去の段階で血小板は除去されるが、特に、赤血球や凝固因子、蛋白のすべてが希釈される新生児体外循環では、蛋白製剤やFFPの節減に有効ではないかと考えた。2018年1月より輸血充填症例に使用している。特徴的なことは、体外循環中の総蛋白量値がアルブミン製剤を使用しなくても高値で維持できること（最低値4.3〜5.8g/dl）、また、Norwood手術などの新生児期姑息開心術を除いて、殆どの症例が、血小板や蛋白製剤、FFPを使用しない全血製剤400ml一人分のみの輸血で退院できることである。図Bには、赤血球製剤と全血製剤のpH、Base Excess、K、乳酸、Hct値の比較を示す。全血製剤は献血後比較的新しいこともあり、多少良好な値であるが、初期充填の際には赤血球製剤と同様に洗浄濾過を行う。図Cには洗浄濾過後のデータ変化を示す。余談だが、すべての血液製剤は、本来、生理食塩水以外の混合は推奨されていない。それでも、当たり前のように混合するのが体外循環である。

図A：洗浄前と洗浄濾過後のCDIモニター

酢酸リンゲル1000ml + RBC280ml + ヘパリン400u　　マンニトール9ml + メイロン15ml + アルブミン50ml

　この症例で使用した赤血球製剤のpHは6.76、BE -30.8、K値は測定不能であった。

図B：赤血球製剤と全血製剤の比較

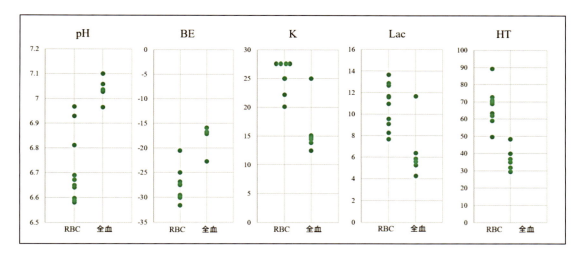

図C：全血製剤　洗浄濾過後

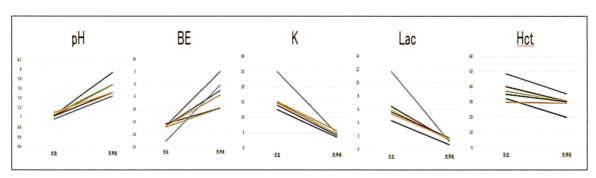

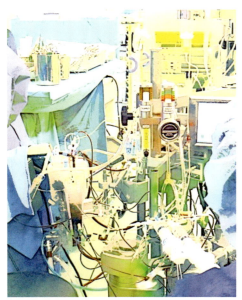

コラム　体外循環中の血液追加

　体外循環中の血液とvolumeの追加にも注意が必要である。図Aに、総肺静脈還流異常症手術中の灌流圧を示す。心拍動再開後の体外循環離脱前に、赤血球製剤30mlをCardiotomy portから投与した直後に血圧低下を認めた。赤血球製剤はカリウム20～測定不能mEq/l、乳酸7～14 mmol/L、pH 6.5～6.9、BE－20～－32 mmol/Lとかなりの高K値かつ酸性である（図B）。生体への急速流入から急激な血管拡張状態となったと考えられる。例え体外循環中であっても、新生児や低体重児での急速なボーラス投与は避けるべきある。また、このことから、体外循環中のvolume追加やDUFに用いる補充液の注入にも同様の注意が必要と考えられる。特にリザーバーレベルが低い状況で晶質液を急速補充すると、晶質液の組成に近い血液が生体へ流入することになる。当然、心機能にも影響する可能性がある。いずれにしても、体外循環中であっても、また、Cardiotomy portからであっても、新生児や低体重児での急速な輸血および補液は避けるべきである。もちろん、Venous fluid inletからの注入は論外である。輸血やvolumeの補充、薬剤や電解質の補正は、大動脈遮断解除前の段階でECUMを行いながらゆっくりと行い、条件を整えてから大動脈遮断解除（再灌流）とするべきである。

図A：赤血球製剤の投与による動脈圧の低下

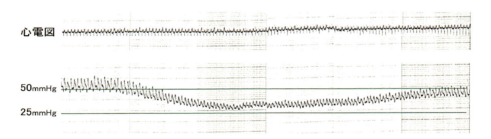

図B：赤血球製剤

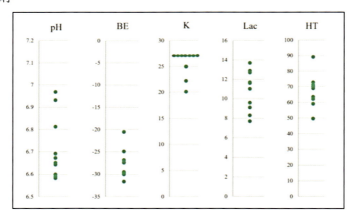

小児での輸血充填症例では、なるべく新しい赤血球製剤を選択しているが、それでもK値が測定不能となる25mEq/L以上の高値である場合が多い。

陰圧吸引補助脱血

　陰圧吸引補助脱血による脱血量の調節は比較的容易である。しかし、体外循環開始直後から灌流圧が低下する症例が増加した印象があった。この initial drop と言われる反応は、充填血液内の血管作動性物質の影響と考えられてきたが、無輸血充填の体外循環でも同様に認められる。図11に、Morrow 手術を施行した体重 28.7 kg HOCM 症例での灌流圧の推移を示す。体外循環開始直後から灌流圧の低下を認め、volume の追加を必要とした。Web 動画⑧には、以前のポンプ脱血と現在の陰圧吸引補助脱血を示す。陰圧吸引補助脱血では初期充填液が急速に生体へ流入していることがわかる。無輸血充填での initial drop は、体外循環開始時の送血の速さにあると考えられる。如何に調整された充填組成であっても、急激な晶質液の流入と血液希釈により、血管機能に急激な変動をきたすことは容易に想像できる。この血管拡張反応は、血液充填での Initial drop と異なり、昇圧剤に対して思った以上に反応しない。結果として、体外循環開始直後からリザーバーレベルが下がり、volume 追加が必要となる。体外循環開始時の送脱血流量の調節という観点からも Constant Perfusion を徹底すべきである（p109 コラム 術後の痙攣参照）。

図11：無輸血体外循環での initial drop

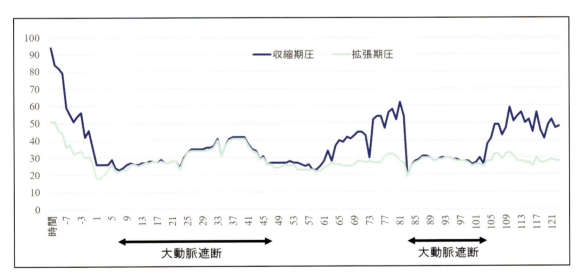

　Morrow 手術を施行した体重 28.7 kg 肥大型心筋症の灌流圧を示す。狭窄遺残に対してセカンドランとなった。初期充填量は 350ml、無輸血充填。後述する炭酸ガス吹送を行い、体外循環開始前の初期充填液は良好に補正されていたが、体外循環開始直後から灌流圧は 20mmHg 台まで低下した。心拍動開始後の収縮期動脈圧も 50mmHg 前後と低い。

参考引用文献

・前田正信. 先天性心疾患開心術における Ultrafiltration(hemofiltration). 循環器科 2003; 53: 28-33.

Web動画⑧　ポンプ脱血と陰圧吸引補助脱血

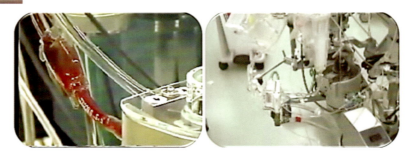

ポンプ脱血　　　　　　　　陰圧吸引補助脱血

ポンプ脱血では、脱血送血ポンプとも BP 75c III を使用している。体外循環開始時には、同時に回転を開始し、送脱血流量を同一に維持しながら緩徐に灌流量を増加させている。一方、吸引補助脱血法では、まず脱血を開始し、その後送血ポンプの回転が始まる。急速に初期充填液が生体へ流入するのが分かる。

Q&A　陰圧吸引補助脱血の注意点　（2018年）

質問：「陰圧吸引補助脱血の注意点について教えて下さい。」

回答：「お話したように、無輸血充填の initial drop 反応は中々改善しません。体外循環中の利尿低下と volume 追加は最も嫌なことです。陰圧吸引補助脱血では、ポンプ脱血のように、送脱血量を同一にしてリザーバーレベルを維持しながら緩徐に灌流量を増加させていくことが比較的困難であります。後程お話ししますが、現在、ECUM の回路は、マイクロバブルの発生を考慮して、脱血回路→小型ポンプ→限外濾過器→リザーバーの血流経路ではなく、脱血回路→小型ポンプ→限外濾過器→脱血回路としています。特に低体重児体外循環の開始時には、ゆっくりと体外循環を開始させる目的で、この ECUM 回路を利用してポンプ脱血とし、ある程度の体外循環灌流量が確保できた段階で陰圧吸引補助脱血へと変更しています。体外循環開始時の送脱血流量の調節には良い方法と考えます。

　initial drop に関しては、これも後述しますが、人工肺の圧較差上昇や人工肺交換の原因は強アルカリ性の初期充填液であるとの報告があり、2007 年以降、初期充填組成からメイロンを除いた時期がありました。結果、初期充填液 pH は酸性に傾くことになります（図 A）。もちろん、体外循環開始前には人工肺に酸素を吹送し循環させているので、これらの pH 値よりは高い状態で体外循環を開始していると考えますが、この初期充填液の酸性化も無輸血充填症例での initial drop に関与した可能性があります。

　しかしながら、陰圧吸引補助脱血で最も注意すべき点は、単に脱血過剰となることです。ポンプ脱血では、脱血回路に組み込まれている小型リザーバーバックの虚脱状況で脱血の良否を確認していました（p61 Web 動画③参照）。一方、陰圧吸引補助脱血では、吸引圧によりいくらでも脱血できる印象があります。実際に、脱血不良と技士から指摘される時には、既に上大静脈が虚脱する位に脱血過剰となっていることも経験することです。体外循環灌流圧と尿量維持に最も重要なことは如何に循環血液量を維持する管理ができるかどうかと考えます。急速な脱血過多状況も灌流圧低下の要因かもしれません。」

図A ：初期充填液と体外循環開始後のpH

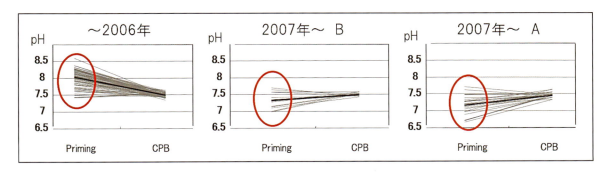

人工肺の血栓閉塞の原因として、初期充填液の強アルカリ化による赤血球の形態変化（echinocyte）が疑われた。これに対し、充填組成からメイロンを除く対策が取られ、結果として初期充填液が酸性に傾いた時期があった。中央図と右図のAとBは使用する人工肺と回路の違いである。

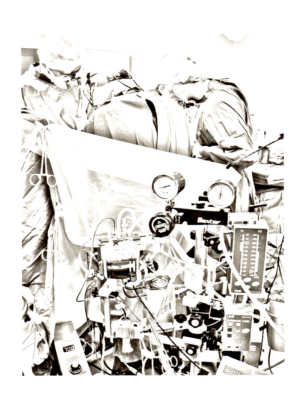

圧較差

　人工肺圧較差上昇の理由には、抗凝固管理（ACT）の不備、寒冷凝集素症、ATⅢ欠損症、クリオグロブリン血症、血小板増加症などがある。しかし、2007年以降、これらの問題が無い症例でも、人工肺の持続的な圧較差上昇から人工肺の交換を必要とする事例が増加した。初期充填液の強アルカリ化やメイロンの急速投与による赤血球形態の変化（echinocyte）がその要因と考えられている。しかしながら、echinocyteによる人工肺の血栓閉塞は既に1980年代から報告されたことである。人工肺交換症例の増加には、2007年以降の人工心肺関連機器の変更も関与しているのではないだろうか。循環血液に対する急激な非生理的変動、即ち、血栓や血液細胞の凝集塊発生を容易に発生させるような体外循環管理となっている可能性がある。人工肺圧較差上昇の臨床経験と模擬体外循環を用いた実験から、その要因と対策について考察する。

参考引用文献

・副島健市．人工心肺の血液充填とPH-alkalosisと赤血球凝集．人工臓器 1988; 17: 1417-21.
・山田将志．新規導入肺による圧力異常の経験．膜型肺 2009; 32: 38-39.

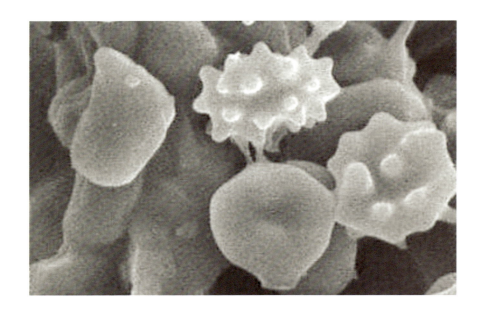

(1) 人工肺圧較差上昇の実験

1) アルカリ化に伴う人工肺圧較差上昇

牛血を用いた模擬体外循環回路にて、NaHCO3（メイロン）を初期充填した時の各種人工肺の圧較差上昇について検討した（図12）。全ての人工肺において経時的な圧較差上昇を認めた。充填液のアルカリ化が圧較差上昇の一因であることを示唆する。

図12：NaHCO3 充填に伴う、各種人工肺の圧較差上昇

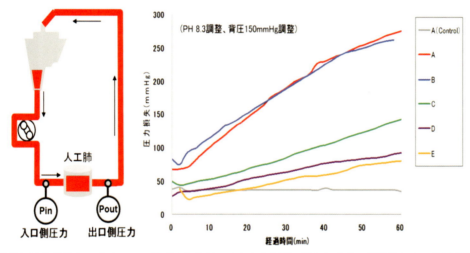

臨床的にはあり得ないメイロンの量ではあるが、アルカリ化剤の添加により、模擬的な人工肺圧較差上昇が再現できた。各人工肺の構造や特性に関係無く、循環血液の性状次第では持続的圧較差上昇が発生する。

2) 圧較差上昇の因子に関する検討

圧較差上昇の可能性を有する因子には、温度、Hb、総蛋白量、ACT、pHがある。それぞれの値の変動が経時的な圧較差上昇に関与するかについて検討した（図13）。

① 低温度、高 Hb、高総蛋白量となるにつれて圧較差はより大きくなった。血液粘性増加のためと考えられる。しかし、経時的な圧較差上昇は認められなかった。従って、温度、Hb、総蛋白量は、体外循環中の経時的な圧較差上昇には関与しないと考えられた。また、ACT は、130 秒で凝固を認めたが、これは当然の結果であり、150 秒以上の値では同様に経時的上昇は無かった（図14）。

図 13：圧較差上昇の因子と測定方法

検討内容	温度 ℃	Hb g/dL	TP g/dL	ACT sec	pH -
温度の影響	20,30,37	12	6	<1000	7.5
Hbの影響	37	3,8, 10,12,15	6	<1000	7.5
TPの影響	37	12	3,6,8	<1000	7.5
ACTの影響	37	12	6	130, 150 200, 400 <1000	7.5
pHの影響	37	3	1	<1000	7.0～8.5

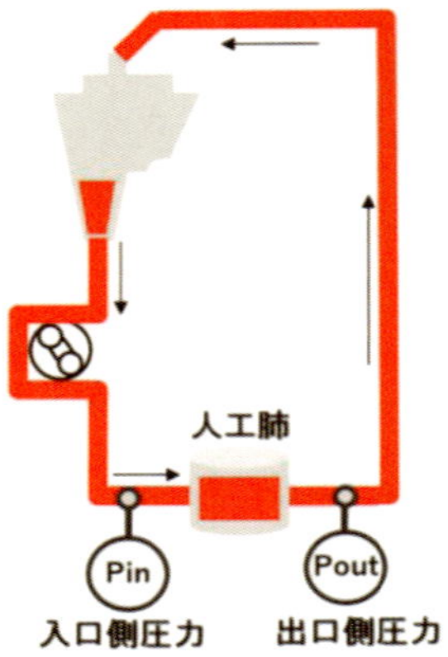

図 14：温度、Hb、総蛋白量、ACT の圧較差

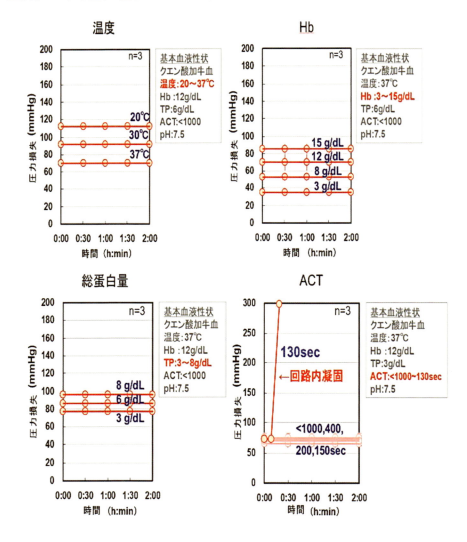

② pHは、Henderson Hasselbalchの式に示すように重炭酸イオンと二酸化炭素値によって決定される。高pHの圧較差への影響を評価するために、両者の値を変化させて圧較差の変動を評価した。牛血とリンゲル液（総量700ml）にて模擬体外循環回路を作成し、メイロンを添加して高pHとした場合と、二酸化炭素を過排出させて高pHとした場合の圧較差を測定した（図15）。圧較差は、pHと圧上昇の関係をみるために、30分あたりの圧較差の差をΔP増加量として評価した。

図15：PHの圧較差測定方法

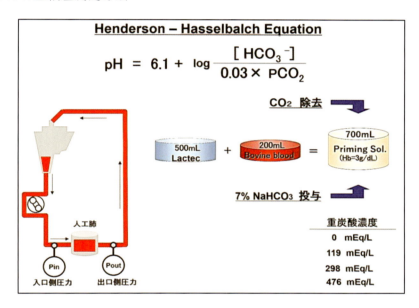

メイロンを添加せず、ガス吹送のみで二酸化炭素を過排出させてアルカリ化した場合には、pHが高値になっても経時的な圧較差上昇は認めなかった（図16）。

図16：二酸化炭素の排出による圧較差の変化

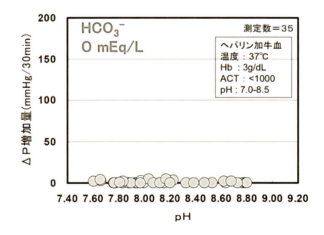

一方、メイロンを添加した場合、pH が 8.0 以上となると、重炭酸濃度に比例して圧較差は増加した（図 17）。また、図 18 は、pH を 7.0 と 8.0 に固定して、重炭酸濃度を変化させた場合の経時的な圧較差変化を示す。重炭酸濃度に比例して経時的な圧較差上昇を認め、pH 8.0 ではより高い圧較差となった。人工肺の圧較差上昇には pH だけでなく、重炭酸イオン濃度も関与すると考えられる。臨床的には、メイロンを初期充填し、体外循環を開始するまで人工肺にガスを吹送したままにしておくと高 pH 状態となる。後述する I 型圧較差上昇（図 19）となる可能性を示唆する。

図 17：重炭酸濃度による圧較差の変化

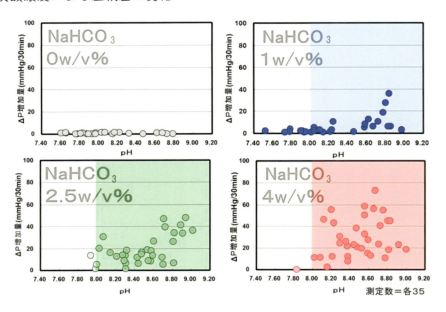

図 18：圧較差への pH の影響

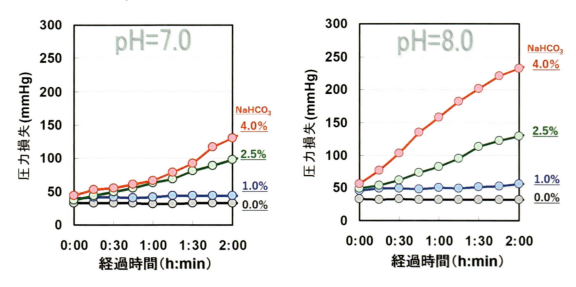

（2）人工肺圧較差上昇の臨床

人工肺圧較差上昇の様式

人工肺圧較差上昇には幾つかの様式がある。体外循環開始直後から急激な増加を認めるⅠ型と、体外循環途中より増加するⅡ型に分類される（図 19）。図 20 には実際の症例を示す。

図 19：人工肺の圧較差上昇様式

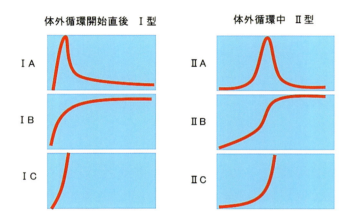

Ⅰ型：体外循環開始直後からの圧較差増加。ⅠA…圧較差増加後に低下する。ⅡA…圧較差増加が持続するが、体外循環は続行可能である。ⅢA…体外循環は続行不可能で人工肺の交換を必要とする。
Ⅱ型：体外循環途中より圧較差増加。ⅠA…圧較差増加後に低下する。ⅡA…圧較差増加が持続するが、体外循環は続行可能である。ⅢA…体外循環は続行不可能で人工肺の交換を必要とする。

図 20：圧較差上昇をきたした症例

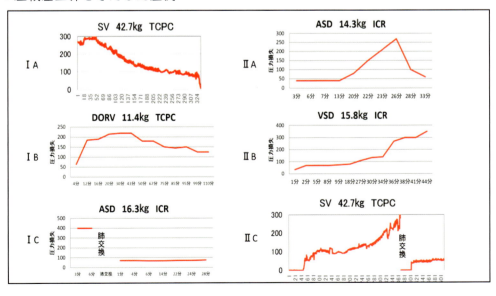

Q&A 人工肺の圧較差 対策 （2018年）

質問：「人工肺の圧較差上昇の要因と具体的対策について教えて下さい。」

回答：「対策として、まずは、圧較差の変化を正確かつ早期に確認する必要があります。最近の人工心肺装置では、圧較差をリアルタイムに把握できるようにモニター表示することが可能です（図A）。そして、第2には予防です。圧較差上昇の一要因として、初期充填液の高度アルカローシスが注目されています。しかし、昔の体外循環では今以上に強アルカリであったと思います。もちろん、2006年以前は回路圧を測定していなかったこともありますけれども、それでも当時は、成人開心術も含めて人工肺交換の経験は全くありません。勿論、回路圧測定が義務となった現在では、早めに人工肺交換を行う傾向があるのではないかと思われますが、現実問題として、灌流量が維持できないほど圧較差が上昇して、緊急で人工肺交換を行う症例が増加していることは事実です。圧較差上昇の要因は多様で、原因を特定することは中々難しいと考えますが、少なくとも個々の症例ごとにその要因を考察して、その結果から何らかの対処方法を考えておくことが必要です。

圧較差上昇Ⅰ型（図19）には、体外循環開始時の脱血スピードも関与すると考えています。陰圧吸引補助脱血（p198 Web動画⑧）では、脱血された静脈血はリザーバー底部へ飛び込むように落下し、そのまま急速に人工肺へと流入していきます。もし初期充填液の高度アルカリ化がechinocyte発生の原因であれば、この時点で多量のechinocyteが発生し、直接人工肺へ流入し圧較差上昇となるのではないかと考えます。以前のポンプ脱血ではかなりゆっくりと体外循環を開始させていました。静脈血はリザーバー内でゆっくりと撹拌され人工肺へ流入していきます（Web動画⑨）。Bottom releaseリザーバーの構造と陰圧吸引補助脱血の特徴が、このⅠ型に関与していると言えるのではないでしょうか。まずは静脈血をゆっくりとリザーバーに誘導することが必要であります。p198 Q&Aで述べましたが、現在、特に低体重児での陰圧吸引補助脱血では、体外循環開始時にECUM回路ポンプを用いてゆっくりと送脱血流量を調節しています。」

図A：圧較差モニター

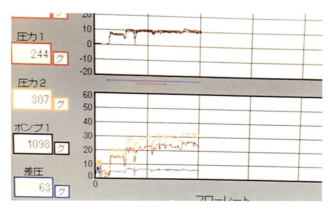

人工肺前と動脈フィルター後で回路圧を測定して、その圧較差をモニター画面に表示できる。

Web動画⑨　ポンプ脱血による体外循環

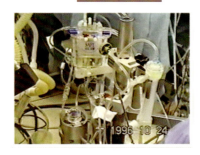
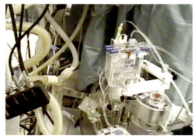

ポンプ脱血では、脱血静脈血はリザーバー内でゆっくりと撹拌されていることが分かる。

　図BにⅡ型圧較差上昇症例を示します。圧較差上昇の前に、マニトールとメイロンをVenous blood inlet から急速注入していました。前述したメイロンワンショットのNa濃度変化からは、重炭酸濃度も希釈されずに人工肺へと流入することになります。恐らく、お話したBottom release リザーバーのワンショット補正の欠点が前面に出たものと考えています。圧較差上昇の観点からもゆっくりと補正、即ちConstant Perfusion とすることが必要です。

図B：Ⅱ型圧較差上昇の症例

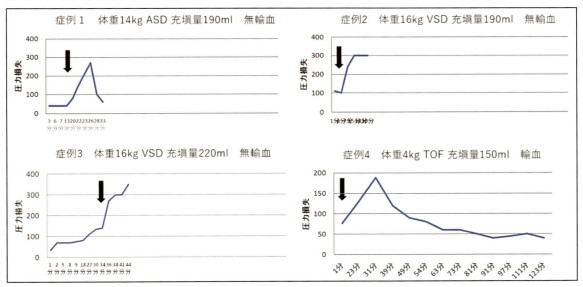

症例1…マニトール15ml メイロン15ml、Salin HES 60 ml。症例2…マニトール15ml メイロン10ml。
症例3…マニトール15ml メイロン15ml。症例4…低酸素発作にて緊急で体外循環を開始した（患児のBEは−18）。メイロン10ml、マニトール5ml。

また、ワンショットに関しては、コントミン（Chlorpromazine hydrochloride）にも注意が必要です。In vitro の実験では、ヘパリンとコントミンを試験管内で混合すると、コントミン濃度の増加とともに白色結晶が析出し、ヘパリン活性が低下することがわかりました。また、同様に、牛血に両者を混合すると、コントミン濃度の増加とともに血栓形成を認めました（図C）。コントミンは、血管拡張剤として頻繁に使う薬剤ですが、同様に、注入量と注入スピードについては注意が必要と考えます。

図C：コントミンとヘパリン

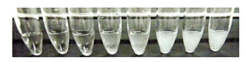

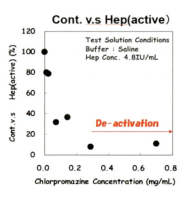
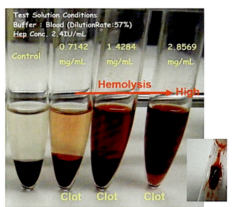

　Ⅰ型、Ⅱ型とも、回路圧を測定していなかった2006年以前には全く気付かなかった反応です。Safe Micro リザーバーの特徴と以前の Cardiotomy port からの補正方法を考えると、多少の圧較差上昇はあったとしても、恐らく臨床的に問題となることは無かったのではないかと思います。現在では、体外循環開始時の送脱血流量調節と持続補正の徹底により、人工肺交換はもちろん、現在では体外循環中の圧較差上昇を認める症例も皆無となりました。要は、Constant Perfusion を厳密に行うことです。

　しかしながら、厳密な Constant Perfusion とは言っても、実は厳密では無かった症例があります。図D には、DKS＋Rastelli（Yasui 手術）を施行した DORV 症例を示します。術前 Hct は 76％、体外循環開始時 Hct も 66％であり、血液希釈を目的に循環血液を血液バッグに回収しながら、その分、sublood B を Cardiotomy port から補充投与しました。当たり前の管理ではありますが、圧較差が急速に上昇かつ持続して人工肺の交換を行いました。熱交換器と人工肺に大量の血栓を認めております。人工肺圧較差上昇の原因は、循環血液に対する何らかの急激な変動による血栓発生と考えられ、現在の人工心肺関連機器の特徴を十分に考慮

208

した体外循環管理が必要と考えます。その場合、通常の補正もしくは補充管理をしたつもりでも、結果として、目指すところのConstant Perfusion管理がまだまだできていない場合があり、注意が必要です。榊原記念病院では、この症例が人工肺交換の最後の症例であり、2015年以降は圧較差上昇も認めなくなっております。圧較差上昇が認められる場合は、Constant Perfusionが上手くいっていない証拠であり、原因究明にはUnconstantとなっている原因を一つ一つ考察すれば良いと思います。

しかしながら、最後に、基本的なことでありますが、ACTの体外循環開始直前の測定と正確な調整が最も重要であることは言うまでもありません。」

図D：Ⅱ型圧較差上昇症例の経過と人工肺内血栓

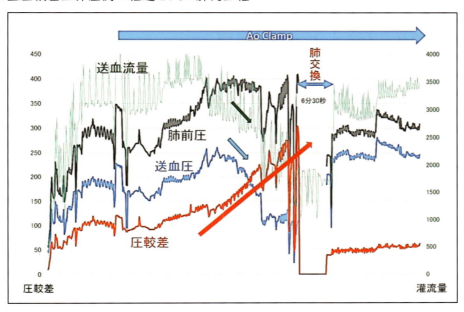

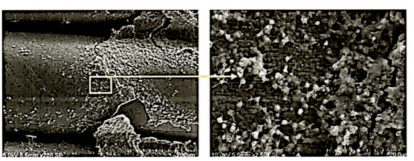

体重41.1 kg, DORV IAA。初期充填量400ml。体外循環開始後約20分から圧較差上昇を認めた。この時までに880mlのsublood Bを投与している。灌流量を低下させることで対処したが、圧較差上昇は持続的で人工肺の交換を行った。熱交換器と人工肺内に多量の血栓を認めた。

(3) 人工肺の交換

　実臨床においては、圧較差上昇の予防はもちろんであるが、人工肺交換の可能性を常に念頭に置き、その準備をしておくことが必要である。体外循環開始直後からのⅠ型圧較差上昇の場合には、執刀医にその旨を告げ、体外循環離脱に備える。ⅠA型やⅠB型のように圧較差が低下するようであれば良いが、最初から極めて高値である場合や持続的増加を示し、灌流量維持が困難と判断されれば直ちに体外循環を離脱して人工肺を交換する。また、体外循環途中のⅡ型圧較差上昇も同様であり、持続的な圧較差上昇の場合は早めに人工肺交換を考慮する。しかし、Ⅱ型では大動脈遮断中に交換を行わなければならない状況もあり、この場合の人工肺交換には工夫が必要となる。勿論、人工肺の交換は最終手段であり、圧上昇の推移をよく観察して下げる工夫をまず取ることが重要である。

Q&A　人工肺の交換　（2017年）

質問：「人工肺交換の方法について教えてください。」

回答：「図Aには、遠心ポンプを用いた体外循環中に、圧較差上昇に伴って灌流量が低下した症例を示します。この症例では、ポンプ回転数を上げることで灌流量が維持でき、また、その後の圧較差は低下しています。しかし、回転数を増加しても圧較差がさらに増加し、また、目標の灌流量が維持できない場合には、人工肺の交換を考慮しなければなりません。体外循環中、特に大動脈遮断中の人工肺交換には、灌流を停止させない技術が必要となります。Webスライド①とWeb動画⑩にその方法を示します。

図A：Ⅱ型圧較差上昇症例

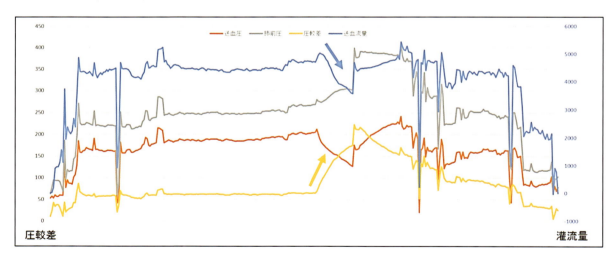

左房粘液腫。充填量700ml、無輸血充填、遠心ポンプを使用。大動脈遮断中に圧較差の上昇を認め、灌流量の低下を認めた。圧較差上昇の原因については特定できなかった。

まず、人工肺手前の圧測定ポートと動脈フィルター後の動静脈シャントポートの側管（図B）を利用して新たな人工肺をセットします。ダブルルートとする訳です。この方法は、体外循環を停止させずに新人工肺の空気抜きを行うことができ、ストレスの無い人工肺交換が可能で極めて有用な方法と考えます。また、余談ですが、体外循環技士には、超緊急開心術に対し、体外循環回路を素早くセットおよび充填する技術も必要です。Web動画⑪には、体外循環の緊急準備のための教材動画を示します。いずれにしても、技士には迅速な緊急対応が求められることが多々ありますので、まずは訓練が必要と考えます。」

図B：人工肺交換用のポート

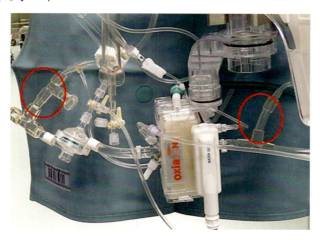

人工肺手前の圧測定ポートと動脈フィルター後の動静脈シャントポートを示す。

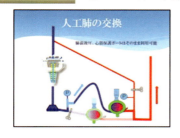

Webスライド ・① 人工肺の交換

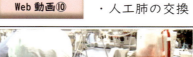
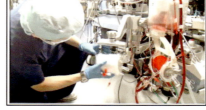

Web動画⑩ ・人工肺の交換

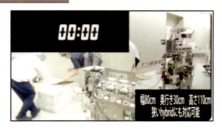

Web動画⑪ ・体外循環回路の緊急準備

211

> **コラム** ＩＡ型圧較差上昇に対する対処

図ＡにＩＡ型圧較差上昇の一例を示す。体重6.1 kg　大動脈弁狭窄症、大動脈弁上狭窄症、肺動脈弁狭窄症、卵円孔で、充填量150ml（無輸血充填）の回路を用いて、弁上狭窄解除と肺動脈弁交連切開、PFO 閉鎖を施行した。灌流量 half flow の時点から圧較差上昇を認め、total flow では人工肺前圧 400 mmHg、圧較差 200 mmHg となった。当時の体外循環技士の考えと対処を示す。

「まずは、灌流量を 900ml/分から 800 ml/分前半まで下げました。この時点においては、もしそれでも急激な圧較差上昇が持続する場合には、人を集めて即離脱することを考えております。ACT も勿論再チェックします。しかし、圧較差上昇スピードはまだなだらかで、経験上いけると思いましたので、冷却を開始しました。その後、横軸時間経過 115 の時点で圧較差が下がっていますが、これは大動脈遮断を行い、Blood GIK の吸引分だけ循環血液が希釈されたことによるものと考えます。この症例では、晶質液 50ml 程度で血液粘度を下げるのも手かもしれません。しかし、その後も圧較差は再度上昇しています。この時点では膀胱温が 32℃ですので、さらに灌流量を 750ml まで下げました。これ以降は圧較差の低下を認め、体温を維持しなから灌流量を戻すことができております。体外循環開始の時点で、直ぐに離脱して人工肺の交換を行うという選択肢ももちろんあると思います。しかし、大動脈遮断中においても、p211 の Web スライド①や動画⑩で示した方法で安全な人工肺の交換ができますので、本症例ではこのような対処を取りました。でも、圧較差が下がるということは、人工肺の目詰まりが取れるということだと思います。動脈フィルターメッシュ径未満のそれらはやはり生体へ流入することになります。この症例では、初期充填組成のアルカリ化が圧較差上昇の要因であった可能性を考えました。Ｉ型圧較差上昇は、このアルカリ化だけでなく、体外循環開始時の回し方など、注意すれば解決できるものと思いますので、やはり起こさない予防策は必須です。」

図Ａ：体重 6.1 kg　supra AS PS

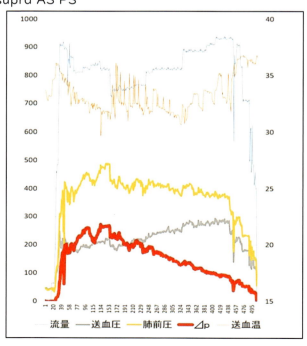

小児用人工肺

　最近の小児用人工肺は、より少ない膜面積とより低い圧力損失を確保した上で、より高いガス交換能（酸素添加能、二酸化炭素排出能）を有するものが多い。新生児だけでなく乳幼児においても使用可能である。言わば大は小を兼ねる的発想であるが、これらの小型高性能人工肺の開発は、前述した無輸血開心術の適応拡大を含めて、小児心臓手術の低侵襲化に大きく寄与したことは間違いない。しかし、その優れたガス交換能が、低体重児での体外循環管理においては逆に問題となるとの指摘が出てきた。$PaCO_2$ が極端に低値となることである。

Q&A　低体重児用人工肺（2016 年）

質問：「低体重児の体外循環では、PaO_2 や $PaCO_2$、pH、Base Excess 値の調節が難しいと感じることがあります。現実的で簡便な管理方法はありますか？」

回答：「PaO_2 や $PaCO_2$、pH、BE の調節は、言わば体外循環中の呼吸管理であります。通常の体外循環で極端な異常値を示す場合には、そこには明白な原因があるはずですので体外循環そのものの見直しが必要です。しかし、生体は、体外循環に伴う代謝性および呼吸性のアシドーシスとアルカローシスに対して、極めて従順に反応して修正を行っています。測定された値の変動の殆どはその結果であります。従って、多くの場合、これらの値の多少の変動が臨床的問題につながることは少ないと思います。

　それでも、最も悩む管理は呼吸性アルカローシスへの対処でしょうか。大事なことは、第 1 に、$PaCO_2$、pH、BE の変動を見て、補正をするのか、それとも許容範囲内と考えて様子を見るのかという判断であると考えます。例えば、BE が－5.0、$PaCO_2$ 25 mmHg、pH 7.55 では、少なくともメイロンの補正は考えない。行うとすれば、呼吸性アルカローシスと判断して吹送ガス流量を調節するくらいでしょう。しかしながら、特に低体重児ではこの調節が中々難しいと思います。そして、第 2 には、最初から呼吸性アルカローシスとならないように $PaCO_2$ 値を中心に一定に管理することであります。これも Constant Perfusion の一つです。お答えになるか疑問ですが、この観点から、人工肺の選択と CO_2 添加による呼吸性アルカローシスの予防ついてお話したいと思います。

　図 A に、5 種類の小児用人工肺の酸素添加能、炭酸ガス排出能、圧力損失を示します。高血流量域まで優れたガス交換能を有しています。しかし、このことは、これらの人工肺を低い灌流量域で使用すれば二酸化炭素の排出は当然大きくなることを意味します。対策としては、人工肺に吹送するガス流量で調節するしかありません。今まで、注目されない部分したが、最近、新生児や低体重児開心術では、むしろ、二酸化炭素が抜けすぎることが問題ではないかとの指摘が出てきました。

図A：各種人工肺のガス交換能と圧力損失

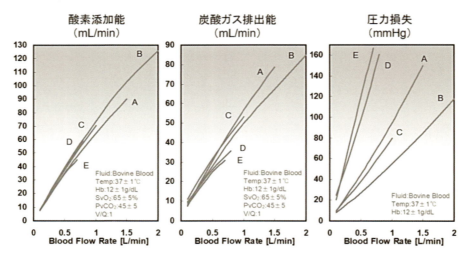

　図Bには、各人工肺の炭酸ガス排出能を示します。循環流量を0.8、0.5、0.3 L/minと設定し、静脈血の二酸化炭素分圧を45 mmHgとした条件下において、V/Q比を0.25、0.5、1.0、2.0と増加させた時の動脈血PaO2の変化を測定しました。グラフが右方偏位するほど、同じV/Q比でも二酸化炭素排出量が多くなる、即ち、PaO2がより下がる人工肺ということになります。特に0.3 L/minの低循環流量では大きく低下しました。実臨床では、人工肺に吹送するガス流量を調節することでPaO2 40 mmHg前後を目標とします。青の破線が示す40 mmHgを目標とするためには、循環流量が低いほどV/Q比を下げなければならない、即ち、かなりガス流量を低くしないと二酸化炭素は過排出となります。

図B：循環流量別のV/Q比とPaCO2

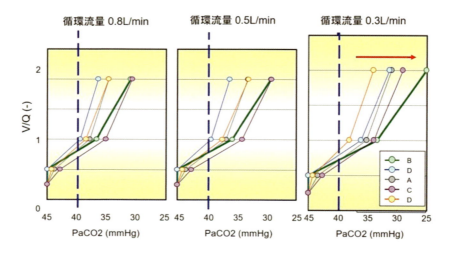

低循環流量において、PaCO2の低下がより大きくなる。

214

しかしながら、現在使用しているガス流量計は、特に 200 mL 以下とすると不安定となりやすい、即ち、酸素化そのものが不安定となる可能性があります。従って、やや高い V/Q 比でガス流量を調節することが現状ではないかと考えます。結果として、ガス交換能が優れた人工肺では $PaCO_2$ が過剰に低下し、結果として呼吸性アルカローシスとなります。もちろん、二酸化炭素を吹送して血中 $PaCO_2$ 値の調節を行うこともできますが、この問題の解決には、炭酸ガス排出能の設定を低体重児に合わせた人工肺を作成することも必要です。要は、最大血流量は低くても良いから、酸素化能と圧力損失はそのままで、できるだけ二酸化炭素排出が排出されない、即ち、$PaCO_2$ の調節が容易な人工肺であります。最近はこのコンセプトでの最大血流量 1.0 L/min 以下の低体重児用人工肺が開発されています。この人工肺の二酸化炭素動態の測定では、ガス流量を高くしても良好に $PaCO_2$ のコントロールができるという結果となりました（図 C、D）。また、従来の人工肺と比較しても、従来のガス流量計での調整がし易いことも分かりました（図 E）。

　低灌流量の体外循環ではこのような人工肺の選択も体外循環中呼吸管理の一つの対策と考えます。図 F には、低体重児用人工肺 F と従来の人工肺 B を用いた実臨床での V/Q 比、$PaCO_2$、pH の比較を示します。バラツキはありますが、F 人工肺ではより良好なコントロールができております。低体重児での体外循環では、このようなデータを理解し、症例に応じて適切な人工肺を選定する必要があります（適肺適所）。

図 C：低体重児用人工肺の二酸化炭素動態

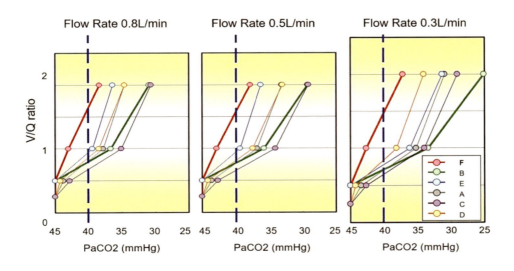

低体重児用の新型人工肺 F では、低循環流量においても $PaCO_2$ は比較的高く維持できる。

図 D：低体重児用人工肺の炭酸ガス除去能

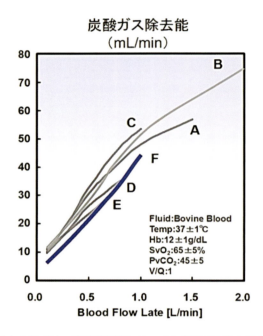

F人工肺では、低循環流量においても炭酸ガス除去能が低い。

図 E：低体重児用人工肺の吹送ガス流量

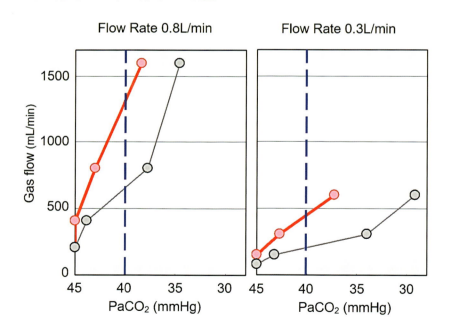

横軸が PaCO2、縦軸はガス流量。人工肺入口側の静脈血炭酸ガス分圧 45mmHg に対し、人工肺に吹送するガス流量を変化させた際の人工肺出口側動脈血 PaCO2 を示す。血液流量 0.3L/min の低流領域において、40mmHg の炭酸ガス分圧を得るためには、従来の人工肺（●）では 200mL/min 以下、一方、低体重児用人工肺（●）は約 450mL/min であり、低灌流量域でのガス流量が調整しやすい。

216

図 F：低体重児用人工肺の PaCO2 と pH

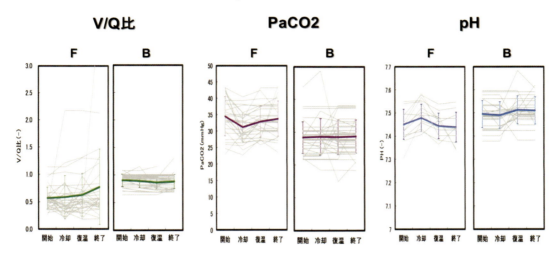

F 人工肺を使用した 2012 年 11 月〜2014 年 3 月の 35 例（平均体重 3kg、9 例が 2.5 kg 未満、最少 1.9 kg、平均体外循環時間 80 分、平均灌流量 0.82L/min）と、2007 年 11 月〜2008 年 5 月に B 人工肺を使用した同体重の 36 例において、体外循環中の V/Q 比、PaCO2、pH を比較した。F 人工肺では、V/Q 比が平均 0.6〜0.7、PaCO2 は 35mmH 前後、また、pH も 7.45 前後であり、バラツキはあるが B 人工肺より良好に調節された。

　もちろん、二酸化炭素ガス添加による調整も有効と考えます。特に体重 3.0 kg 未満では二酸化炭素が過排出となりますので、現在は、ガス吹送量を下げるのではなく、1L/min と固定して、その中に二酸化炭素ガスを 50 ml/min 添加し pH 7.4 に調整しています。今は CDI モニターがありますので、調節は比較的容易です。また、初期充塡での pH 調整にも二酸化炭素ガス吹送を行います。2015 年以降は I 型による圧較差上昇や人工肺交換は皆無となりました。圧較差上昇という点についても有効な方法かもしれません。
　以上、体外循環中の呼吸管理に関して述べましたが、これらの管理も Constant Perfusion の一つとして重要な点であろうと考えます。」

Pitfalls　まとめ

　現在の体外循環機器では、体外循環における生体内の循環および血液の変動に関して、以前よりその振れ幅が大きくなっていることが示唆された。もちろん、リザーバーや体外循環方法の変更だけが、血管透過性亢進や利尿低下などの臨床的問題の発生要因では無い。しかし、機器の進歩には、特に新生児や低体重児での体外循環において、多少の落とし穴があることに留意すべきである。ある意味、医原的とも言えるのではないだろうか。今後はより厳密な Constant Perfusion のための対策、特に基本的体外循環手技の再徹底が重要と考える。要は、生体の生理的バランスを考え、ゆっくりゆっくりである。次節では、体外循環中のマイクロバブルという観点から、Constant Perfusion について述べる。

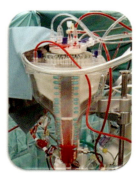

基本的体外循環手技
　　ワンショット
　　陰圧吸引補助脱血
　　DUF
　　初期充填液組成
　　適肺適所
　　ゆっくりゆっくり

低侵襲化目次　第Ⅱ章　一節　Pitfalls

新機器は低侵襲下と利便性を目的として開発されてきた。しかし、その便利さ故に新たな臨床的問題を発生させる可能性がある。

変動要因と対策

灌流圧の低下　p185
- 臨床
  - ワンショット補正　p185 図1
  - 血液補充　p196 コラム
- 実験
  - Na濃度の推移　p190〜192
  - Web動画　p187
- 対策
  - 補正の変更　p192, p193 Q&A
  - 輸血充填方法の変更　p194 コラム
    - CDIモニター　p194 図A

initial drop　p197 図11
- 臨床
  - 陰圧吸引補助脱血　p197
    - Web動画　p198
  - 原因と対策
    - 充填血洗浄　p194 コラム
    - ECUMポンプの脱血　p198 コラム

人工肺圧較差上昇
- 実験　p201
- 臨床　p205
- 原因と対策　p206 Q&A　p212 コラム
  - Echinocyte　p200　p206 Q&A
  - Web動画　p207
  - メイロン補正　p207 図B
  - コントミン　p208 図C
  - sublood B　p209 図D
  - 人工肺の交換方法　p210 Q&A
    - Webスライド　p211
    - Web動画　p211

呼吸性アルカローシス
- 特徴と呼吸管理　p213 Q&A
  - 二酸化炭素排出能　p214 図A
  - 二酸化炭素ガス吹送　p217

リザーバー

Bottom release ＋ 陰圧吸引脱血	Middle release ＋ ポンプ脱血
p186, p193 Q&A, p206 Q&A	p186
Web動画 p84, 87, 198	Web動画 p61, 198, 207

https://www.cardiomeister.jp

ID: cardio　Password: meister

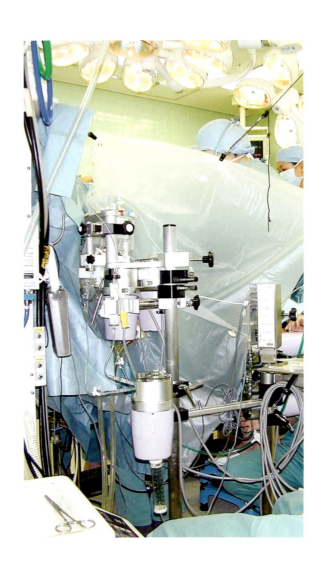

二節　マイクロバブル

　直径50μm未満の気泡を微小気泡（マイクロバブル：Micro-bubble）という。マイクロバブルは浮力が少ないことから、体外循環中、特にリザーバー内で発生すると消失せずにそのまま生体へと流入することになる。生体の毛細血管直径は4〜9μmであり、この値未満のマイクロバブルは毛細血管を通過すると考えられる。しかし、10μm以上のマイクロバブルは、血管内で滞留もしくは融合して組織血流の遮断や毛細血管壁の機能に異常をきたす可能性がある。また、例え10μm未満であっても、毛細血管内皮の損傷を起こすことが知られている。マイクロバブルに伴う病態としては、①毛細血管の閉塞による微小梗塞、②毛細血管内皮障害による血管透過性の亢進や局所的炎症反応の発生、③血栓の発生、④血液との接触に伴うSIRS発生などがあり、特に、成人心臓手術での認知機能障害や神経経脱落症状の一因と考えられている。毛細血管は連続性と有窓性に分類されるが、脳内の大半の毛細血管は一層の内皮細胞からなる連続性毛細血管である。マイクロバブルにより、臨床的症状として把握できない程度の何らかの問題は必ず発生していると考えられる。脳室周囲白質軟化症（periventricular leukomalacia: PVL）や脳萎縮など、原因が不明とされた術後脳神経系合併症の一因となっている可能性もあるのではないだろうか。本稿では、体外循環におけるマイクロバブルの発生状況を臨床的かつ実験的に検討し、その結果からマイクロバブルの抑制対策について考察する。

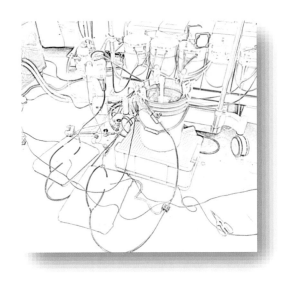

測定方法

(1) 実験

　模擬体外循環を用いた実験でのマイクロバブル測定にはGAMPT社製BC100を使用した。牛血を充塡した体外循環回路を用いて、脱血portとCardiotomy portから空気を注入し、リザーバー後と動脈フィルター後においてマイクロバブルの大きさと数を測定した（図1、2）。

図1：BC100を用いた模擬体外循環でのマイクロバブル測定

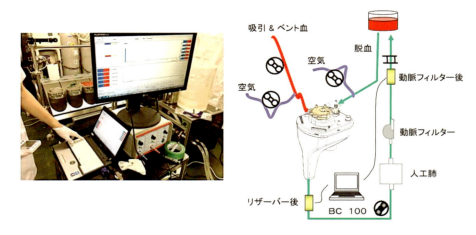

図2：BC100 測定中のモニター画面

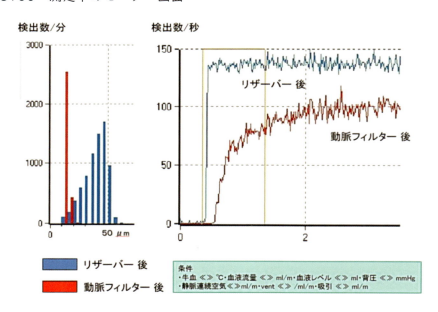

　　左図：サイズ別のマイクロバブル数/分が表示される。
　　右図：マイクロバブル数/秒が経時的に表示される。測定限界は150個/秒である。

（2）臨床

臨床でのマイクロバブルの測定には、橋本電子工業社製 FURUHATA（HDK-BM001）を使用した（図3）。図4には測定後の確認モニター画面を、また、図5にはDORV PS症例のマイクロバブルの経時的発生数を示す。

図3：FURUHATA を用いた臨床でのマイクロバブル測定

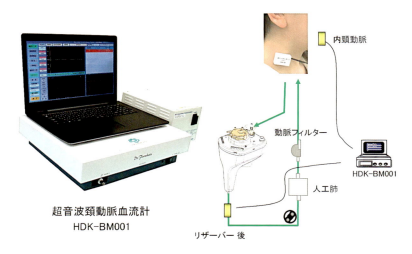

臨床では内頚動脈上部の皮膚にプローベを貼付して測定を行う。FURUHATA の測定限界血流量は800ml/分であり、体重4.5kg未満症例では、臨床における体外循環回路のリザーバー出口や動脈フィルター出口でも測定が可能である。測定限界検出数は20個/秒である。

図4：FURUHATA　確認モニター画面

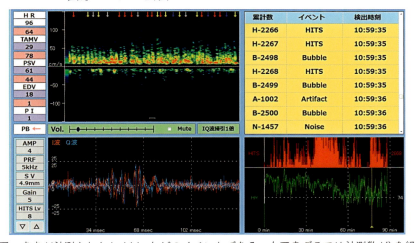

左上図の赤点が計測された bubble などのイベントである。右下赤グラフは計測数/分を経時的に示したグラフである。この時間軸に黄色カーソルを合わせることで、その時点前後で測定された8検体が、bubble、HITS、Noise、Artifact と判別されて右上図に表示される。また、計測された個々のイベントは左下の周波数波形（左下図）にてその正確性が再確認できる。

223

図5：体重 7.6 kg DORV PS 症例

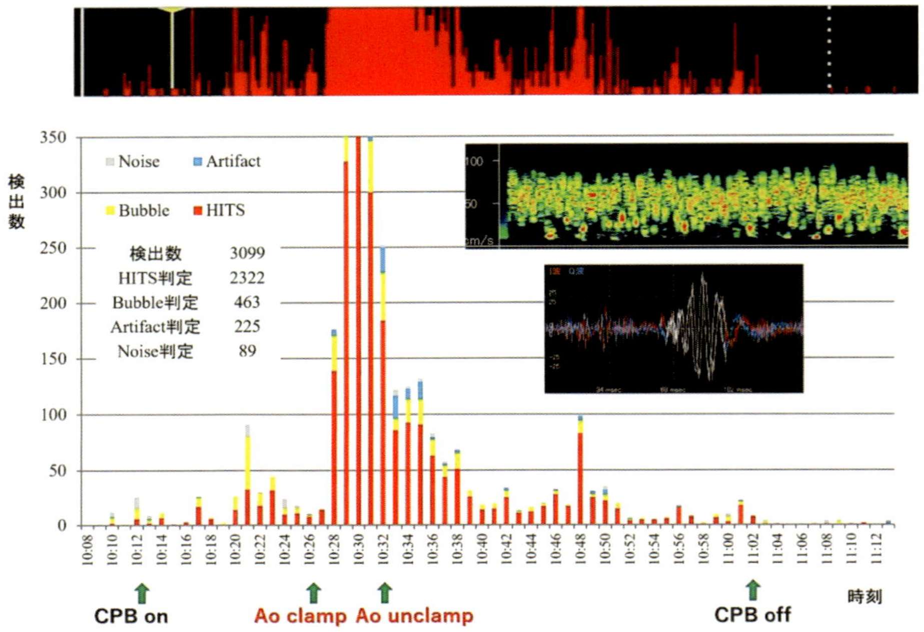

心停止下に ASD 拡大を行い、その後心拍動下に Glenn 吻合を施行した。マイクロバブル数/ 分を bubble、HITS、Noise、Artifact 別に表示できる。

Q&A　マイクロバブルの測定意義（2017 年）

質問：「マイクロバブルを測定する意義、そして、抑制の意義について教えて下さい。」

回答：「ある患児を急性全脳障害で亡くした経験があります。あらゆる原因について検討しましたが特定出来ませんでした。以後、可能性の一つとしてマイクロバブルを考え、実験での検証と臨床での測定を開始した経緯があります。

　体外循環中、マイクロバブルは必ず発生し、生体へ必ず侵入することになります。しかし、それでも、臨床的には何も起こさないことが殆どであると考えます。しかし、実臨床での測定では、予想よりかなり多くのマイクロバブルが発生することが判明しました。殆どは問題とはならないと思いますが、測定を進める内に、成人心臓手術での認知機能障害や神経脱落症状にマイクロバブルの関与が報告されているのと同様に、特に新生児や低体重児において、今まで原因が良く分からないとされた脳虚血病変の発生や成長発達遅延の問題にもマイクロバブルが関与している可能性があると思うようになりました。また、SIRAB の一因としてのマイクロバブルの関与も容易に想像できることであります。その為には、飛散数量を低下させることは勿論ですが、特に毛細血管閉塞の可能性のある径 10μm 以上のマイクロバブルは積極的に抑制すべきではないかと考えます。マイクロバブルは本来ならば生体内には無いものであります。マイクロバブルの発生を抑制する対策を確立することも Constant Perfusion の一つであり、低侵襲化の一つと考えます。」

Microbubble

> **コラム** マイクロバブル測定器の校正

　BC100を用いたマイクロバブルの測定では、リザーバーや動脈フィルターのメッシュ孔径よりもはるかに大きなバブルが検出されることがあった（100μm以上）。実臨床では有り得ない値である。臨床的には10～50μm径のマイクロバブルを測定することが必要であることから、マイクロバブルのサイズと数量を正確に測定することを目的に校正データの変更を行った。遠心ポンプを組み込んだ模擬体外循環回路内に血液と空気を注入し、遠心ポンプにより気泡を砕いてハイスピードカメラを取り付けた光学顕微鏡で画像を撮影した。図Aには、顕微鏡カメラによる気泡像を示す。得られた画像からバブルのサイズを測定した（オプティカルカウント法）。この回路にBC100を接続し、画像から得られたバブルサイズ分布のピークに対し、BC100が示すバブルサイズ分布のピークが等しくなるように校正変数を調節した。一方、FURUHATA（HDK-BM001）は微粒子を用いた検証と校正を実施しているが、バブルに対する校正ではないことから、BC100によるバブルサイズの測定結果を基にバブルサイズを表示できるように校正プログラムの修正を行った。マイクロバブルの測定方法はいくつかの方法が提案されているが、本試験ではこの校正したBC100とFURUHATAを用いて測定を行った。結果として、10μm前後までの測定が比較的正確となったと考える。図Bに、体重5.7 kg VSDで測定したサイズ別のマイクロバブル検出数を示す。また、Web資料②にはFURUHATAのマイクロバブルの測定原理を示す。

図A：顕微鏡カメラによる気泡像　　図B：体重5.7 kg VSDでのマイクロバブルサイズ

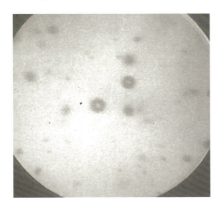
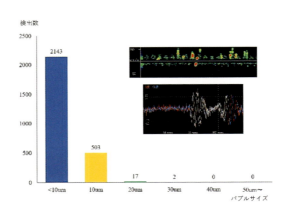

Web資料　・② FURUHATA（HDK-BM001）の測定原理

発生経路

マイクロバブルはリザーバーに流入する空気によって発生する。図 6 に示すようにすべてのルートがその発生源となり得る。静脈血が最底部に流入する Bottom release リザーバーでは、脱血静脈血がリザーバー下部から直接流出することから（p186 図 2 参照）、特に total flow 下に混入した空気の多くはそのまま人工肺へ向かうことになる。従って、脱血への空気混入には厳重な注意が必要である。一方、Cardiotomy リザーバーへ流入する吸引や左心ベントの血液、ECUM や大動脈空気ベントからの血液、また、技士が投与する薬剤や補充液は、必ずリザーバー内で空気と接触し混合される。マイクロバブルの殆どはこの部分で発生すると考えられる。従って、生体へ流入するマイクロバブルを抑制する為には、リザーバーから流出するマイクロバブルの数量とサイズ、時間経緯、即ち、体外循環中のマイクロバブル動態を、それぞれの空気流入ルート、各種リザーバー毎に評価することがまず必要となる。そして、リザーバーから流出したマイクロバブルの抑制には、人工肺および動脈フィルター自体のマイクロバブルの排出能や補足能について検討することも必要である。

図 6：マイクロバブルの発生ルート

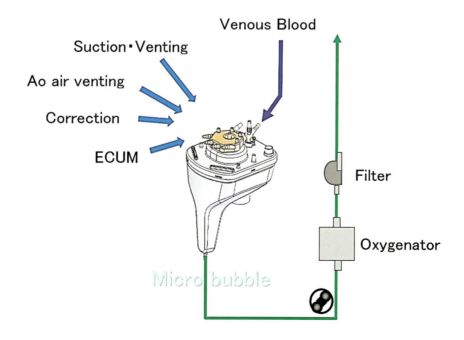

実験での測定

脱血 port と Cardiotomy port から空気を注入してマイクロバブルの測定を行った。

（１）新生児および小児用人工肺

１）脱血 port からの空気注入

評価１ ： 体重３～４ kg 症例の体外循環を想定して、循環血液流量を 0.6 L/min とした。空気注入量は 120 ml/min である。最大血流量が 1.0 L/min 以下の人工肺 B と F では、① リザーバー出口…40μm 未満マイクロバブルの流出を認めた。リザーバーレベルの増加で減少した（表１）。② 動脈フィルター出口…BC100 の測定では流出は殆ど認めないが、FURUHATA では流出が確認された。B 人工肺でのマイクロバブル数はリザーバーレベルの高低で差は無いが、F 人工肺ではレベル 200 ml で減少した（表２）。

表１：リザーバー出口のマイクロバブル検出数

	Sample		B	F	B	F
	Qb(VR)		0.6L/min			
	Air injection(VR)		120mL/min			
	Qb(Vent)		–			
	Air injection(Vent)		–			
	VR level		20mL		200mL	
	Pout		200mmHg			
	No.		14	18	13	16
	mesurement time [sec]		60	60	60	60
BC100	1～19	[μm]	1906	2412	1143	713
	20～39	[μm]	159	102	68	5
	40～59	[μm]	0	0	0	0
	60～79	[μm]	0	0	0	0
	80～99	[μm]	0	0	0	0
	>100	[μm]	0	0	0	0
	Total		2065	2514	1211	718

表２：動脈フィルター出口のマイクロバブル検出数

	Sample		B	F	B	F
	Qb(VR)		0.6L/min			
	Air injection(VR)		120mL/min			
	Qb(Vent)		–			
	Air injection(Vent)		–			
	VR level		20mL		200mL	
	Pout		200mmHg			
	No.		14	18	13	16
	mesurement time [sec]		60	60	60	60
BC100	1～19	[μm]	1	0	0	0
	20～39	[μm]	0	0	0	0
	40～59	[μm]	0	0	0	0
	60～79	[μm]	0	0	0	0
	80～99	[μm]	0	0	0	0
	>100	[μm]	0	0	0	0
	Total		1	0	0	0
FURUHATA			98	171	111	34

評価2：体重 5～7 kg 症例の体外循環を想定して、循環血液流量を 1.0 L/min とした。FURUHATA の測定限界血流量は 800ml であり、2 台を並列させて測定した。空気注入量は 200 ml/min である。最大血流量 2.0L/min 以下の人工肺 A と B では、①リザーバー出口…60μm 未満マイクロバブルの流出を認めた。リザーバーレベル 200ml では 20μm 以上の検出数は減少したが、19μm 以下は増加した（表 3）。②動脈フィルター出口…BC100 では 20μm 未満マイクロバブルを認め、リザーバーレベルの増加で減少した。また、B 人工肺では背圧の増加で検出数は減少した。しかし、FURUHATA での測定では、検出数は BC100 より多く、また、リザーバーレベルの高低および背圧での差は無かった（表 4）。

表 3：リザーバー出口のマイクロバブル検出数

Sample			A	B	B	A	B
Qb(VR)			1.0L/min				
Air injection(VR)			200mL/min				
Qb(Vent)			–				
Air injection(Vent)			–				
VR level			20mL			200mL	
Pout			200mmHg		300mmHg	200mmHg	
No.			1	9-1	9-2	2	8
mesurement time [sec]			60	60	60	60	60
BC100	1～19	[μm]	4066	2849	3018	4226	4263
	20～39	[μm]	2893	4284	4102	335	2032
	40～59	[μm]	1	36	27	0	4
	60～79	[μm]	0	0	0	0	0
	80～99	[μm]	0	0	0	0	0
	>100	[μm]	0	0	0	0	0
	Total		6960	7169	7147	4561	6299

FURUHATA の測定限界検出数は 20 個/秒であり、リザーバー後では測定不能であった。

表 4：動脈フィルター出口のマイクロバブル検出数

Sample			A	B	B	B	A
Qb(VR)			1.0L/min				
Air injection(VR)			200mL/min				
Qb(Vent)			–				
Air injection(Vent)			–				
VR level			20mL			200mL	
Pout			200mmHg		300mmHg	200mmHg	
No.			1	9-1	9-2	2	8
mesurement time [sec]			60	60	60	60	60
BC100	1～19	[μm]	127	184	47	15	93
	20～39	[μm]	0	0	0	0	0
	40～59	[μm]	0	0	0	0	0
	60～79	[μm]	0	0	0	0	0
	80～99	[μm]	0	0	0	0	0
	>100	[μm]	0	0	0	0	0
	Total		127	184	47	15	93
FURUHATA			396	442	475	412	420

脱血 port 考察① … 評価 1、2 とも空気注入量は灌流量の 1/5 である。評価 2 のマイクロバブル発生数が評価 1 より多い理由は循環血液流量の差によると考える。

評価 1 の動脈フィルター出口の測定において、BC100 の測定ではマイクロバブルの発生は無いが、FURUHATA では流出が確認された。また、B 人工肺ではリザーバーレベルの高低で検出数に変化は無いが、F 人工肺ではレベル 200ml で減少した。Bottom release リザーバー（B 人工肺）と Middle release リザーバー（F 人工肺）の構造の差によると考える。Bottom release リザーバーを用いた Venous fluid inlet からの 10%NaCL 補正の検討では高濃度の Na が流出したが（p191 図9 参照）、このリザーバーではマイクロバブルも同様の流出動態を示すと考える。

評価 2 において、BC100 での動脈フィルター出口の測定ではリザーバーレベルの増加で検出数は減少したが、FURUHATA での測定では差は無かった。この理由は、FURUHATA のより高い測定感度から 10μm 未満マイクロバブルまで測定したことによると推測する。また、FURUHATA の結果では、リザーバーレベルの高低による差を認めなかった。人工肺 A、B とも、Bottom release リザーバーであることが理由と考える。

2）Cardiotomy port からの空気注入

評価 3： 循環血液流量 0.6 L/min、ベント血液流量 0.2 L/min とした。ベントへの空気注入量は 600 ml/min である。最大血流量 1.0 L/min 以下の人工肺 B と F では、①リザーバー出口…30μm 未満マイクロバブルの流出を認め、リザーバーレベルの増加で減少した。②動脈フィルター出口…BC100 での検出は無いが、FURUHATA では 10μm 未満マイクロバブルの流出が確認され、リザーバーレベルの増加で減少した（図7、8）。

図7：人工肺 B

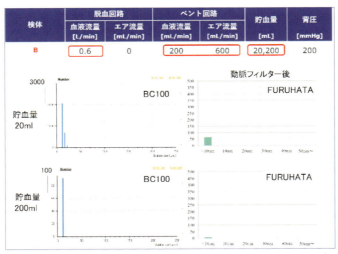

BC100 の測定では、赤で表示される動脈フィルター出口のマイクロバブル検出を認めないが、FURUHATA では検出された。

図8：人工肺F

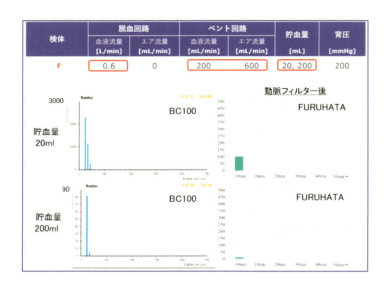

評価4 ： 循環血液流量 1.0 L/min、ベント血液流量 0.2 L/min とした。空気注入量は 600 ml/min である。最大血流量 1.0 L/min 以下の人工肺 A と B では、①リザーバー出口…30μm 未満マイクロバブルの流出を認め、リザーバーレベルの増加で減少した。②動脈フィルター出口…BC100 では流出は認めないが、FURUHATA では 10μm 未満マイクロバブルの流出が確認され、リザーバーレベルの増加で減少した（図9、10）。

図9：人工肺A

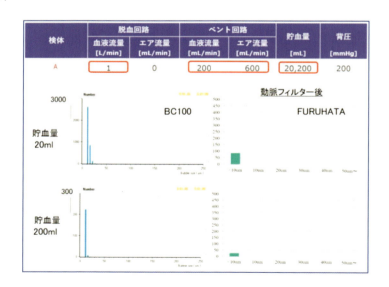

図10：人工肺B

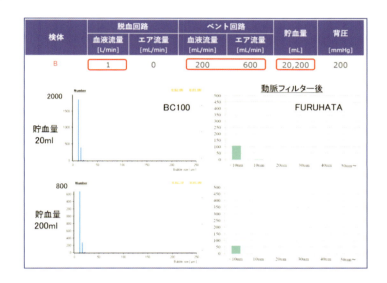

Cardiotomy port 考察② … ベント血液流量 0.2 L/min＋空気注入量 600 ml/min は、側副血行が多いチアノーゼ性心疾患症例の、実臨床での吸引およびベント回路内の血液と空気の流れを視認的にイメージしたものである（Web動画 ⑫）。Cardiotomy port からの空気注入よるマイクロバブル発生数は、脱血 port からの空気注入に比べて減少した。BC100 の測定では動脈フィルター出口の流出を認めないが、FURUHATA では 10μm 未満のマイクロバブルが確認された。また、人工肺A、Bともにリザーバーレベルによる検出数の差を認めている。両者は Bottom release リザーバーである。Service port からの 10％NaCL 補正の検討では、リザーバーレベルの高低による Na 濃度の差を認めた（p191 図9参照）。マイクロバブル動態的にも同様と考える。

Web動画⑫　　　・実験でのベント回路内の血流

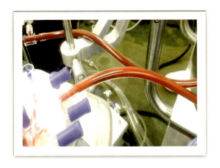

ベント血液流量 0.1L/min、空気流入量 400ml/min の条件下での、回路内の血液と空気の流れを示す。
視認的に実臨床に近い条件で実験を行った。

(2) 成人用人工肺

1) 脱血 port からの空気注入

評価 1：成人用人工肺を用いた牛血模擬体外循環回路にて、脱血ポートからの空気注入実験を行った。測定には BC100 を使用した。設定の空気注入量は、実臨床ではあり得ない量であるが、リザーバーから流出したマイクロバブルは、人工肺と動脈フィルターを通過することで小径化し、数量も減少することが確認された。また、動脈フィルター後のマイクロバブルは、空気注入量増加に伴って、測定数/分、サイズともに増加した（図 11〜13）。

図 11：人工肺 A

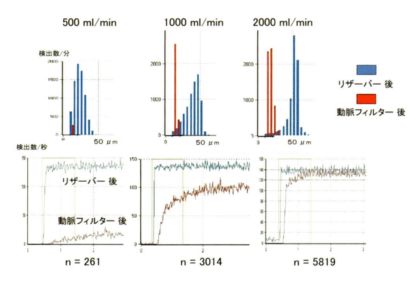

条件：牛血 37℃、灌流量 3.0 L/min、レベル 500ml、背圧 150 mmHg、空気注入量 0.5、1.0、2.0 L/min

図 12：人工肺 B

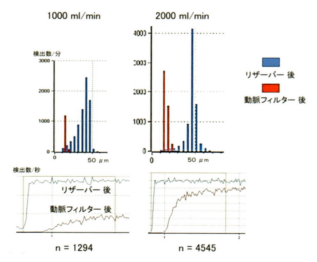

条件：牛血 37℃、灌流量 3.0 L/min、レベル 500ml、背圧 150 mmHg、空気注入量 1.0、2.0 L/min

図 13：人工肺 C

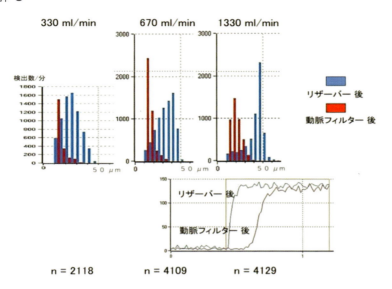

条件：牛血 37℃、灌流量 2.0 L/min、レベル 300ml、背圧 150 mmHg、空気注入量 0.33、0.67、1.33 L/min

評価2：同条件にて、脱血 port から空気 50ml をボーラス投与した（図 14）。脱血管の事故抜去を想定したものである。動脈フィルター後のマイクロバブル数とサイズは各リザーバー間で差を認めた。リザーバーから流出したマイクロバブルの人工肺と動脈フィルターでの除去率は、A が 95％（239/4795）、B が 78％（1075/4865）、C が 42％（3571/6193）であった。

図 14：脱血 port　空気 50ml ボーラス注入

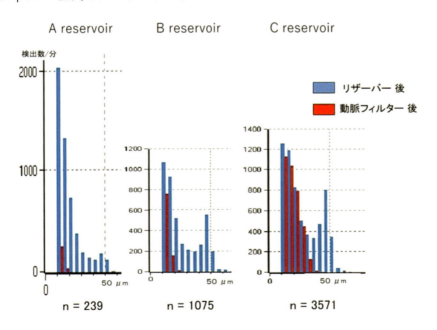

評価3：retrograde autologous blood priming を想定して、脱血回路を空にした状態で体外循環を開始した。リザーバーレベルは 200ml である。①脱血管を脱血血液でゆっくりと満たして、その後に直ちに灌流量 2L/min の体外循環を開始した。動脈フィルター後ではマイクロバブルは検出されなかった（図15左）。②脱血管が空のまま急速に体外循環を開始した。同様に検出されなかった（図15右）。

図15：体外循環開始時の脱血回路内の空気

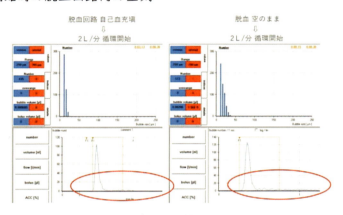

動脈フィルター後のマイクロバブルは赤で表示される。検出を認めなかった。

評価4：二酸化炭素ガスを用いてマイクロバブル発生への影響を調べた。心嚢内の二酸化炭素ガス吹送を想定した実験である。まず、脱血 port に 1L/min の空気を注入して動脈フィルター後のマイクロバブル発生を確認した（図16上図）。この条件下で、ベント血液に空気と二酸化炭素を注入した。空気ではマイクロバブル発生が増加するが（図16下左図）、二酸化炭素でのマイクロバブル発生は減弱した（図16下右図）。しかし、この時点での動脈血ガス $PaCO_2$ は測定上限を超えていた。

図16：二酸化炭素ガスのマイクロバブル抑制効果

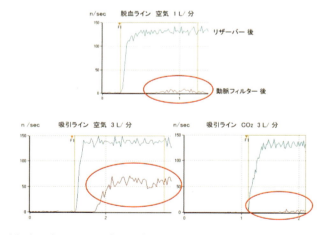

二酸化炭素の血中溶解度の高さを示すデータである。このことは、BC100 にてマイクロバブルとして測定されるイベントが明らかに微小気泡であることを示すと考える。

234

脱血 port 考察① … 表 5 に、各条件下での動脈フィルター後のマイクロバブル発生数を示す。成人用人工肺でのマイクロバブル数は、小児用人工肺と比較して増加した。循環血液流量（流速）の差によるものと考える。

表 5：成人用人工肺　動脈フィルター後のマイクロバブル

Sample														
Qb(VR)	3.0L/min			2.0L/min	3.0L/min				2.0L/min		3.0L/min	3.0L/min		
Air injection(VR)	0.5L/min	1.0L/min	2.0L/min	1.0L/min	Bolus 50mL				-	-	-	2.0L/min		Bolus 50mL
Qb(Vent)	-	-	-	1.0L/min	-				1.0L/min	1.0L/min	-	-		-
Air injection(Vent)	-	-	-	1.0L/min	-				3.0L/min	3.0L/min	-	-		-
VR level	500mL	500mL	500mL	500mL	500mL		200mmHg	250mmHg	500mL	500mL	500mL	500mL		500mL
Pout	150mmHg	150mmHg	150mmHg	150mmHg	150mmHg	ON	OFF	OFF	150mmHg	150mmHg	150mmHg	150mmHg	ON(FT)	150mmHg
Purge line	OFF	OFF	OFF	OFF	OFF				OFF	OFF	OFF	OFF		ON(FT)
1〜19 [μm]	264	2991	4801	1574	288	187	47	101	3737	4680	3213	913	811	18
20〜39 [μm]	0	23	1018	0	1	2	0	0	40	193	42	2	2	0
40〜59 [μm]	0	0	0	0	0	0	0	0	0	0	0	0	0	0
60〜79 [μm]	0	0	0	0	0	0	0	0	0	0	0	0	0	0
80〜99 [μm]	0	0	0	0	0	0	0	0	0	0	0	0	0	0
≥100 [μm]	0	0	0	0	0	0	0	0	0	0	0	0	0	0
Total	**264**	**3014**	**5819**	**1574**	**289**	**189**	**47**	**101**	**3777**	**4873**	**3255**	**915**	**813**	**18**

2.0L/min					1.5L/min	1.0L/min		2.0L/min						
0.33L/min	0.5L/min	0.67L/min	1.33L/min	Bolus 50mL	-	-		Bolus 50mL		0.5L/min	1.0L/min	2.0L/min	Bolus 50mL	
-	-	-	-	-	0.5L/min	1.5L/min		-		-	-	-	-	
-	-	-	-	-	1.5L/min	1.5L/min	3.0L/min	-		-	-	-	-	
300mL	300mL	300mL	300mL	300mL	300mL	300mL	50mL	300mL	300mL	500mL	500mL	500mL	500mL	
150mmHg	150mmHg	150mmHg	150mmHg	150mmHg	150mmHg	150mmHg	150mmHg	150mmHg	150mmHg	150mmHg	150mmHg	150mmHg	150mmHg	200mmHg	250mmHg
OFF	OFF	OFF	OFF	OFF	OFF	OFF	OFF	OFF	ON(FT)	ON	ON	ON	ON	ON	ON
1857	4816	3641	2465	2171	929	3928	1501	3332	2342	2314	85	1292	4277	922	386	249
261	441	468	1663	1394	309	565	10	3054	1076	376	0	2	268	12	0	0
0	1	0	1	6	0	0	0	7	0	0	0	0	0	0	0	0
0	0	0	0	0	0	0	0	0	0	0	0	0	0	0	0	0
0	0	0	0	0	0	0	0	0	0	0	0	0	0	0	0	0
0	0	0	0	0	0	0	0	0	0	0	0	0	0	0	0	0
2118	**5258**	**4109**	**4129**	**3571**	**1238**	**4493**	**1511**	**6293**	**3418**	**2690**	**85**	**1294**	**4545**	**934**	**386**	**249**

2）Cardiotomy port からの空気注入

ベント血液に空気を注入した。空気量を増加させると、動脈フィルター後のマイクロバブルは数、大きさともに増大した(図 17,18)。

図 17：人工肺 B

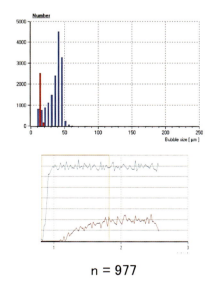

n = 977

条件：牛血 37℃、灌流量 2.0 L/min、リザーバーレベル 300ml、背圧 150 mmHg、
ベント血流量 1.0 L/min、吸引空気量 1.5 L/min

235

図18：人工肺C

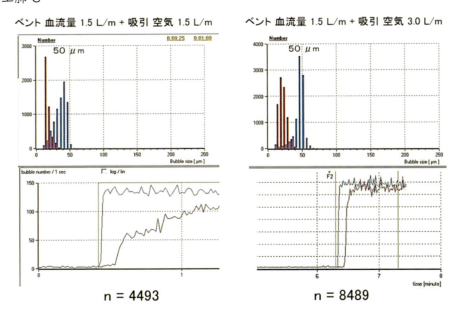

条件：牛血37℃、灌流量2.0 L/min、リザーバーレベル300ml、背圧150 mmHg、
ベント血流量 1.0 L/min、吸引空気量 1.5、3.0 L/min

Cardiotomy port 考察② … Cardiotomy port からの空気注入では、脱血ポートと同様の数とサイズのマイクロバブルが検出された。

実験総括

<u>成人用人工肺</u> … 実験での脱血 port からの空気注入量は実臨床ではあり得ないが、20〜39μm 径の予想より大きなマイクロバブルの発生を認めた。特に成人体外循環において total flow 下での脱血への空気混入には十分に注意する必要がある。一方、Cardiotomy port からの空気注入量は実際の臨床を想定して決定した。脱血 port と比較して有意に減少することを想定していたが、同等のマイクロバブルが検出された。Cardiotomy port から発生するマイクロバブルへの対策がより重要と考えられる。

<u>小児用人工肺</u> … 脱血への空気混入は成人と同様に注意が必要である。しかし、Cardiotomy port への空気注入では、動脈フィルター後のマイクロバブルは少なく、また殆どは 10μm 未満である。臨床的な問題は少ないのではないかと思われた。

> **コラム** 実験中の人工肺の圧較差上昇（2016年）

実験中に人工肺の目詰まりが発生した。電子顕微鏡での観察では中空糸の外側まで多量の血栓形成を認めており（図 A）、空気と循環血液の接触だけで凝固系にも大きな変動をきたす可能性があると考えられた。

図 A：人工肺内の血栓

中空糸出口

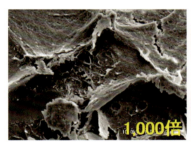
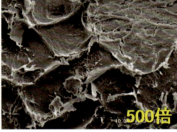
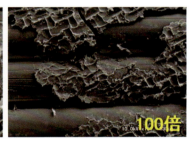

十分な ACT 値であったが、回路内圧の急上昇を認め、実験を中断した。

Central Nervous System Disorder
Systemic Inflammatory Response Syndrome
Hypercoagulability

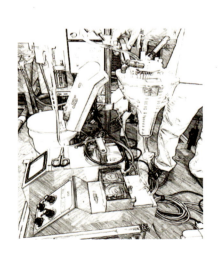

臨床での測定

FURUHATA によるマイクロバブル測定は簡便かつ非侵襲的である。しかし、経験上、プローベのずれで発生無しとされたり、また、Noise や Artifact の波形を Bubble と認識する場合もあり、測定結果の評価には注意が必要である。測定を開始した当初の連続 170 例では、測定後の検証から 45 例で信頼性に欠けると判断された。重要なことは測定中の血流波形の良否をモニター画面で常に確認することである。また、特に、検出数やサイズの有意差判定を行う場合には、測定結果の見直し（bubble と Artifact、Noise の再判別）が必要である。以上を前提として、実臨床でのマイクロバブル測定結果を述べる。

Q&A　マイクロバブル測定の注意点

質問：「マイクロバブルの測定および評価での注意点について教えて下さい。」

回答：「図 A には、FURUHATA の頸動脈波形を示します。測定限界数は 20 個/秒、測定速度範囲 0～150cm/秒（800ml/分）、血管径 3.4～7.1 ㎜、測定深度 10～120mm、超音波周波数 2.0MH z 、測定可能最小マイクロバブル径 10μm（恐らく 10μm 未満も測定可能か？）です。検出可能なものはバブル、HITS ですが、プローベのずれなどで発生する Artifact、電気メスなどの他機器からの Noise も判別することができます（図 B）。特に小児での測定では HITS は少ないと考えられることから、HITS を含めてバブル数としました。ただ、検出限界数が 20 個/秒ですので、これ以上の数が発生している場合にはモニター画面では視認できるものの、Noise として記録、またはカウントされないこともありますので、絶対数での有意差判定には注意が必要です（図 C）。また、図 D には、経静脈でのマイクロバブル検出像を示します。脳には Through fare channel という動静脈迂回経路があり、恐らく毛細血管径未満のマイクロバブルは脳を通過するものと考えます」。

図 A：FURUHATA（HDK-BM001）での頸動脈血流波形

自己拍動
心停止前
心停止後
Vol.
Mute
Vol.
Mute

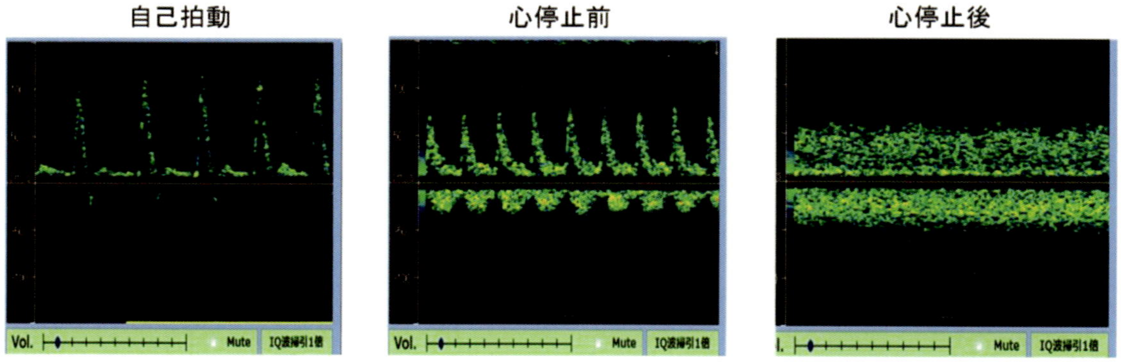

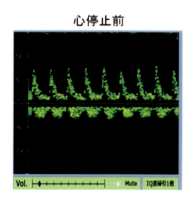

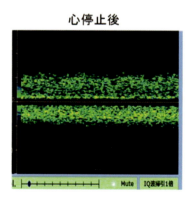

図B：バブル、HITS、Artifact、Noiseの特徴的波形

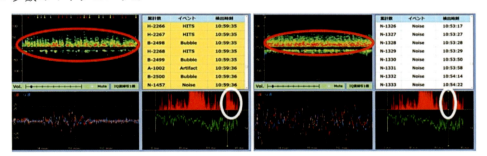

図C：多数のマイクロバブル

左図…多くのマイクロバブル発生であるが、測定限界数の20個/秒未満であり、検出イベントの判別が可能である。右下図の経時変化グラフとしても表示された。

右図…極めて多いマイクロバブル発生が確認できるが、検出数は測定限界数の20個/秒を超え、すべてNoiseと判定されている。経時変化を示す右下図では、この時点での検出は無いという結果表示となった。

図D：内頚静脈内のマイクロバブル検出

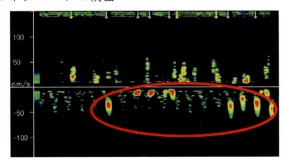

(1) 吸引およびベント

　図 19 と図 20 に VSD と ASD の測定データを示す。マイクロバブルは殆ど検出されなかった。一方、TOF と DORV PS 症例では特に大動脈遮断中に多量のマイクロバブル検出を認めた（図 21、図 22）。この違いを検討する目的で、総検出数が 1000 個以上であった 22 例と 1000 個未満の 23 例を比較した。両群間の体外循環時間には差は無く、時間（分）当たりの吸引とベントポンプ回転数に差を認めた（図 23）。マイクロバブルの発生数増加は吸引およびベント量の増加によるものと推測できる。

図 19：体重 3.7 kg VSD

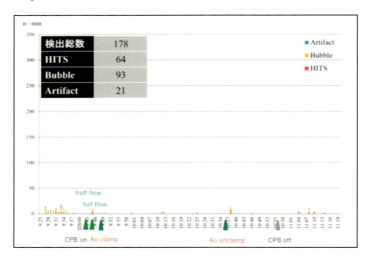

心停止下に VSD 閉鎖を施行した。

図 20：体重 10.7 kg ASD

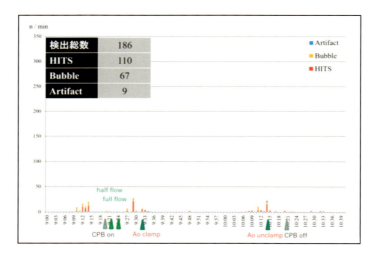

心停止下に ASD 閉鎖を施行した。

図 21：体重 12.1kg TOF MAPCA

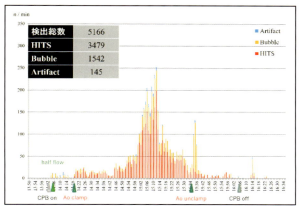

心停止下に右室-肺動脈の人工導管交換術を施行した。

図 22：体重 8.6kg DORV PS

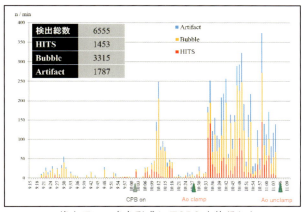

心停止下に三尖弁形成と TCPC を施行した。

図 23：総検出数 1000 個以上群と 1000 個未満群の比較

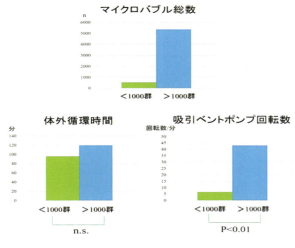

マイクロバブル検出数は、吸引・ベントポンプの回転数に依存する。

図24には、Glenn手術を施行したTAIc症例を示す。Glenn吻合はSVCと右房から脱血して、心拍動下に肺動脈を遮断して行う。従って、吸引量は少なく、マイクロバブル発生数は殆ど認めない。一方、図25のHLHS症例では、SVCの脱血を吸引で行いGlenn吻合を施行した。検出数の増加を認めた。また、図26は、心拍動下にTCPCを行ったHLHS症例である。肺動脈と人工血管を吻合する際には、肺動脈を遮断せずに行うことから、肺動脈からの血液吸引量の増加に伴ってマイクロバブル検出数の増加を認めた。

図24：体重16.9 kg TAIc

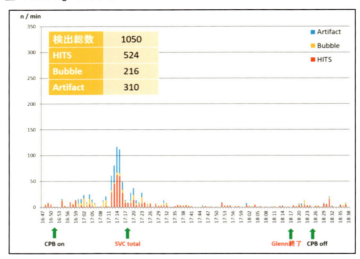

心拍動下にGlenn手術を施行した。

図25：体重4.8 kg HLHS

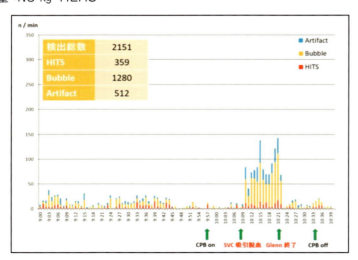

SVCへの脱血管挿入が困難であり、吸引で代用してGlenn手術を施行した。

図 26：体重 10.1 kg HLHS

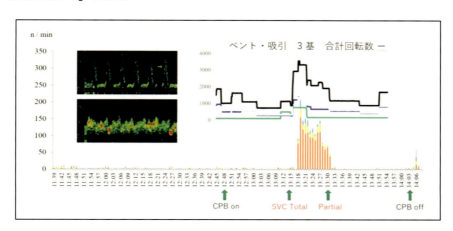

心拍動下に TCPC を施行した。人工血管の肺動脈吻合時のみマイクロバブルが検出された。
吸引回転数と相関している。

　以上より、吸引およびベント量が多い症例ほど、マイクロバブル発生数が増加することが判明した。特にチアノーゼ性心疾患では吸引ポンプの回転数を上げる症例が多いが、手術経過に応じた吸引回転数の調節が必要である。図 27 は Rastelli 手術と肺動脈形成を施行した TOF 症例である。不要なポンプ回転数を落とすことで検出数は減少した。また、図 28 は肺動脈統合と右室－肺動脈シャント術を施行した TOF 症例である。吸引回転数に比例してマイクロバブルは増加した。図 29 は心内修復術を施行した成人 DCRV 症例である。ベント回転数を下げることでマイクロバブル検出数は低下した。Web 動画 ⑬には、ベント回転数 80rpm と 140rpm での吸引およびベント回路内の血液と空気の流れを示す。140 rpm のように大量のベント内空気が視認できる場合には多くのマイクロバブルが身体へ流入している。

図 27：体重 15.3 kg TOF PA

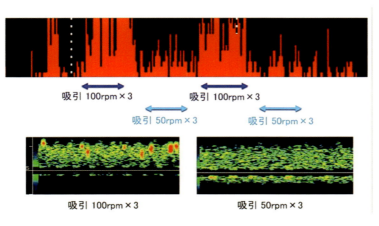

心停止下に Rastelli 手術と肺動脈形成を施行した。

図 28：体重 30.9 kg　TOF PA

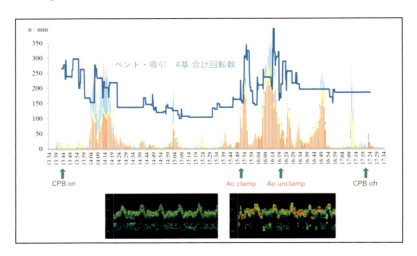

心拍動下に両側肺動脈の統合を行い、その後心停止下に姑息的 Rastelli 手術を施行した。

図 29：体重 47 kg　DCRV VSD

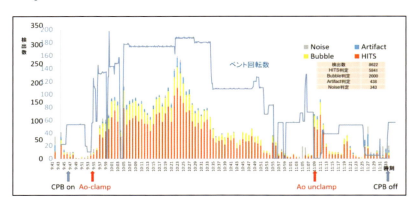

心停止下に心内修復術を施行した。

Web 動⑬　　　・ベント回路内の空気

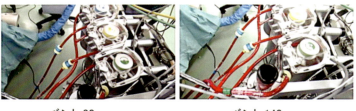

ベント 80 rpm　　　　ベント 140 rpm

ベント回転数 140rpm では多量の空気の流れが視認できる。このような状況では多くのマイクロバブルが発生している。P236 図 18 で示したように、成人人工肺では比較的サイズの大きいマイクロバブルが確認された。吸引回転数の調節が必要である。

吸引・ベント 結論① ： 実験と異なり（p227 新生児および小児用人工肺参照）、体外循環の条件によっては、小児開心術でも多量のマイクロバブル飛散が確認された。マイクロバブルの発生要因は多様であるが、FURUHATA でモニターしながら吸引とベントポンプの回転数を細かく調節することで、マイクロバブル発生を抑えることが可能である。また、このことは FURUHATA で測定するイベントがマイクロバブルであることを示す。マイクロバブルの発生をリアルタイムで観察できる FURUHATA は、新たな体外循環管理手段として有用である。

> **コラム** 吸引およびベント回路の変更（2017年）

　図 A に、以前の吸引とベントの回路を示す。ベント回路の側管から吸引血が流入する回路であった。この構造では、ベント血液に吸引からの空気が混入することになり、多量のマイクロバブルが発生する。現在は、吸引回路とベント回路はそれぞれ単独でリザーバーに流入するように変更している。

図 A：以前の吸引とベント回路

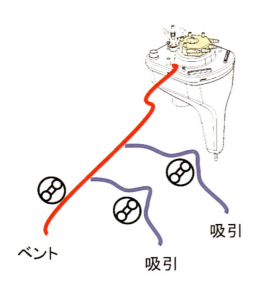
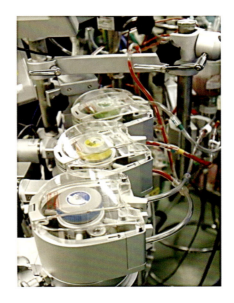

(2) リザーバーレベル

1) 体重 5.7 kg VSD において、体外循環中のリザーバーレベルを動画撮影し、リザーバーレベルとマイクロバブル発生数の関係を評価した（図 30）。リザーバーレベルと検出数の間には負の相関関係を認めた（図 31）。図 32 には、検出数とバブルサイズ別検出数の推移を示す。図 7～10（p229）で示したように、リザーバーレベルの高低でもマイクロバブル発生数は変化する。この症例では、Bottom release リザーバーを使用している。Service port からの 10%NaCL ワンショットの Na 濃度測定（p191 図 9 参照）を反映する結果である。

図 30：体重 5.7 kg VSD

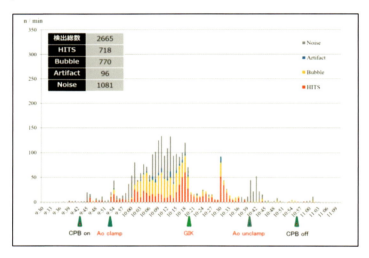

心停止下に VSD を閉鎖した。

図 31：マイクロバブル検出数とリザーバーレベル

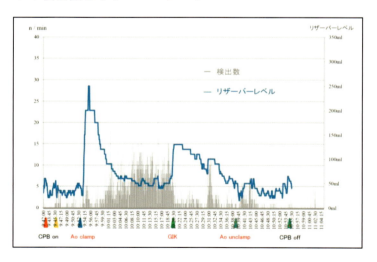

心筋保護は Blood GIK を用いており、右房に返った Blood GIK はリザーバーへ吸引する。この時点でリザーバーレベルは増加し、マイクロバブルの検出数は減少した。

図32：マイクロバブルサイズ別の発生推移

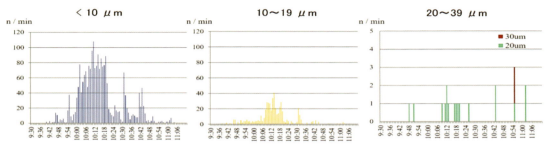

> **コラム**　リザーバーレベルの測定

Bottom release リザーバーの中には、静脈ダクトを2本有するものがある。これを利用してリザーバー最底部の水圧を貯血量に換算して（図A）、マイクロバブル発生数と貯血量の関係を評価できる。図Bに体重7.4 kg TOFを示す。貯血量に反比例したマイクロバブル発生数の変化が認められた。

図A：貯血量の測定

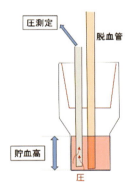

図B：体重7.4 kg TOF

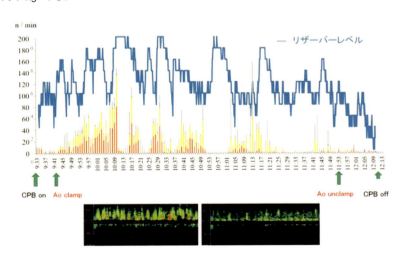

心停止下に心内修復術と肺動脈形成を行った。

2）現在使用しているリザーバーを用いて、リザーバーレベルの変化に伴うマイクロバブルの流出数を測定した。図33にはリザーバーの断面図を、図34に実験風景を示す。

図33：各リザーバーの断面図　　　　　　　　　　図34：実験風景

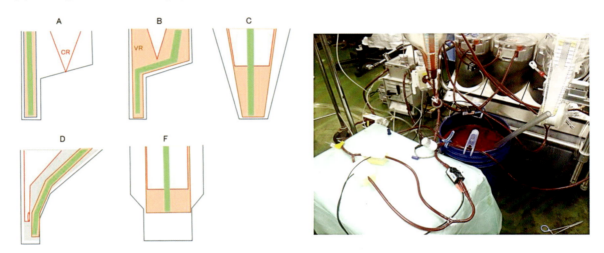

牛血を用いて模擬体外循環回路を作成した。循環血液流量 1 L/min、循環温度 37℃、Hct35%、Roller pump を使用。ベント血流量 0.1 L/min（循環流量の10%）に吸引ポンプから空気 0.4 L/min を混合して Cardiotpmy port へ流入させた。貯血量を 600ml から 20ml まで変化させて、リザーバー後と動脈フィルター後にてマイクロバブル流出数を測定した。測定機器には FURUHATA を用いた。

　リザーバーレベル 200ml 以上ではリザーバー後、動脈フィルター後ともマイクロバブル数は低値（100個/分以下）であった。200ml 以下ではリザーバー後の流出数は増加し、その増加度には各リザーバー間で差を認めた（図35）。一方、動脈フィルター後ではすべてのリザーバーで30個/分未満であった（図36）。検出されたマイクロバブル径は 20μm 未満であった。

　貯血量 200ml 以下でのマイクロバブル流出の差には、Cardiotomy リザーバー内のフィルター素材や孔径、有効長などの構造自体の違いが関与すると考えられる。今回の検討では、Bottom release リザーバーA〜Dにおいて、Cardiotomy リザーバーの開放の位置（高さ）とマイクロバブル数が増加するリザーバーレベルが一致する傾向を示した（図37）。一方、Middle release リザーバーFではリザーバーレベルが低くても流出は少なかった。Dynamic priming volume が多く、薬剤や補正液の応答性という観点では不利であるが、この特性がマイクロバブル動態には有利なのかもしれない。

図35：リザーバー後のマイクロバブル

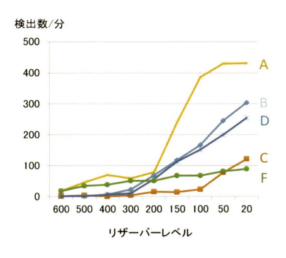

図36：動脈フィルター後のマイクロバブル

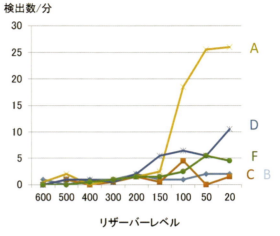

図37：Cardiotomy リザーバーの開放部の高さ

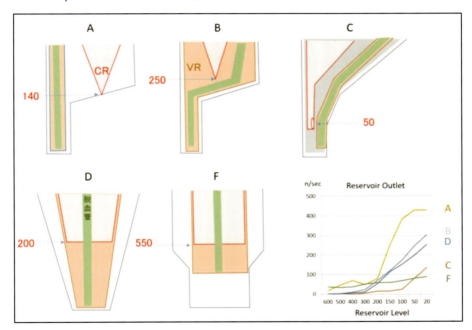

リザーバーレベル 結論② ： リザーバーレベルもマイクロバブルの流出数に関与する。吸引とベントポンプの回転数管理だけでなく、各種リザーバーの特性を考慮した体外循環中のリザーバーレベル管理も必要と考える。

(3) リザーバーの選択

　マイクロバブルの発生と流出は、吸引とベント流量、リザーバーレベル、各リザーバーの特性に影響されることが判明した。C リザーバーを用いた症例での結果を示す。

　図 38 は、完全型 AVSD 症例である。リザーバー出口で測定したが、リザーバーレベルを 100ml 前後に維持することで、マイクロバブルの流出は殆ど認めなかった。また、図 39 は L-TGA 症例である。吸引およびベント血液量は多かったが、この症例もリザーバーレベル 100ml を維持することで大動脈遮断中のマイクロバブルの発生は認めなかった。

図 38：体重 3.9 kg　完全型 AVSD　リザーバー出口での測定

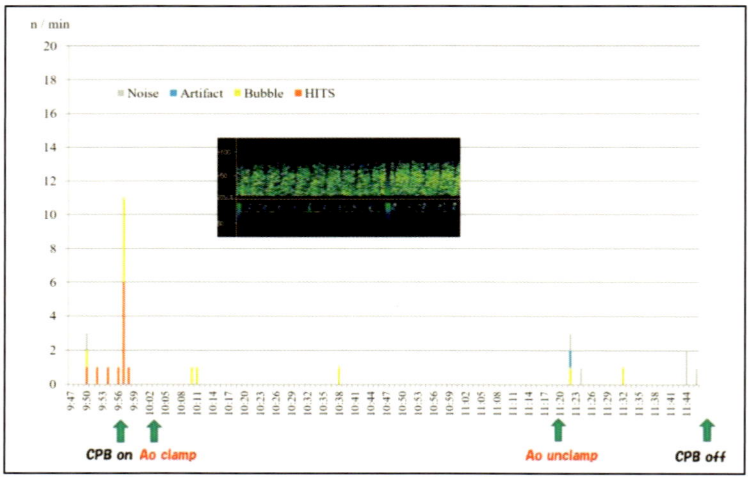

　　　心停止下に心内修復術を行った。AVSD はもともと吸引とベント量は少ないが、リザーバー後での測定にも拘わらず、マイクロバブルの流出は認めなかった。

図 39：体重 10.9 kg　L-TGA

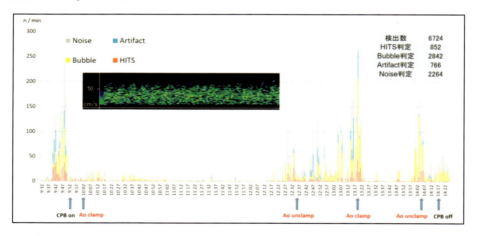

　　　心停止下に double switch 手術を行った。IVC 流入部に狭窄を認め、セカンドランとした。大動脈遮断中のマイクロバブル検出は少ない。

図40は完全型AVSD症例である。こちらはリザーバーレベルが50mlとなった時点でマイクロバブルの流出が確認された。また、図41はAS、CoA症例である。心内手技中は吸引量が多く、測定限界を超えた流出であったが、リザーバーレベルを増加させることで多少の抑制が可能であった。

図40：体重2.8 kg 完全型AVSD　リザーバー出口での測定

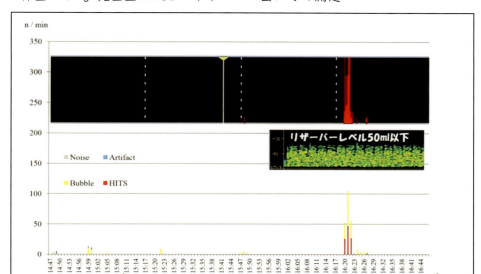

心停止下に心内修復術を行った。リザーバーレベル50ml未満でマイクロバブルの流出が確認された

図41：体重2.9 kg AS、CoA　リザーバー出口での測定

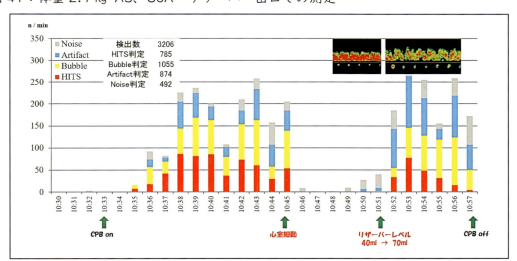

電気的細動下にASDを拡大し、その後心拍動下に両側肺動脈絞扼術を施行した。リザーバーレベルが低い時点（10:46～51）では、多くのマイクロバブルが流出しているが、測定限界数以上のために棒グラフには表示されていない。リザーバーレベルを上げることで、マイクロバブルの流出はまだ多く認められるものの、グラフに表示されるまでに減少した。

図42はAリザーバーを用いたDORV CoA症例を示す。リザーバー出口の測定であるが、大動脈遮断中はリザーバーレベルを常時100〜200ml以上に維持し、マイクロバブルの流出は殆ど認めなかった。また、図43は同様にAリザーバーを用いたTOF症例であるが、リザーバーレベルが100ml未満となった時点でマイクロバブルの発生を認めた。

図42：体重3.9 kg DORV CoA　リザーバー後での測定

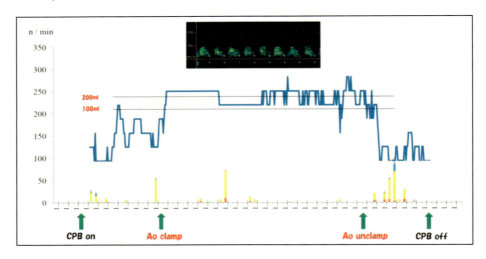

心停止下にCoA修復とASD拡大、その後心拍動下に肺動脈絞扼術を行った。

図43：体重12.7 kg TOF PA

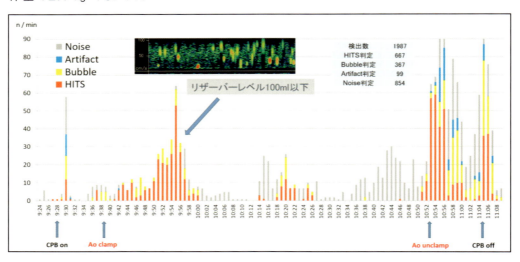

心停止下にRastelli手術を行った。

リザーバー選択 結論③ ： 臨床においても、各リザーバーのマイクロバブル特性が確認された。症例ごとの特徴を考慮してリザーバーを選択することもマイクロバブルの抑制に有効と考える。

(4) 補正と補充

　図44には、Cリザーバーを用いたVSD症例を示す。体外循環離脱直前にマイクロバブルの発生を認めた。Volume補充として50mlのsublood BをCardiotomy portから急速投与したことが原因である。また、Web動画⑭には、体外循環灌流量0.8L/min、リザーバーレベル80mlの条件で、脱血portとCardiotomy portからの補正による、リザーバーから流出するマイクロバブルの差を示した。

図44：体重5.9 kg VSD

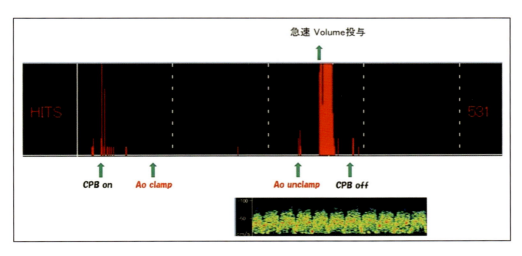

心停止下にVSDを閉鎖した。

・補正方法の違いによるマイクロバブルの発生

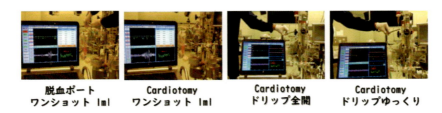

脱血portからのワンショットでは多くのマイクロバブルが発生する。

補充と補正 結論④ ： Cardiotomy portであっても、急速かつ大量のVolume負荷はマイクロバブル発生の一要因となる。Service portからの10%NaCLワンショットのNa濃度測定（p191 図9参照）を反映する結果である。また、少量の補正であっても、脱血portからの補正ではリザーバーから大量のマイクロバブル流出を認めた。

253

> **コラム**　初期充填時でのマイクロバブル

初期充填時の回路循環中（400ml/min）に、充填液をワンショットで注入し、マイクロバブルが消失するまでの時間をFURUHATAで測定した。約20秒以内に消失した（図A）。

図A：初期充填時のマイクロバブル

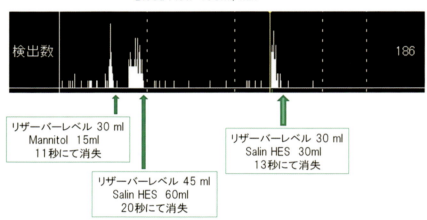

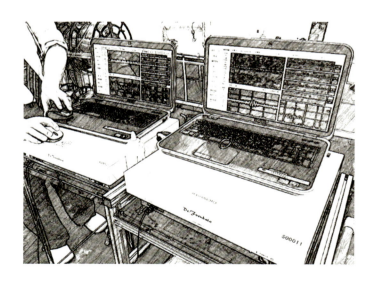

（5）ECUM

図 45 に、Norwood 手術を施行した HLHS 症例を示す。吸引量は少なく、また、C リザーバーを用いてリザーバーレベルを比較的高く維持した。しかし、リザーバー出口での測定ではあるが、多量のマイクロバブル流出を認めた。原因として気付いたことは、ECUM 回路の血液を Cardiotomy port に返していることである。

図 45：体重 3.3 kg AA VSD リザーバー出口での測定

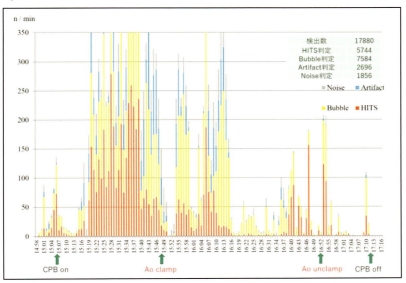

心停止下に Norwood 手術を行った。

そこで、C リザーバーを用いた大動脈縮窄複合症例において、体外循環中に ECUM を中止した時のマイクロバブル発生を評価した。流出数は激減し、ECUM を再開すると再度多量に発生した（図 46）。Cardiotomy port への ECUM 返血では、ECUM 血流量に比例したマイクロバブルが発生する。

図 46：体重 2.9 kg 大動脈縮窄複合 リザーバー後での測定

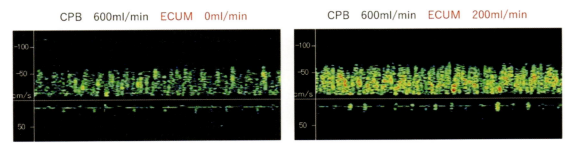

心停止下に一期的心内修復術を行った。

このことから、ECUM 血液を脱血 port に返せばこの問題は解決すると考えた。まず ECUM 血液内のマイクロバブルの有無を計測した。ECUM 出口の血液内にはマイクロバブルは認められず（図 47）、ECUM 回路を、従来の脱血回路→小型ポンプ→限外濾過器→cardiotomy ポート（Venous-CR ECUM）から、脱血回路→小型ポンプ→限外濾過器→脱血回路（Venous-Venous ECUM）へと変更した(図 48、49)。

※　Q&A　陰圧吸引補助脱血の注意点 p198 参照

図47：体重 7.1kg 僧帽弁閉鎖不全症　ECUM 回路での測定

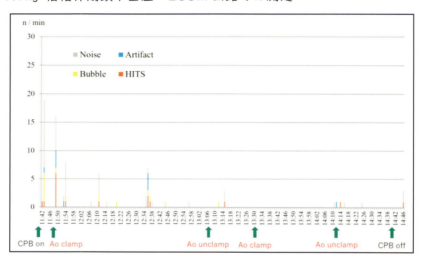

心停止下に僧帽弁置換術を行った。ECUM 機器の後方で測定した。

図48：ECUM 方法の変更

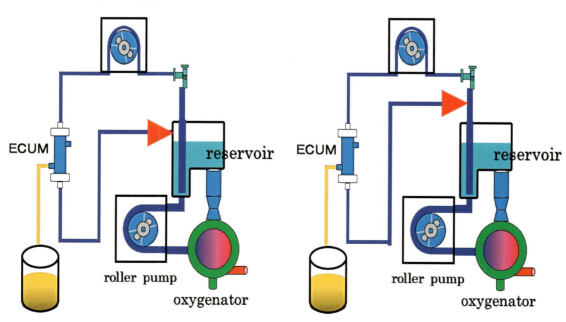

256

図 49：V-V ECUM

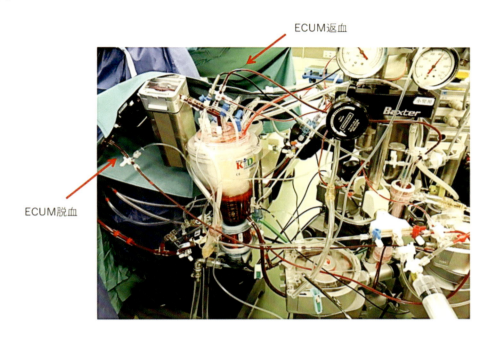

　図 50 は、V-V ECUM を行った大血管転位症症例を示す。V-V ECUM への変更による何らかの問題発生の可能性を考慮して従来の V-CR ECUM 回路も準備した。V-CR ECUM では大量の流出が確認され、V-V ECUM に切り替えることで消失した。

図 50：体重 3.2 kg TGA I　リザーバー後での測定

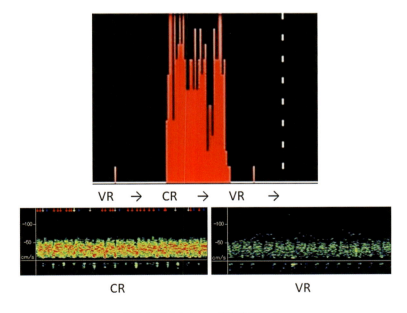

心停止下に Jatene 手術を行った。

表6には、体重4.5 kg以下の先天性心疾患開心術連続24例において、リザーバー出口でのマイクロバブル発生数を、Venous-CR ECUM群12例とVenous-Venous ECUM群12例の間で比較した表を示す。Venous-Venous ECUM群では有意に減少した、

表6：マイクロバブル数の比較

	Venous-CR群	Venous-Venous-群	P値
体重(kg)	3.86±0.86	3.42±0.57	0.11
身長(cm)	53.4±3.7	52.4±2.7	0.21
体表面積(㎡)	0.23±0.03	0.21±0.02	0.12
平均体外循環灌流量(ml/m)	688.6±99.6	640.0±70.5	0.12
体外循環時間(m)	102.6±56.5	97.9±38.4	0.35
充填量(ml)	137.3±4.7	136.7±4.4	0.41
平均ECUM流量(ml/m)	111.6±27.1	112.6±54.3	0.65
平均吸引・ベント流量(ml/m)	310.4±96.5	299.1±70.3	0.76
マイクロバブル数(個)	1182.7±1178.2	341.7±454.2	0.01

図51にV-V ECUMを施行したTGA I 症例、図52に完全型AVSD＋大動脈縮窄症症例を示す。リザーバー出口での測定であるが、以前のV-CR ECUM症例と比較して、明らかにマイクロバブル流出数は減少した。

図51：体重3.3 kg TGA I　リザーバー後での測定

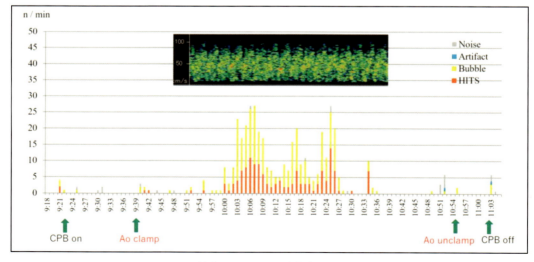

心停止下にJatene手術を行った。

図52：体重 3.2 kg AVSD CoA　リザーバー後での測定

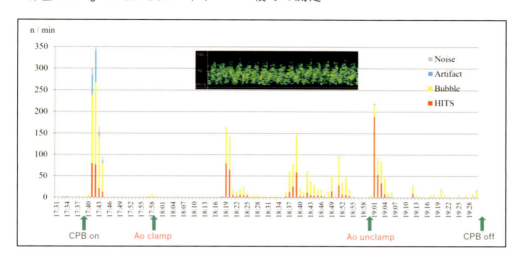

心停止下に CoA 修復、房室弁形成、その後心拍動下に肺動脈絞扼術を行った。

ECUM 結論⑤ ： 吸引およびベント、リザーバーレベル、各リザーバーの特性以外に、ECUM 血液を Cardiotomy port へ返血することもマイクロバブル発生の大きな要因であった。V-V ECUM によりマイクロバブル発生は減少した。

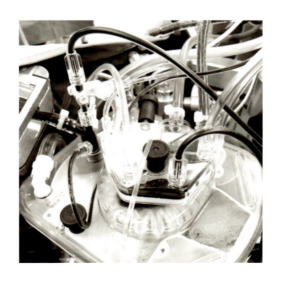

（6）人工肺

　人工肺および動脈フィルターのマイクロバブル除去能を評価する目的で、2台のFURUHATAを用いてリザーバー出口と動脈フィルター出口のマイクロバブルを同時に測定した。図53にB人工肺とCリザーバーを用いた完全型AVSD症例、図54にB人工肺とBリザーバーを用いた完全型AVSD症例を示す。吸引とベント量は少ない疾患であり、また、V-V ECUMを行ってリザーバーレベルを厳密に調整したことから、マイクロバブル発生数は少なかった。リザーバー後では遮断解除に流出数の増加を認めるが、これは心筋保護カニューレからの空気抜き血液をCardiotomy portに返すことによると考える。リザーバーから流出したマイクロバブルは人工肺と動脈フィルターの通過で減少した。

図53：体重4.1 kg 完全型AVSD

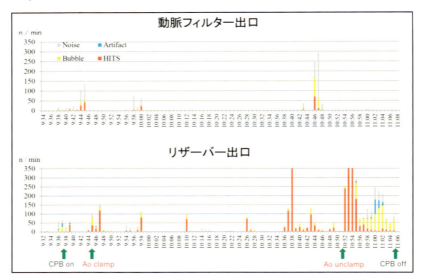

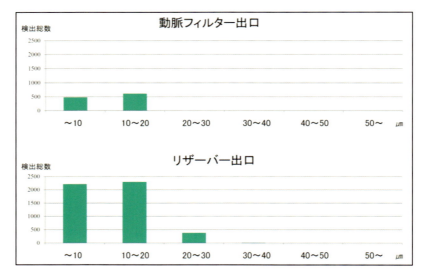

心停止下に心内修復術を行った。

260

図 54：体重 3.2 kg 完全型 AVSD

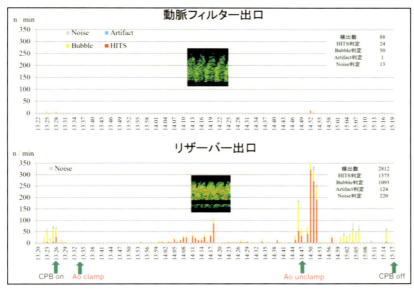

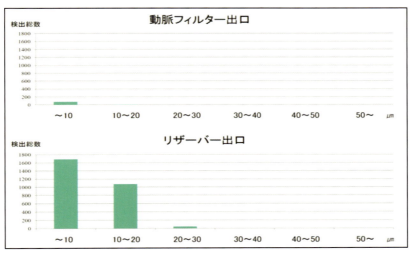

心停止下に心内修復術を行った。

人工肺 結論⑥： マイクロバブルの発生数は、吸引とベントのポンプ回転数の調節、リザーバーレベルの維持、リザーバーの選択、V-V ECUM を用いることで減少した。さらに、人工肺と動脈フィルターを通過することでマイクロバブルは減少する。その除去能の程度は、圧力損失などの各人工肺の特性で決定されると思われる。また、成人用人工肺では背圧増加により流出数が減少したが、この結果は BC100 で測定したものであり、表4(p228)に示したように、FURUHATA による小児人工肺の測定では背圧の違いによる流出数の差は認めておらず、マイクロバブル径が縮小し、単に測定されなかった可能性もある。

> **コラム** 背圧

成人用人工肺を用いて、背圧の高低によるマイクロバブル抑制の影響を実験検討した。脱血 port から空気 50ml をボーラス投与した。背圧の増加により、動脈フィルター後のマイクロバブル検出数は減少した（図 A）。

図 A：背圧による影響

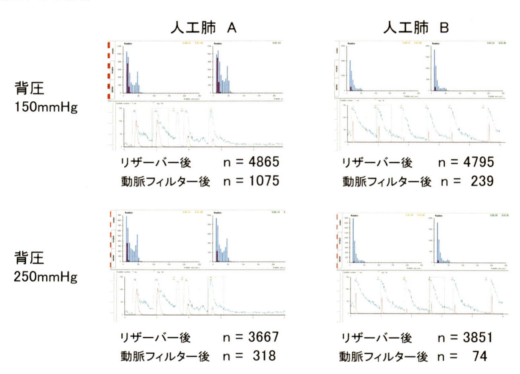

条件：牛血 37℃、灌流量 3.0L/min、リザーバーレベル 500ml、背圧 150、250mmHg、
脱血ポート 空気注入量ボーラス 50ml

Microbubble

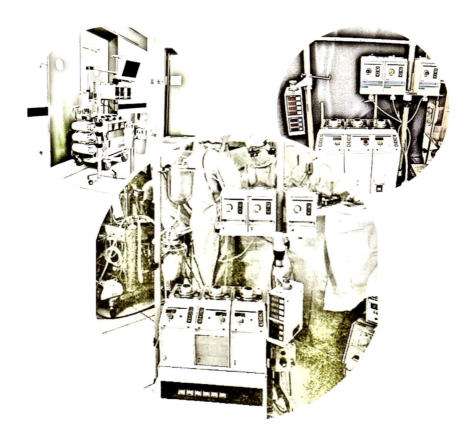

Memo
『

』

263

(7) 動脈フィルター

実臨床において、マイクロバブル発生数が多い手術の一つに TCPC 変換術がある。吸引量が多いことがその要因である。図55と図56にその2症例を示す。特に図58の症例は、リザーバーレベルや吸引回転数の調節を厳密に施行したが、多量の発生を認めた。これら、多量のマイクロバブル発生が予想される成人手術に限り、動脈フィルターAL20を追加使用する方針とした。

図55：体重 55.7 kg DORV PS SAS

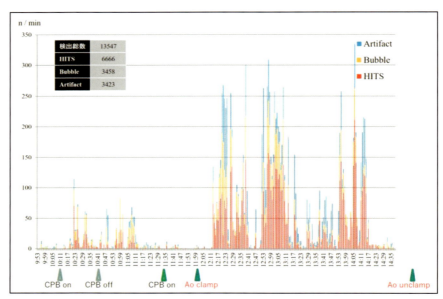

心停止下に、TCPC変換術、大動脈弁下狭窄解除を行った。

図56：体重 59.5 kg DORV PS

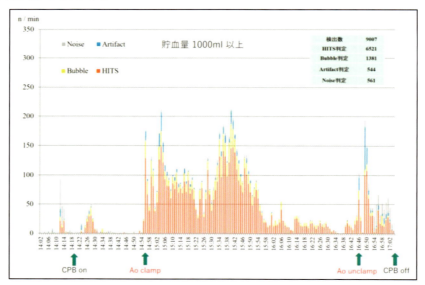

心停止下に、TCPC変換術と肺動脈形成を行った。

図57～59はAL20を追加したTCPC変換術、また、図60は細菌性心内膜炎にて疣贅切除と肺動脈弁置換術を施行したTOF症例を示す。いずれも同様に吸引量は多かったが、大動脈遮断中の流出数は激減した。図59症例は、IVCへの人工血管吻合時にIVCターニケットを外し吸引脱血とした。この分マイクロバブルの発生を認めている。

図57：体重64.4 kg DORV PA　AL20を追加

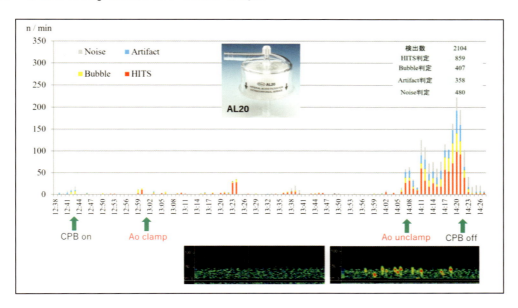

心停止下に、TCPC変換術を行った。

図58： 体重42.2 kg SLV AR　AL20を追加

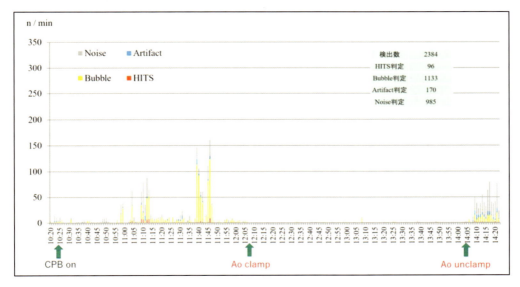

心停止下に、TCPC変換術と大動脈弁置換術を行った。

図59：体重 69.9 kg DORV AL20 を追加

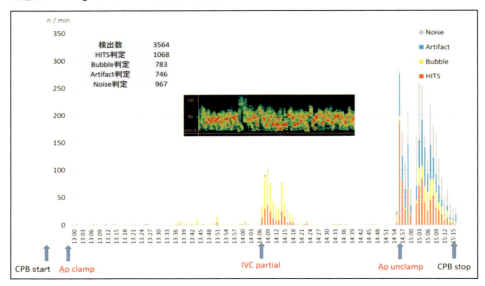

心停止下に、TCPC 変換術と大動脈弁置換術、三尖弁形成術を行った。

図60：体重 50.9 kg DORV IE AL20 を追加

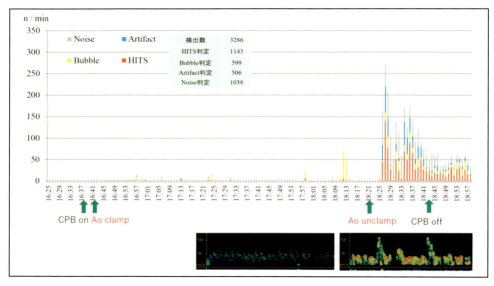

心停止下に、疣贅切除と肺動脈弁置換術を行った。

動脈フィルター 結論⑦ ： 成人症例において、動脈フィルターの追加によるマイクロバブル抑制効果は明らかであった。

Microbubble

> **コラム** 動脈フィルターの効果

牛血模擬体外循環回路での実験（脱血 port 空気 50ml ボーラス投与）において、動脈フィルターを新たに追加することでマイクロバブル発生数は減少した（図 A）。

図 A：動脈フィルター追加

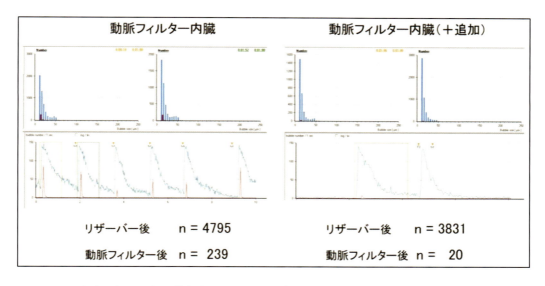

条件：牛血 37℃、灌流量 3.0L/min、リザーバレベル 500ml、背圧 150mmHg

> **コラム** モニター画面への対処

図 A に体重 8.1 kg TOF 症例を示す。赤矢印の時点ではマイクロバブル発生は無いと判断されるが、実際は右図のように多量のマイクロバブル発生を認めた。FURUHATA は体外循環中のマイクロバブルモニターとしては極めて有用で、多量のマイクロバブル発生を意味するこのようなモニター画面には、前述した吸引回転数の調節などの速やかな対応が必要である。しかし、測定数の評価、特に絶対数の有意差判定には注意を要する。

図 A：体重 8.1 kg TOF

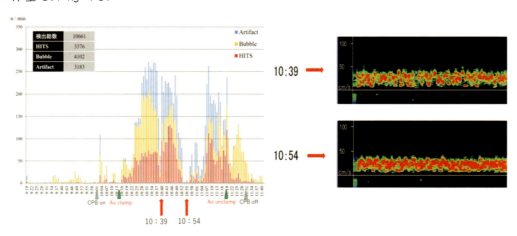

(8) 遮断解除後のマイクロバブル

　マイクロバブルの殆どは大動脈遮断中に発生することから、当初はこの時期を中心に抑制対策を考えてきた。しかし、大動脈遮断中の抑制効果が認められた結果、今度は大動脈遮断解除後のマイクロバブルがより目立つようになった。図 61 には、AL-20 を用いて Rastelli 手術を施行した PA with VSD 症例を、図 62 には大動脈弁置換手術症例を示す。大動脈遮断解除後にマイクロバブルの発生を認めた。この要因の一つには、大動脈からの空気抜き血液を Cardiotomy ポートへ返血することが考えられる。しかし、AL-20 を使用すれば生体へ流入するマイクロバブル径は殆ど 20μm 未満となると考えられること、また、実際に大動脈遮断中のマイクロバブル発生は少なかったことから、大動脈遮断後の 20μm 以上のマイクロバブルは心内に遺残した空気の可能性も考えられる。一方、前述したように、成人の模擬体外循環回路においては、条件によっては 20μm 以上のマイクロバブルが流出することが確認されている（p235 表 5）。

図 61：体重 30.6 kg　PA with VSD　Rastelli 手術　AL20 を追加

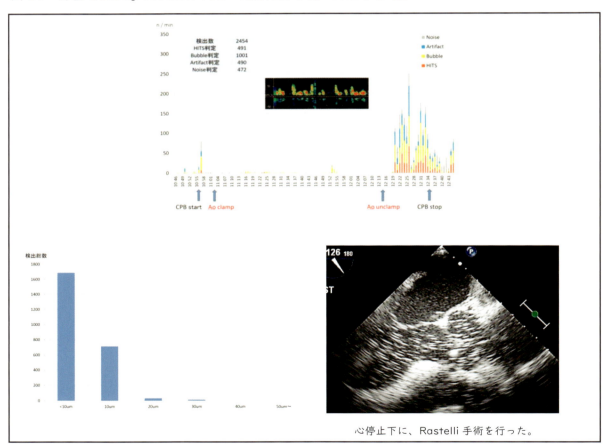

心停止下に、Rastelli 手術を行った。

図62：体重30.7 kg AS AL20を追加

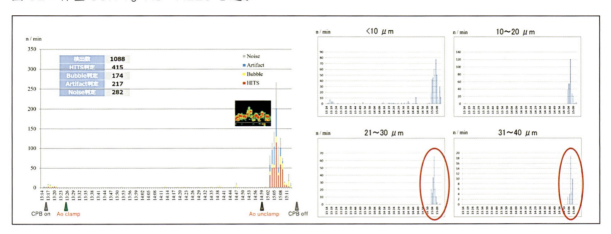

心停止下に、今野手術後の人工弁狭窄に対し、再今野手術を行った。

遮断解除後 結論⑧： 食道エコー検査で確認できる心内遺残空気のサイズは不明であるが、20μm以上の可能性もあり、特に動脈硬化を有する高齢症例では十分な空気除去が必要である。

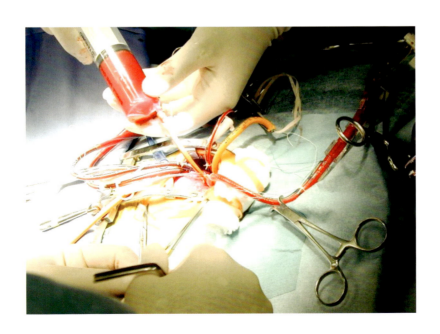

（９）体格別のマイクロバブル発生数

　表 7、8 には、脱血 port からの空気注入の実験結果を示す。リザーバー後に流出するマイクロバブル発生数は、成人回路が 7000〜8000 個/分であり、小児でも 7000 個/分を超える条件もあった。

　図 63 には、今までの内頚動脈測定の中で、最多量のマイクロバブル発生数となった成人、乳児、新生児の 3 症例を示す。大動脈遮断中の検出数は、1 時間当たり成人 8890 個、乳児 7530 個、新生児 6220 個と算出された。

表 7：成人用人工肺の実験　リザーバー出口のマイクロバブル

Qb(VR)	3.0L/min			2.0L/min			2.0L/min		
Air injection(VR)	0.5L/min	1.0L/min	2.0L/min	0.33L/min	0.5L/min	0.67L/min	0.5L/min	1.0L/min	2.0L/min
Qb(Vent)	-	-	-	-	-	-	-	-	-
Air injection(Vent)	-	-	-	-	-	-	-	-	-
VR level	500mL	500mL	500mL	300mL	300mL	300mL	500mL	500mL	500mL
Pout	150mmHg	150mmHg	150mmHg	150mmHg	150mmHg	150mmHg	150mmHg	150mmHg	150mmHg
Purge line	OFF	OFF	OFF	OFF	OFF	OFF	ON	ON	ON
1〜19 [μm]	2111	321	149	1659	512	720	1722	357	126
20〜39 [μm]	5186	2962	665	5199	5380	4503	5513	3162	746
40〜59 [μm]	114	4278	6460	404	2212	2462	364	4288	6988
60〜79 [μm]	0	0	0	0	0	0	0	0	0
80〜99 [μm]	0	0	0	0	0	0	0	0	0
>100 [μm]	0	0	0	0	0	0	0	0	0
Total	7411	7561	7274	7262	8104	7685	7599	7807	7860

表 8：小児人工肺の実験　リザーバー出口のマイクロバブル

Qb(VR)			1.0L/min				
Air injection(VR)			200mL/min				
Qb(Vent)			–				
Air injection(Vent)			–				
VR level			20mL			200mL	
Pout			200mmHg		300mmHg	200mmHg	
No.			1	9-1	9-2	2	8
mesurement time [sec]			60	60	60	60	60
	1〜19	[μm]	4066	2849	3018	4226	4263
	20〜39	[μm]	2893	4284	4102	335	2032
	40〜59	[μm]	1	36	27	0	4
	60〜79	[μm]	0	0	0	0	0
	80〜99	[μm]	0	0	0	0	0
	>100	[μm]	0	0	0	0	0
	Total		6960	7169	7147	4561	6299

図63：成人、小児、新生児のマイクロバブル発生

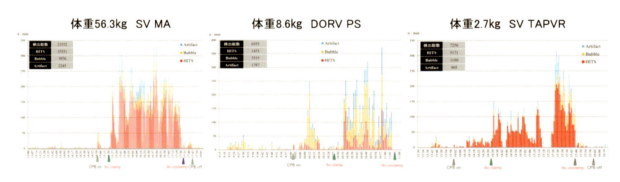

TCPC変換術、心内修復術、肺静脈－左房吻合とRV－PAシャントを行った。

体格別 結論⑨ ： 低体重児であるからマイクロバブル流出数が少ないということではない。体外循環中は、成人と同程度数のマイクロバブルが、リザーバー内で、もしくはリザーバー後の循環血液と接触することになる。低体重児が体外循環の影響を受け易い一つの理由である可能性が推測できる。特に、浮腫増強や利尿低下など、SIRABの影響を受け易い低体重児でのマイクロバブル抑制は重要かもしれない。

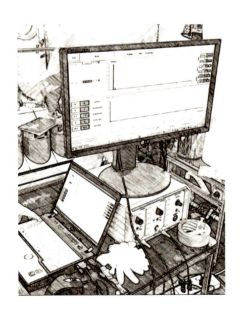

271

（１０）以前の体外循環回路

　現在使用している人工肺やリザーバーにおいて、予想より多くのマイクロバブルが飛散していることが確認された。しかし、以前の体外循環回路でのマイクロバブル発生は今以上であったのであろうか。1995年当時と同じ模擬体外循環回路（ソフトリザーバーを用いた半閉鎖回路、p58 Web 動画 ②参照））を作成して実験を行った。

　ベント血液に空気を混入させ Cardiotomy ポートから注入して、リザーバーから流出するマイクロバブル数を測定した。現在の Bottom release リザーバーでは、リザーバーレベル低下に伴って流出数は増加した（図64）。一方、ソフトリザーバーを用いた半閉鎖式回路では、Cardiotomy リザーバーレベルが多いと流出数は極端に減少した（図65）。

図64：Bottom release リザーバー

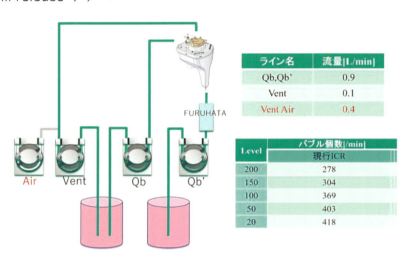

図65：ソフトリザーバー

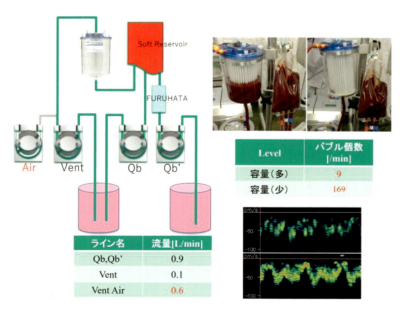

旧回路 結論⑩ ： ソフトリザーバーを用いた半閉鎖式回路では、現在の回路に比して、Cardiotomy リザーバーとソフトリザーバーの貯血容量が多いこと、また、これらの中の循環血液の血流動態や流速動態の違いがマイクロバブル数の低下につながったと考える。1995 年のこの半閉鎖式回路では、もしかしたら生体へと流入するマイクロバブルの発生数は今ほど多く無かったのかもしれない。

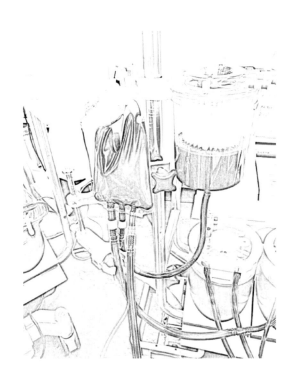

マイクロバブル　　まとめ

　臨床的には顕在化しない病変に対して、マイクロバブルが関与している可能性は十分に想像できる。マイクロバブルは本来生体の血管内には存在しないものであり、侵襲要因の一つと考えるべきである。特に新生児と高齢者での抑制は今後重要な課題となると思われる。

Q&A　SIRAB 増強

質問：「生体内のマイクロバブルは SIRAB を増強するのでしょうか？」

回答：「はっきり言って分かりません。臨床でマイクロバブルの測定を開始した 2015 年以降、覚醒遅延や痙攣、麻痺などの脳神経系の合併症は皆無ですし、また、マイクロバブル検出数の多い症例で、術後の浮腫増強や利尿低下などの問題が有意に増加したという印象もあまり無いと思います。今までの体外循環での SIRAB 抑制においては、とにかく血液細胞との接触面積を削減することに主眼が置かれてきました。しかし、考えてみると、それよりもなによりも循環血液内へ混入する空気ほど血液細胞と多く接触しているものは無かった訳です。体外循環中のマイクロバブルに関しては、気泡型人工肺の時代は特に脳神経系の問題が多かったのでしょうが、お話したように、現在の体外循環においても、マイクロバブルの抑制は SIRAB の一対策としてやはり留意すべき課題となったと考えます。無輸血開心術の適応拡大のための充塡量削減や低リザーバーレベルでの体外循環管理も、マイクロバブル動態からはかなり不利な状況を作っていた可能性もあります。

　体外循環中のマイクロバブルの SIRAB 病態としては、一つには塞栓、つまり毛細血管を閉塞した結果としての炎症発生と血管透過性の亢進、そして、もう一つは血液細胞との接触による炎症反応亢進があります。まずは前者に関しては、生体へのマイクロバブル流入を抑制することが SIRAB 抑制につながるのかという臨床的検討が必要と考えます。ただ、後者に関しては、空気はリザーバー内で循環血液と既に多く接触して流出しますので、生体へ流入するマイクロバブル数と SIRAB の関係を検討することにはあまり意味が無いかもしれません。いずれにしても研究プロトコールの作成が難しい。しかし、今までの SIRAB 検討にはマイクロバブルという比較因子はありませんでしたので、今後進めたいと考えます。」

Microbubble

低侵襲化目次　第Ⅱ章　二節　マイクロバブル

臨床においてもマイクロバブルの測定が可能となった。前述した体外循環中の
Na 濃度動態と同様の流出傾向を示すと考えられる。従って、マイクロバブル
抑制には Pitfalls 対策と同様の管理が必要である。

病態

マイクロバブルの問題　p221 抑制の意義　p224 Q&A	SIRAB 増強　p274 Q&A

小児と成人の差

空気注入実験での差　p236 実験総括	体格別のマイクロバブル　p270 表 7,8 　　　　　　　　　　　　　p271 図 63

Na 濃度とマイクロバブルの共通点

リザーバーレベル	補正および補充
・Venous fluid inlet（実験） 　　p191 図 9 ⇔ p229 考察① ・Service port（実験） 　　p191 図 9 ⇔ p231 考察② ・Cardiotomy port（臨床） 　　p191 図 9 ⇔ p249 図 35,36 　　　　　　　　　　p251 図 40,41	・Cardiotomy port（臨床） 　　p191 図 9 ⇔ p253 図 44　Web 動画

対策

具体的対策　p240〜269

時間短縮の意義

マイクロバブルからの考察　p276

https://www.cardiomeister.jp

ID: cardio　Password: meister

275

第Ⅱ章　終わりに

　本章では、現在の体外循環における Pitfalls について述べた。新機器には低侵襲化のための有用な利点もあるが、新たに注目すべき問題も発生した。Constant Perfusion からの逸脱である。特に Bottom release リザーバーでは、補正液が高濃度で流出すること、また、このこととマイクロバブルの流出様式の間には、リザーバーの構造から理解できる共通の血流動態があることが推測できる。Constant Perfusion を維持するためには、機器の特性を十分に勘案することが必要であり、また、Constant Perfusion 管理が楽に出来る新たな管理手段についても考える必要がある。しかし、新たに発生した Pitfalls やマイクロバブルは、小型化を求めた結果の可能性があり、このことは留意すべきと考える。

　体外循環は生体に対し最大の侵襲である。各測定データの変動や炎症反応は、当然時間経過とともに増強する。従って、長時間であればあるほどより多くの対策手技や補正を行わなければならないことになる。図 66 には、大動脈縮窄複合症例でのマイクロバブル検出経過を示す。大動脈遮断時間 50 分、体外循環時間 76 分であった。体外循環時間が長くなれば当然マイクロバブル飛散数は増加することになる。マイクロバブル動態からも手術時間の短縮は低侵襲対策として必須である。次章では、最も基本的かつ単純な低侵襲化対策である時間短縮、そしてチーム育成について述べる。

図 66：体重 3.5 kg　大動脈縮窄複合

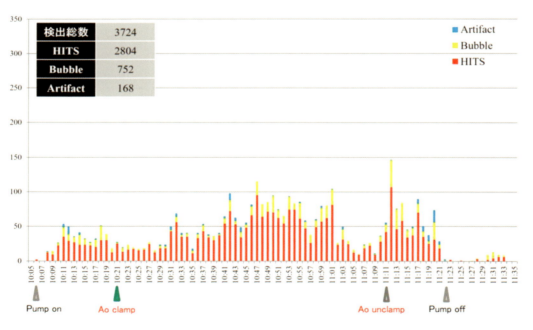

心停止下に、一期的心内修復術を行った。

第Ⅲ章　時間短縮と手術チームの育成

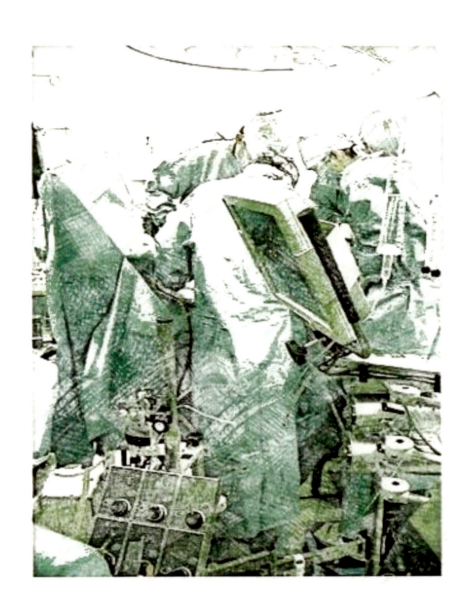

時間短縮と手術チームの育成

　術後の浮腫や利尿低下など、小児心臓外科医が最も嫌う状況は未だに認められる。これらの現象は主に体外循環に伴う生体侵襲によることは間違いなく、第一章および二章で述べたように、チーム各員はまず体外循環の低侵襲化対策とその pitfalls に習熟すべきである。しかしながら、循環器医療に携わる医療従事者が忘れてはいけない事、それは、体外循環だけでなく手術および麻酔そのものが侵襲である限り、それらの時間短縮に努力することである。そして、心臓手術がチーム医療と呼ばれる限り、各員個々の臨床能力を高める努力も当然必要となる。

　1999 年、先天性心疾患手術数は年間 300 例を超え、手術計画やベッド調整という面で苦労するようになった。患児の周術期 Quality を最高に維持することはもちろんであるが、患児の受け入れを断らないよう、そして、我々医療従事者も時間的余裕を感じながら多くの手術ができるよう、対応策について考え始めた時期である。手術手技や体外循環の実際、また、若手教育をテーマにした講演では、本当に多くのご質問を頂く。本章では、その経緯を含め、心臓外科の低侵襲化にとって、また、患児自身にとって、最も基本的かつ直接的な時間短縮とチーム育成について考察する。

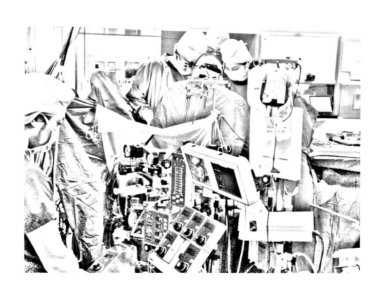

時間短縮の目的

（１）体外循環は非生理的循環である。特に SIRS に伴う全身臓器機の機能低下や起こりうる合併症を考慮すると、その時間短縮は当然必要である。小児心臓外科では、時間短縮のみが低侵襲化対策と言っても過言では無い。

（２）手術依頼に対してその依頼を断ることは、患児にとっても、依頼医師に対しても大変失礼なことである。また、患児には、最も適切な時期に延期させることなく手術を行わなければならない。手術計画や Fast Track という観点からも時間短縮は必要である。

（３）計画した手術はすべて滞りなく達成しなくてはならない。手術が短時間であれば、それだけチームスタッフの自由にできる時間が増える。時間短縮は、医療従事者も低侵襲化させることになる。多くの手術が可能でチーム各員に余裕を感じさせること、また、成績も良好で仕事の満足感を与えること、これらは執刀医の最低資格条件と考える。結果として、若手が多く集まり、充分な研修ができる場所へと変化する。

Q&A 　時間短縮（2009 年）

質問：「時間短縮は本当に低侵襲なのでしょうか？」

回答：「現在の体外循環では、SIRS という観点において、体外循環時間の長さと炎症反応パラメーターの増加程度は必ずしも比例しませんし、また、実際の臨床においても、手術時間が長くても早期人工呼吸器離脱が可能な症例が沢山いることも事実です。さらに、患児の手術後遠隔期の QOL を考慮してむしろ複雑な長時間の術式を選択することももちろんありますし、また、手術中は時間をかけてじっくりと修復する部分もあります。それだけ昔と違う安全な体外循環管理ができるようになった証拠だと思います。しかし、手術に関する論文を見ますと、mortality と morbidity の評価においては、時間という因子が有意なリスクとなるという結論は今でも多い。頭の中で考えましても、修復状態が同じであれば時間が短いほど低侵襲であることは容易に想像できますし、また、特に術前状態の悪い患児では、死亡率を有意に上げる時間というものは必ず存在することも確かだと思います。今回の講演では、SIRS 対策について色々と偉そうに話しました。それぞれの工夫された対策が現在の臨床効果に繋がっていることは間違い無いと思いますが、SIRS には目に見えない複雑な要因が絡み合っており、すべての解決は中々困難です。しかしながら、時間短縮だけは努力によって可能となるシンプルな対策ではないでしょうか。もし Jatene 手術が体外循環時間 30 分で終わることができれば、SIRS 対策なんてそれ程難しく考えなくてもよいということも確かだと思います。また、一方で、緊急対応を余儀なくされ、時間に追われる我々循環器医療従事者にとっての時間短縮は、それだけ自由な時間が確保できるということである。この意味での時間短縮は間違い無く低侵襲化と断言できます。時間をかけることは決して悪い事ではないのですが、大事なところでスピードが遅い事は許されない場合もあると思います。」

VSD 手術動画解説

　体重 12.2 kg VSD 開心術を 4 方向から撮影した（Web 動画⑮）。手術の流れと観察ポイントを、執刀医、第一助手、第二助手、器械出し看護師の視点から解説する。図 1 に、麻酔表と体外循環表、チーム各員が考えるべき、共有すべき点を示す。

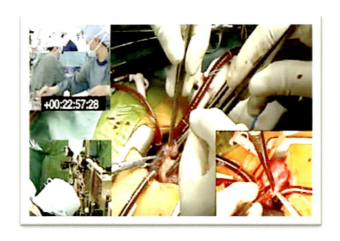

・体重 12.2 kg VSD 開心術

図 1：体重 12.2 kg VSD　麻酔表と体外循環表

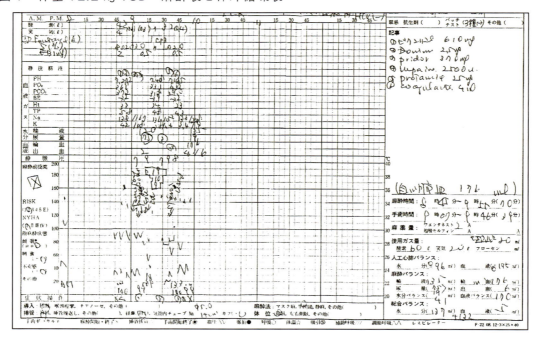

280

人工心肺記録（小児）

チーム各員が共有すべき点

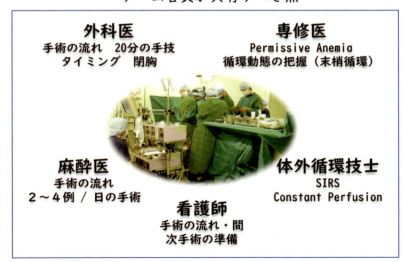

(1) 麻酔導入から執刀（22分）

　GO＋sevoflurane で緩徐導入し、末梢輸液ルートを確保、Vecuronium bromide 0.1 mg/kg と fentanyl citrate 5γ/kg を投与して気管内挿管を施行、同時に動脈圧モニターの確保と導尿を行う。中心静脈圧測定は右外頸静脈である。強心剤が必要な場合には鼠径部からダブルルーメンを挿入する。入室から手洗いまでの時間は10分である。麻酔導入後、背部に肩枕を入れ、皮膚切開線を描いてから手洗いを行う。

視点1）

執刀医、第一助手、第二助手
① 執刀医は麻酔導入時の患児状態も把握すべきである。手術に入る外科医は麻酔導入に必ず参加する。外科医も小児での動脈圧および末梢輸液ラインの確保に慣れる。麻酔医に好かれる大事なポイントである。
② 皮膚切開は可能な限り尾側での小切開とするが、送脱血管挿入の安全性と時間短縮を目的に、乳頭の約1cm頭側から胸骨下縁までの切開とし、剣状突起下縁までは切開しない。大動脈の位置や乳頭の高さは個人差があるが、殆どはこの切開で対応できる。

器械出し看護師
① 手術機器は既にセット梱包されている。患児の体格に合わせて必要であるものだけを選択し、器械台には最小限の機器のみとする。
② 手技に使用する必要最小限数の両端針縫合糸を準備する。また、中心静脈ラインの固定糸と心膜つり上げの糸は前もって持針器につけておく。

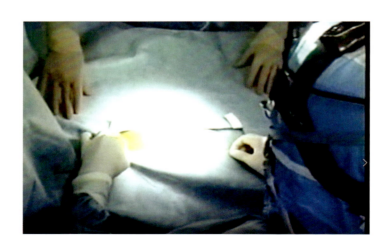

（2） 開胸（3分20秒）

　円刃メスを用いて約5cm皮膚切開し、電気メスにて皮下組織を切離、胸骨前面に達する。胸骨切開部に電気メスで印をつける。次に、開創器を用いて皮膚切開下縁を開き、筋鈎にて下縁を尾側へ牽引して、腹直筋の中央と剣状突起を電気メスで切開する。胸骨下縁に小ペアンを挿入して胸骨軟骨部を電気メスで切開、胸骨を挙上しながら胸骨鋸で切開する。胸骨上方は吸引管で右肺を保護しながら体部のみを剪刀で切開する。胸腺は心膜と接する裏面のみを剥離し、心膜を切開して右側のみを皮膚へ2点固定する。

視点2）

執刀医

① 現在の心臓外科では、創が美容的に優れていることを含めて患者の低侵襲性を目指す時代となった。執刀医はこの点に留意し、最も安全かつ小さい切開で、迅速に体外循環の確立ができる開胸法に習熟する。

② 皮膚切開は剣状突起下縁まで切開しない。また、閉胸の際の dead space 予防のためにも、皮膚の可動性を確保するための皮下剥離はしない。

③ 剣状突起切開時の心膜と心臓の損傷に注意する。また、胸骨切開と横隔膜面の心膜切開時には右胸腔が開胸とならないように注意する。

④ 出血が持続しやすい場所は、胸骨上縁、剣状突起周囲、胸腺後面である。電気メスにて止血する。胸骨上縁の骨髄部は骨蝋にて圧迫止血しておく。

⑤ 心膜切開時に麻酔医に heparin 投与を指示する。

⑥ 心膜吊り上げによる上大静脈圧（中心静脈圧）の上昇に注意する。

第一助手

① 覆布とドレープの貼付により、皮膚切開線が歪まないように注意する。

② 中心静脈ライン挿入に備えて、患児左鼠径部からの穿刺法もしくはカットダウン法に慣れておく。また、ライン固定糸の結紮の強さに注意する。緩いと抜去の危険性があり、強すぎると薬液注入や中心静脈圧の測定に問題が生じる。

③ 皮膚切開上縁に筋鈎をかける際には、患児の前方に強く牽引すると皮下組織が裂け挫滅することがある。頭側へ軽く牽引する。

④ 胸骨鋸による切開時には、皮膚上縁の損傷に注意する。

⑤ 執刀医が胸骨上縁を剪刀で切開する時は、右胸腔開胸予防のために吸引管にて右肺を保護する。

⑥ 胸骨切開後は、執刀医が心膜を固定するまで、出血が持続する場所がないかを確認しておく。

⑦ 筋鉤で胸腺後面を牽引する際には、後面血管からの出血や胸腺の血腫予防のために軽く行う。

⑧ 心膜の皮膚固定糸は、心内手技の縫合糸が絡みやすいので結紮部を短く切っておく。

第二助手

① 体外循環回路の準備を行う。送血管と脱血管は、送血回路と脱血回路それぞれに予め装着しておくことから、細かい空気を充分に抜いておく。送血と脱血、ベントと吸引回路は執刀医と第二助手との間に固定する。その際、執刀医の送脱血管挿入や第一助手の吸引操作がしやすいように固定位置と回路の長さに配慮する。

② 回路固定後は回路上に覆布を被せるが、中心静脈ラインの事故抜去に注意する。また、覆布の部分は手術器材が滑り落ちやすい場所でもある。

③ 執刀医が行う手技を予測し、視野を確保する。心膜切開時には心嚢水を吸引し、また、電気メスによる心膜上縁の切開時には舌圧子にて上行大動脈を保護する。

器械出し看護師

① 開胸の流れが手術全体の流れを作る。開胸を速やかに行うことができれば、気持ちが落ち着くという外科医の性癖を上手く利用する。元来、心臓外科医は短気であることを念頭に、多少は注意される覚悟で、そして、適当にあしらう気持ちで手術に入ることが大切である。

② 右開胸となった場合の胸膜閉鎖用両端針縫合糸は直ぐにだせるように準備しておく。

③ 開胸のポイントは、電気メスと吸引管、ガーゼである。これらを速やかに執刀医の右手に渡す。例えば、電気メスを渡すポイントは、1）メスで皮膚切開を行った後（次に電気メスで皮下組織を切開する）、2）切開皮膚下縁に開創器をかけた後（次に電気メスで剣状突起と腹直筋を切開する）、3）胸骨下に小ペアンを挿入した後（次に電気メスで胸骨下縁軟骨部を切開する）、4）胸骨を剪刀で切開した後（次に胸骨の止血を行う）、5）心膜を剪刀で切開した後（次に残りの心膜切開を電気メスで行う）である。執刀医は手技が終わった器具は器械出し看護師に直接手渡さない。第二助手の前にそっと置くので、その処理には第二助手と連携し、次の手技のために何を渡すかに集中する。

（3） 人工心肺の装着、体外循環開始から大動脈遮断（8分35秒）

　大動脈を剥離鉗子で尾側へ牽引、その上方に 2 重の縦菱形巾着縫合を置き 3.5 ㎜送血管を挿入、送血側回路に取り付けた圧力計の動脈圧と回路の拍動を体外循環技士に確認する。巾着縫合糸のターニケットには 6F アトム管を使用する。送血管と巾着縫合糸の結紮固定は、第一助手が大動脈寄りのアトム管部と末梢の巾着縫合糸部の 2 ヵ所で行う。送血管は、切開皮膚上縁から覆布に布鉗子で固定する。この間、第二助手は、結紮および固定がしやすいように、送血回路と大動脈を牽引する鉗子を保持する。次に鉗子を右心耳にかけ、右心耳および右心耳内の筋束を切開、巾着縫合を置き、16F脱血管を挿入、直ちに体外循環を開始する。その後、左手鑷子で上大静脈尾側の右房前壁を軽く持ち上げ、右手で脱血管を上大静脈へ挿入する。脱血管と巾着縫合糸の結紮固定は、心臓寄りアトム管部を第一助手が、末梢の巾着縫合糸部を第二助手が行う。緩徐に脱血傾向としながら、送血流量を half flow まで増加させる。次に、下大静脈頭側の右房壁をツッペルで牽引、下大静脈に巾着縫合を置き、16F 脱血管を挿入する。half flow 下に上下大静脈の脱血の良否を確認し、流量を total flow まで増加させる。この後、下大静脈、上大静脈の順にテーピングを行う。ターニケットには長めに切った 8 号ネラトン管を使用する。大動脈基部に巾着縫合を置き心筋保護液注入用カニューレを挿入、冷却を開始し、右上肺静脈左房側に巾着縫合を置き左心ベント管を挿入する。先に上大静脈のターニケットを絞め、脱血の良否を確認してから大動脈を遮断、左心ベント吸引量を増加させ、かつ脱血傾向としながら、blood GIK（15ml/kg)を注入する。心停止確認後に下大静脈のターニケットを絞め、完全体外循環とする。再度脱血の良否を確認する。

視点 3）

執刀医

① 小切開では心臓を圧迫もしくは牽引しながらの人工心肺装着となる。従って、右心耳からの脱血管挿入後は直ちに体外循環を開始し、テーピングや他の巾着縫合糸は後で行う。下大静脈への脱血管挿入時に half flow まで上がっていない場合には、上大静脈のテーピングと心筋保護液注入用カニューレの巾着縫合を先に行う。体外循環技士と呼吸を合わせる。

② 大動脈への巾着縫合は、針刺入部から出血させないようにかける。送血管は皮膚切開上縁方向にやや牽引して固定することになるため、固定後の回路圧を再確認する。体外循環開始後も送血回路圧の急激な上昇には十分注意し、total flow までは体外循環技士と連携する。

③ 脱血が良いことが最も重要であり、half flow 下だけでなく、total flow 後、また、完全体外循環後も脱血の良否を確認する。この際、脱血が良好であっても、上大静脈の中心静脈圧上昇には注意する。脱血管の位置修正、または心膜固定糸を外すことで対処する。また、右心耳の脱血管挿入部からの出血は次の手技の妨げになるため、巾着縫合は確実にかける。

④ 心筋保護液注入用カニューレの巾着縫合は、右冠動脈に近づかないように、また、針刺入部から出血させないようにかける。

⑤ 心筋保護液は手押しで行う。注入前には心筋保護液注入用カニューレの back flow を確認し、注入は心臓拡大に注意してゆっくりと行う。

第一助手

① 送血管は布鉗子で覆布に固定する。固定後の拍動を確認する。

② 下大静脈と右肺静脈へ巾着縫合をかける際には、右手ツッペルで心房壁を背側に圧迫しないよう斜め上前方に軽く牽引し、左手に持った吸引管を利用して視野を確保する。

③ 脱血管と巾着縫合糸の結紮固定は、脱血管がつぶれないように確実に行う。

④ 大動脈遮断は大動脈下縁を充分に確認し、また、送血管と心筋保護液注入用カニューレに注意してゆっくりとかける。

第二助手

① 送血管は回路に装着した状態で挿入するため、回路が引っ張られないよう、また、第一助手の結紮糸固定がしやすいように保持する。脱血管の結紮固定は管がつぶれないよう、また、巾着縫合糸が抜けないように適正な強さで行う。執刀医は常に心臓を見て手技を進めるため、右側に立つ第二助手は肘を畳み、執刀医の視野を妨げないよう結紮する。

② 右心耳巾着縫合を始める前に、右心耳切開部の血液吸引を素早く行う。下大静脈と右肺静脈の巾着縫合の際にも心嚢内の血液吸引を素早く行う。

③ アトム管やネラトン管のターニケットに巾着縫合糸とテープを通す方法に慣れる。特に、巾着縫合糸やテープを引っ張らないように注意する。

④ 手技が終わった持針器や巾着縫合糸の針は、執刀医が第二助手の前に置く。この処理には器械出し看護師と連携を取る。

⑤ 体外循環開始後は、心停止するまで、右上前方にある生体モニター画面で動脈圧や中心静脈圧などの良否を確認する。また、左斜め後方には人工心肺装置のリザーバーやポンプが見えるので、体外循環が良好に経過しているのかどうかも確認する。

286

器械出し看護師

① 基本的に、執刀医から器具や針糸は直接受け取らない。しかし、人工心肺装着時には第二助手が回路の手渡しや吸引を行うことから、術野周囲は煩雑となる。送血管、脱血管、左心ベント管挿入時に使用した尖刃メスは直接受け取る。メスの処理には充分に注意する。

② 両端針の持ち方は執刀医により好みがあるが、特に上下大静脈と肺静脈の巾着縫合糸の針は、なるべく糸に近いところで長く把持して渡す。一回の刺入で針先端の刺出ができ、楽に抜くことができる。また、両端針を渡す場合には、糸が持針器に絡まないように注意する。

③ 針付き糸が多く返ってくることになる。この処理とカウント法は独自に工夫しておく。開胸時と異なり、執刀医が行う一つ一つの手技時間は伸びる。執刀医の技量を傍から観察できて楽しめる時間でもある。

④ blood GIK の血液は、total flow 後に体外循環技士から渡されるため、その作成は速やかに、そして、注射器による吸引はゆっくりと細かな空気を入れないように行う。

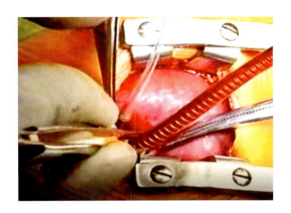

（4）VSD 閉鎖（9分10秒）

　右房を斜切開し、4-0 縫合糸にて右側右房壁を執刀医側へ固定、第一助手は 2 本の眼瞼鈎にて左側右房壁を牽引し視野を展開する。PFO に直角鉗子を通し、大動脈遮断解除直前の左心系空気抜きと PFO 閉鎖のために 5-0 縫合糸をかけておく。三尖弁腱索に糸を通し、執刀医側へ牽引して VSD を観察する。三尖弁および jet lesion にて覆われた fish mouth 状の膜様部欠損であり、プレジェット付き縫合針にて、三尖弁および jet lesion を利用してパッチ閉鎖した。最終結紮の前に左心ベントを止め、VSD から空気を抜き、また、PFO からさらに空気を抜いて PFO を閉鎖、その後、麻酔医に肺の加圧を指示し、遺残短絡および筋性 VSD の有無、右室流出路狭窄が無いことを確認する。三尖弁は VSD パッチにより若干の変形を認め、中隔尖と前尖間交連部を一針固定形成した。

視点4）

<u>執刀医</u>

① VSD 閉鎖には各型それぞれの特徴を充分に理解する必要がある。しかし、VSD の伸展方向や腱索の位置、TSM 後脚の発達度など、周辺構造物は個々の症例で異なり、また、各型の複合型や移行型が多く存在する。型別に対処するのではなく、実際の形態に合わせた、遺残短絡の無い、また、刺激伝導系や三尖弁腱索などの周辺構造物に障害を与えない、さらに、心筋保護液一回分の 20 分以内での確実な閉鎖を習得しておく。このことは、VSD を伴う CoA complex や TOF など、より時間がかかる術式を行うための若手外科医の大事な資格取りである。

② 縫合針は、VSD 後下縁の三尖弁から行う。VSD 前上縁まで時計回りに、最後に VSD 後下縁を反時計回りにかける。縫合糸や三尖弁腱索の糸を牽引することで、特に漏斗部中隔から TSM 前脚部分が深い視野となる VSD や三尖弁直下 VSD での後下縁の視野が良くなる。

③ 閉鎖糸の結紮の強さは、パッチが VSD 辺縁心筋に充分に密着し、糸に撓みが無いことを確認、そして、プレジェットと心筋およびパッチの寄り具合を確認して結紮する。第 1 結紮は軽く締め、第 2 結紮にて筋肉が軽く寄る程度に締めると良い。膜様部型 VSD の結紮は、原則として、三尖弁輪にかけた第 1 縫合糸から時計回りに行い、VSD 後下縁を最後としている。漏斗部中隔が偏位する outlet 型や CoA 型 VSD の場合には、最も奥の漏斗部中隔もしくは TSM 前脚部分から開始することもある。また、肺動脈弁下型では、プレジェットが見えにくい medial papillary muscle 上縁部から結紮を開始し、最後に肺動脈弁輪とする。閉鎖前に左心ベントポンプを止め、左心系の空気抜きを行いながら、最後の 1～2 針を結紮する。すべての縫合糸の結紮状況を確認し、不安があれば追加縫合を行う。

④ 閉鎖後も肺の加圧を麻酔医に依頼し、PFO と心筋保護液注入用カニューレから空気抜きを施行、同時に、VSD 遺残短絡と筋性部 VSD の有無を確認する。また、右室流出路の狭窄の有無を確認し、必要であれば心筋の切除を追加する。さらに、閉鎖後の三尖弁の形態を観察する。特に、outlet 型 VSD での前尖と中隔尖の間や、trabecular 型 VSD で中隔尖基部がパッチにより開くような形に固定された場合は、この部分を寄せるように形成する。

⑤ 体外循環の良否が術後の循環および呼吸動態を決定する。執刀医は自分の理想の体外循環となっているかを考えながら、体外循環技士と連携して手技を続ける。

⑥ 結紮の際、原則として糸の結び目（ノット）は左手で降ろす。これにより結紮周辺の視野が確保され、また、第二助手と器械出し看護師にも目を配ることができる。特にライブ手術の場合には、術野をより良好に映すことが可能となる。

第一助手

① 眼瞼鈎を用いて視野を展開する。特に右手の鈎を上手く使い視野を出すことで、第一助手も心内の構造や手技そのものを把握できる。

② 心内手技中は執刀医よりも体外循環に気を遣う。執刀医の肩越しに体外循環技士の顔が見える。右前方にある生体モニター画面やCDIモニター、利尿状態を確認し、その良否を判断する。

第二助手

① 執刀医が縫合糸の針を通しやすいようにVSDパッチを保持する。パッチを通した後の縫合糸はペアンで止めて針を切離する。その際、VSD周囲の心筋は裂けやすいため、縫合糸を引っ張らないように注意する。執刀医より早く考えて動く癖をつける。

② 覆布下の中心静脈ライン挿入部の出血や体外循環回路の折れ曲がりに注意する。

③ 心内手技中は第一助手よりも体外循環に気を遣う。左斜め後方にはリザーバーやポンプが見える。体外循環が問題無く推移しているかについて体外循環技士と連携する。CDIモニターや左前方もしくは右上方の生体モニター画面、利尿状況からその良否を判断する。

④ 長時間となる場合には、心筋保護注入間隔を常に意識する。

器械出し看護師

① 人工心肺の装着時以上に、執刀医が行う一つ一つの手技時間は伸びる。執刀医の技量を傍から観察できて、さらに楽しめる時間でもある。

② 最も重要なことは心筋が裂けるような器具の手渡しをしないことである。執刀医に渡したVSD縫合用両端針糸は、片方の針が覆布や吸引回路に引っかからないように注意する。また、片方の針を持針器に付けて渡す場合には、糸を引っ張らないように注意する。針を持つ角度はVSD形態に合わせて執刀医が調節するので直角に持てばよい。

③ 縫合糸の本数を予想する。必要であればすぐに出せるように、また、無駄に出さないように、第二助手、外回り看護師と連携する。

④ 心筋保護液注入カニューラからの空気抜き用注射器を準備しておく。

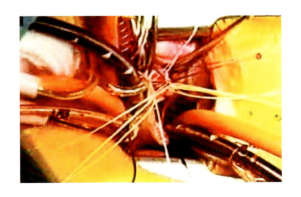

（5）大動脈遮断解除から体外循環離脱（6分52秒）

　　冠動脈への空気流入防止のために、大動脈基部を鑷子で軽く挟んでから大動脈の遮断を解除する。心筋保護液注入のカニューレは吸引ポンプへ接続し、強制的に脱気する。右房切開部は 5-0 縫合糸にて連続縫合で閉鎖する。閉鎖前に部分体外循環として右心系の空気を抜く。

　　心拍動再開後は、上大静脈脱血管を上大静脈から右房へ落とし、心拍動状態、動脈圧、酸素飽和度を確認しながら体外循環を離脱する。各管の抜去は、下大静脈、左心ベント、心筋保護液注入、上大静脈の順とする。抜去部にはそれぞれに追加針を置き確実に止血を行っておく。体外循環離脱の間に心嚢内ドレーンを挿入する。protamine 投与後に送血管を抜去する。

視点5）

執刀医

① VSD 閉鎖状態に関して少しでも不安があれば体外循環離脱前に心表面から心エコー検査を行う。

② 右房閉鎖後は、上大静脈脱血管を上大静脈から右房へ落とす。total flow を維持することができるので、視野が深くなる下大静脈脱血管および左心ベント管抜去部の追加止血が確実に行える。また、体外循環離脱後に、上大静脈脱血管を用いて MUF を行う場合には、脱血管回路内の空気の有無に注意する。

③ 血液ガスなどのデータを体外循環技士に確認してから離脱に入る。心臓の拡大や酸素飽和度の低下に注意する。

④ 上大静脈の脱血管抜去までは、心嚢内に血液貯留する場所が無いかどうかを観察しながら離脱手技を行う。特に、下大静脈脱血部と右房切開部は、止血確認後も再度出血することがある。また、出血させない右房切開部の閉鎖方法を習熟する。

第一助手

① 胸骨下の持続的な出血点だけでなく、心嚢内に血液が貯留することが無いか、確認しながら離脱を進める。

② 右房閉鎖時には心筋が裂けないように縫合糸の牽引方向に注意する。

③ 心内手技中よりも体外循環に気を遣う。生体モニター画面や CDI モニター、利尿状態を把握し、離脱の是非を判断する。

第二助手

① 覆布下中心静脈ラインの折れ曲がりを再確認する。

② 心内手技時よりも体外循環に気を遣う。離脱が良好に経過しているか体外循環技士と連携する。

③ 抜去した回路から血液がこぼれないよう、特に執刀医の足に血液をこぼさないように注意する。

器械出し看護師
① 深い視野となる下大静脈脱血管と左心ベント管抜去部の出血に対して追加縫合を行う場合、執刀医は左手鑷子で出血点の視野を確保しながら持針器を受け取り、すぐに縫合を開始する。この時、針はなるべく糸に近いところで長く把持して渡す。針を持ち直すこと無く、一回の刺入で針先端の刺出ができ、楽に抜くことができる。
② 出血部の追加縫合針糸を準備しておく。使用した両端針で糸が長く残っている場合にはこれを使用するが、針数のカウントには注意する。

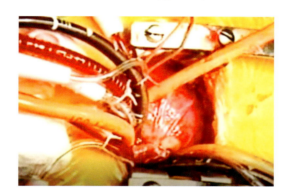

(6) 閉胸（11分13秒）

腹直筋は2号ナイロン丸針、胸骨は0.8 mmワイヤー3本で閉鎖、創は2層に単結紮の埋没縫合で閉鎖した。

視点6)

執刀医
① 特に胸骨上縁部ではdead spaceを作らない運針に努める。また、この部位は、深くかけすぎると結紮後に皮膚が過剰に盛り上がることがある。
② 止血ポイントは、胸骨上縁、ペーシングワイヤー挿入部、ドレーン挿入部、胸腺後面であり、止血は確実に行う。胸腺が血腫となった場合には切除する。
③ 術後にペーシングワイヤーを使用することはまず無いが、不安ならば挿入しておく。

第一助手
① 心囊内と胸骨下に持続出血点が無いか確認しながら閉胸を手伝う。胸骨閉鎖前に心囊内を吸引して血液貯留が無いことを確認する。
② ドレーンが腹直筋縫合糸に絡んでいないかを確認する。
③ 筋層縫合の際、執刀医は dead space 予防のために胸骨表面骨膜に針を通す。結紮時はこの糸が胸骨からはずれないように、強く牽引せずに少し押しこむように確実に結ぶ。

第二助手
① 体外循環回路を体外循環技士に渡す。血液をこぼさないよう、不潔とならないよう、またしつこく言うが、執刀医の足にかけないように注意する。
② 胸骨閉鎖後はドレーンに吸引管を付け、出血の有無とドレーン内の血液性状を確認する。
③ 閉胸中に、血圧の上昇、心拍数の低下、末梢温の上昇など、循環が安定しつつある状況を確認しておく。また、人工心肺残留血の量からICUで必要な輸液volumeの量と人工呼吸器離脱時間を予測する。さらに、第二助手の立場から明日のICUベッド調整を考えておく。
④ もし、閉胸をまかされた場合は、先輩より上手くやることを見せつける。しかし、出血再開胸だけは論外である。

器械出し看護師
① 筋層および皮膚埋没縫合の際は素早い糸付けと手渡しが必要となる。単結紮が多くなることから閉胸時が最も忙しくなり、針刺し事故に注意する。開胸から心内操作および体外循環離脱の手技は、実臨床での場数で慣れるものである。従って、それらの為の訓練はあまり意味は無いが、閉胸時の糸付けは前以て練習しておくことが必要である。
② 縫合針とガーゼ数のカウントを外回り看護師と連携して行う。

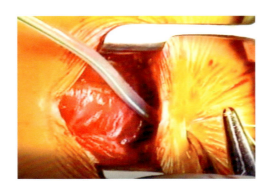

参考引用文献

・高橋幸宏．心室中隔欠損症（結節縫合を中心に）．（角　秀秋　編）小児心臓外科の要点と盲点　文光堂　2006　p112-15.
・高橋幸宏．無輸血心臓手術（小児）．（小柳　仁、北村惣一郎、安井久喬　編）　心臓血管外科手術書　先端医療技術研究所、東京、2002　p 21-30.

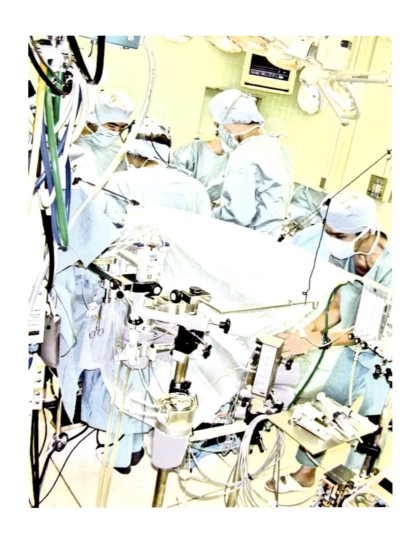

> **コラム**　工夫

　今では一般的となったが、1980 年代からの榊原記念病院独自の工夫がある。その一つは VSD 閉鎖用の縫合糸である。当時は成人症例も多く、大中小 3 種類のプレジェット縫合糸を使用していた。現在では、図 A に示す 2 種類があり、症例や体格によって使い分け、必要最低限の縫合数としている。また、巾着縫合糸にかけるターニケットには 6F のアトム管（図 B）を用いた（現在は既製品がある）。特に小切開での手術視野はネラトン管に比べて良好である（図 C）。図 D には、執刀医と器械出し看護師の手の動きを示す。執刀医は、使用した器具を看護師に手渡さずに手術台に直接置くことにより、次の器具の手渡しがより速やかになる。

図 A：VSD 閉鎖用縫合糸

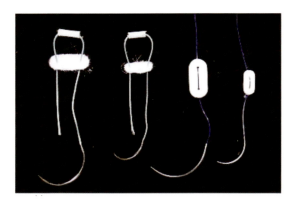

図 B：ターニケット

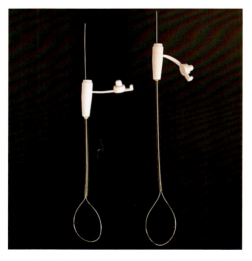

龍野勝彦先生の着想で開発された。1980 年代から使用している。

時間短縮

図C：体重 4 kg VSD PLSVC　VSD 閉鎖前の手術野

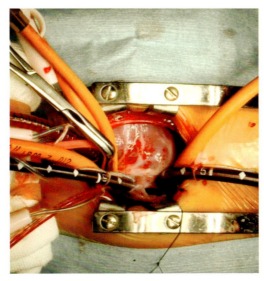

PLSVC 径は細く、ネラトンターニケット遮断下に VSD を閉鎖した。
小切開では、ターニケットや脱血管などが邪魔にならないように、視野を確保することが必要である。

図D：機器の受け渡し

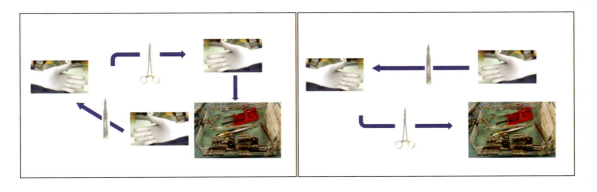

執刀医は使用した器具を看護師に渡すと、看護師がその器具を機器台に置いて、そして次の器具を取って渡す分だけ時間がかかる。手術台に直接置くことにより、看護師からその手に次ぎの器具を受け取ることが可能となる。

参考引用文献

・高橋幸宏．無輸血心臓手術（小児）．（小柳　仁、北村惣一郎、安井久喬　編）　心臓血管外科手術書　先端医療技術研究所、東京、2002 p 21-30．図C引用

体重 6.4 kg VSD

　図Aに、体重 6.4 kg VSD 無輸血開心術の麻酔表と体外循環表を示す。6針の mattress で縫合閉鎖した。Web 動画 ⑮（p280）症例と比較して、体外循環時間は縫合針数分だけ長い。体重 6.4 kg VSD。初期充填量 220ml、最低 Hct 17%、体外循環時間 27 分、手術時間 49 分、麻酔時間 75 分、術後人工呼吸管理時間 4 時間であった。

図A：体重 6.4 kg VSD　麻酔表と体外循環表

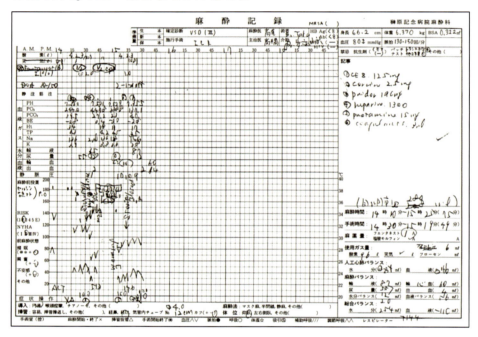

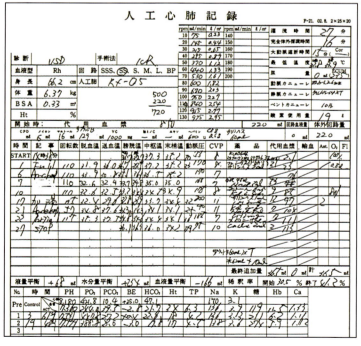

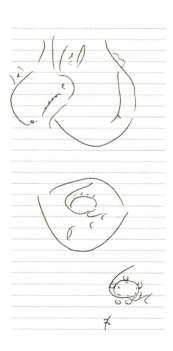

296

時間短縮

Q&A　外回り看護師の立場から（2011年）

質問：「卒後1年目の看護師です。手術室に配属されました。現在、心臓手術の外回り見習いとして勉強させて頂いています。外回り看護師が考えるべき時間短縮について教えて下さい。」

回答：「新人の外回り看護師と手術する場合に、繰り返し苦言を呈してきたことがいくつかあります。それは、緊急でDCをかける場合、追加縫合糸や新たに出す機器がどこにあるかわからない場合、心筋保護液と血液を混合する場合に気泡を多量に入れた場合、新生児の動脈ライン固定が下手な場合です。しかし、これらはいずれ慣れますのであまり問題ではありません。

　時間に関しては、今後、あなたも、色んな手術をスムーズに流せるようになり、また、重症患児の救命に自分の力が加わったと思うたびごとに大きな魅力を感じていくことと思います。しかし、そのことは、まだまだ単なる基本だけの習得で、言わば一つの点を作っただけに過ぎません。重要なことは、この獲得したそれぞれの点の間を線で繋ぐ所作ができるかいうことであります。例えば、手術中は外科医と麻酔医、体外循環技士の間の会話や、循環および呼吸に関するデータ、血液データが耳に入ってきます。このことから現時点での患児状態とそれに対する治療の良否が判断できるかどうかということです。例えばConstant Perfusionは上手くいっているのか？　SIRS対策はどうなのか？　など。

　もっと簡単に言えば、麻酔をかけた経験が無くても何が良い麻酔であるかが判る、また、体外循環の経験がなくても何が悪い体外循環であるかが判る、手術の細かいことは知らないけれど良い手術のことは良く解っているということであります。それぞれの立場から手術中のお互いの行動を評価または批判できるようになった時がようやくマニュアルに縛られる必要が無くなり、執刀医としては、チームの手が鍛えられたと思う時、また、今後も新たなチームとして発展すると感じる時です。特に外回り看護師が、医師と同じ目線で治療を判断できるようになったら、僭越ながら魅力ある手術室特定看護師と個人的に認めております。これが、ホンマモンのnon-technical skillです。少し話が逸れましたが、これが時間短縮のための基本です。新人の看護師さんにはこの時間短縮に早く慣れて頂きたいと思います。単に焦って時間短縮ができたというのではなく、non-technical skillを早めに獲得することで、自分の仕事に時間的余裕を感じて、それが時間短縮につながるという感覚がより重要と思います。そこまで行けば、普通でない事柄の発生に対しても十分に対応できるようになりますし、ひいては手術全体のQuality向上にも繋がると考えます。しかし、こればかりは手術室にいなければ覚えられないし、自分から積極的に動く相手にしか教えようがありません。是非頑張って下さい。」

参考引用文献

・高橋幸宏. 心臓手術と日本の心. 循環器内科 2014; 75: 132-134.
・高橋幸宏. 外科医から見た手術室におけるエキスパートナース 2017; 14: 57-62.

Q&A　体外循環技士の立場から（2012 年）

質問：「体外循環技士になって 5 年目です。手術時間の短縮に関しては、外科の先生にまかせるしか手が無いと思いますが、体外循環技士として考えておくべきことはありますでしょうか。」

回答：「おっしゃる通り、時間短縮の主役は執刀医です。体外循環時間が長くなればなる程、SIRS 増強の可能性やよけいな補正が必要となりますので、あなた方が早くやれよなと心の中で叫んでいることは手術中手に取るようにわかります。ただ、今回の講演の中では Constant Perfusion の重要性についてもお話しました。まず、この観点から、逆のことを話したいと思います。それは、体外循環技士として時間短縮をしてはいけないポイントです。それは、initial drop を起こさないようにゆっくりと体外循環を開始すること、そして、脱血の良否を、half flow だけでなく total flow、完全体外循環後に充分に確認することです。この二つだけは完璧としてから大動脈遮断とすることが最も重要ですので、従って、この時期に外科医から文句が来ても無視して結構です。体外循環技士側から時間短縮を考える際に重要なことは、自分は患児の循環と呼吸動態を安定させる体外循環管理ができる、だから結果として手術時間の短縮だけでなく、ICU での術後管理時間も短縮できるという考え方ではないでしょうか。実際、お話したように生体変動を無くす Constant Perfusion を徹底することがそのまま時間短縮につながると思います。ただ、最後に一つだけ、さあ離脱しようという時にまだ復温できていませんとういう返事に対しては、こちらからツッコミ返すことはたまにはありますけれども…。」

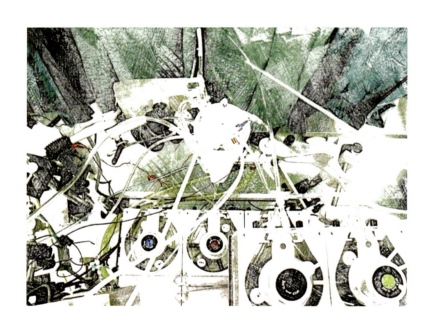

コラム　高尾あや子先生

　この10年以上、毎年500例以上の麻酔をお願いしてきた。女流怪物麻酔医である。先日、低体重児開心術における麻酔のコツとは何ぞやという質問をしたが、「すべてはスピードとタイミング！最近の外科医はそれがなっていない！」という、少しわかるような全くわからないような返答であった。そういえば、小児心臓手術のチームについて考えるというテーマの講演会で、我が麻酔医は、見て聞いて考えて身体が反応しているのではなく、また、右前頭葉のみで反応しているのでもない、ただ脊髄原始反射で生きていると発言し、顰蹙を買った覚えがある。高尾先生が作り上げてきた、一手術室で3～4例の心臓手術を縦に計画し17時に終わることが当たり前という感覚とその実践は、榊原記念病院手術室に入職する新人には是非経験して欲しいと考える。恐らく、少しゾッとするような快感を覚えることは間違い無い。ただし、同時に、仕事の厳しさも十二分に感じることになる。仕事を覚えるということは、ベテランの時間の使い方を覚えることでもある。

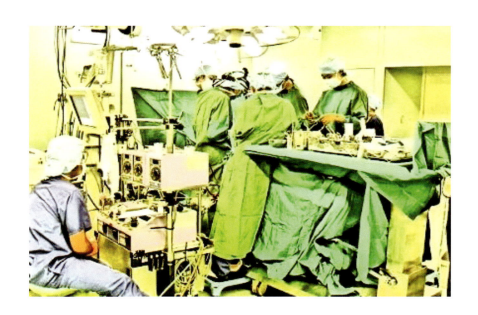

時間短縮の意義

　体外循環だけでなく、手術や麻酔そのものが侵襲である限り、無駄の無い速い手術が低侵襲化につながることは明白である。従って、外科医はこれらの時間短縮に努めなければならない。現在では、より安定した体外循環管理が可能となり、時間をかけて確実に修復することの方がむしろ重要との意見もあるが、手術室の責任者が時間にこだわらないのであれば、手術室の進歩は全く無くなる。特に、基本的手技である VSD 開心術において、チームとして気になる点は徹底的に修正することが、より複雑かつ状態の悪い患児を手術する際のより強いチーム力となることは間違い無い。また、若手外科医が VSD 開心術を短時間で終了できることは、より複雑な手術を行うための資格取りでもある。しかし、一方で、患児の循環および呼吸動態を安定させるための管理を徹底し、その結果として時間短縮につながるという意識はチームとして別に共有すべきと考える。もちろん、周術期管理としての低侵襲化対策も、時間短縮とともに発展させていく必要がある。しかしながら、時間短縮が達成されたとしても、そのために医療費の増加や安全性の低下を招くことは逆効果である。このことは、時間短縮を進める際に最も注意すべきことである。

　コラム術後の痙攣 (p109)で示したように、1996 年に術後一過性の痙攣を乳児期 VSD の 3 例で経験した。反省点の一つは体外循環と手術時間が長いことである。長時間の体外循環は脳神経系障害の一因であり、脳室周囲白質軟化症 (periventricular leukomalacia) の発生には、術後早期の低酸素と低血圧に加えて、長時間の体外循環が関与するとの意見もある。1997〜98 年の体重 3.6〜6.2 kg 無輸血開心術 19 例では、人工呼吸器管理時間と麻酔時間の間に有意な相関を認めた（図 2）。今までは、体外循環機器の小型化による SIRAB 抑制と輸血節減の観点から低侵襲化を目指してきた。しかし、手術自体が侵襲である限り、手術にかかる時間の総合的な短縮は、極めて基本的かつ患児に直接的な低侵襲化対策と考え始めた。また、時間短縮は、急増する手術数に対処するためにも必須である。まず、VSD 開心術の手術時間短縮を、小児循環器医を含めてチーム全体の課題とした。しかし、一方で、安全管理や事故防止という理由から、時間短縮に対してはかなり否定的な意見があった。精神的余裕を持って確実にゆっくりと行うべきとの考えである。しかし、心臓手術での本来の安全性向上とは、手術チーム各員が手術の流れに慣れ、それぞれの技量を向上かつ維持させることである。短期間かつ集中的に多くの経験を積み、時間短縮の意義をチームとして共有することがより重要と考えた。

図2：体重 3.6〜6.2 kg 無輸血開心術　人工呼吸器管理時間と麻酔時間

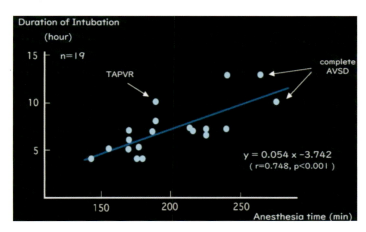

人工呼吸器管理時間と麻酔時間の間には有意な相関を認めた。

　体重 5 kg 未満 VSD 開心術の検討では、人工呼吸器管理時間、強心剤使用時間、ICU 滞在および入院日数は、すべて手術時間との間に正の相関を認めた（図3）。短時間の開心術においても時間短縮は必要である。

図3：VSD　手術時間と術後回復との関係

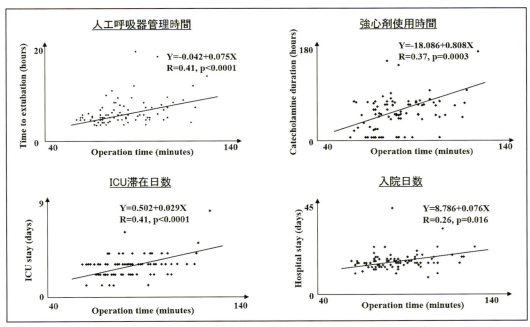

体重 5 kg 未満 VSD 90 例。体重 4.1±0.7 kg、大動脈遮断解除時間 28±8 分、体外循環時間 46±10 分、手術時間 80±13 分。

また、新生児TGAⅠ型に対するJatene手術の検討では、麻酔時間は、特に体外循環離脱後の閉胸時間とより強く相関した（図4）。止血に要する時間の差と考える。また、ICU帰室後の乳酸値は、体外循環時間ではなく、閉胸時間と相関した（図5）。これらのことは、出血量を減少させて閉胸時間を短縮させる必要性を示唆する。

図4：TGAⅠ型　Jatene手術　麻酔時間との相関

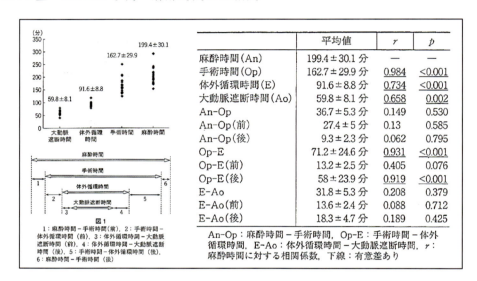

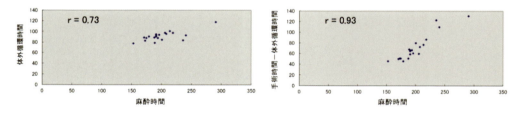

図5：TGAⅠ型　Jatene手術　乳酸値と時間の相関

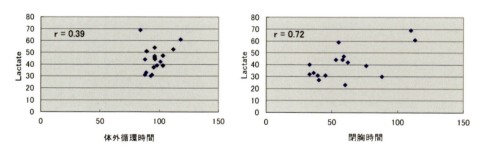

参考引用文献

・Ando M, Takahashi Y, Kikuchi T. Short operation time : An important element to reduce operative invasiveness in pediatric cardiac surgery. Ann Thorac Surg　2005; 80：631-5．図3引用．p351 Webスライド図引用

・佐々木 孝．新生児Jatene手術の低侵襲化．胸部外科 2008; 61：316-21．図4引用

成人 off-pump bypass の検討では、手術時間 5 時間以上の群で特に縦隔炎の頻度が有意に増加した（表 1）。また、大動脈弓部全置換術の検討では、手術時間 6 時間以上の群で人工呼吸器管理時間は有意に延長し、また、脳梗塞と人工透析の頻度が有意に増加した（表 2）。

表 1：off-pump bypass 長時間手術が影響する術後合併症

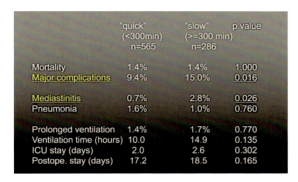

表 2：弓部全置換術 長時間手術が影響する術後合併症

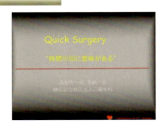

Web スライド

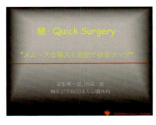
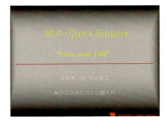

- ① 高梨秀一郎．Quick Surgery off-pump bypass 時間短縮に意味がある
- ② 高梨秀一郎．続 Quick Surgery スムーズな導入と退室で効率アップ
- ③ 高梨秀一郎．続々 Quick Surgery Every week TAR

コラム　Jatene 手術

1990年代、Jatene 手術の良好な成績は、小児心臓外科医にとって一つのステイタスであった。しかし、その後の2000年代では救命して当たり前となり、現在では取りこぼしたら外科医としては二流という意見もある程である。経験上、Jatene 手術のポイントは、やや高く冠動脈を移植すること、そのために肺動脈をやや高い位置で離断すること、そして、壁内走行の冠動脈の可能性を常に頭に入れておくこと、また、DORV では多発性 VSD 合併が比較的多く、遺残短絡の有無を充分に確認することである。もちろん、体外循環の低侵襲化と周術期管理の強化、特に時間短縮は必須である（図A）。Web 動画⑯には、Jatene 手術での人工心肺装着を示す。

図A：大血管転位症Ⅰ型　新生児 Jatene 手術の管理

Web 動画⑯　・新生児期 Jatene 手術における人工心肺装着

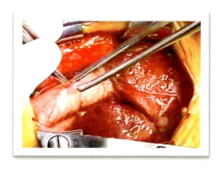

参考引用文献

・高橋幸宏．新生児・乳児早期の体外循環　富澤康子 編　体外循環と補助循環　2005; p83-89．図A引用

手術計画

手術計画 ①

手術室入室 8 時 45 分、手術室退出 16 時 45 分、手術間の清掃と準備時間を 40 分とすると、1 日 2 例の手術では 1 例当たりの麻酔時間は 3 時間 40 分、3 例では 2 時間 13 分となる（図 6）。図 7 には代表的な疾患および手術別の平均麻酔時間を示す。現実的には、これらを基準として手術計画を組むことになる。

図 6：縦手術に必要な麻酔時間

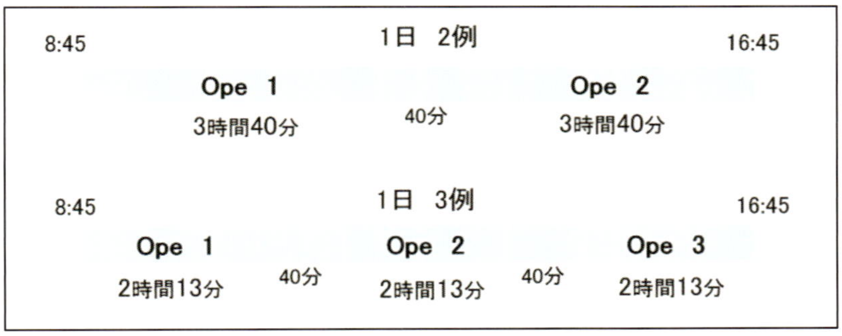

図 7：各疾患および手術の平均麻酔時間

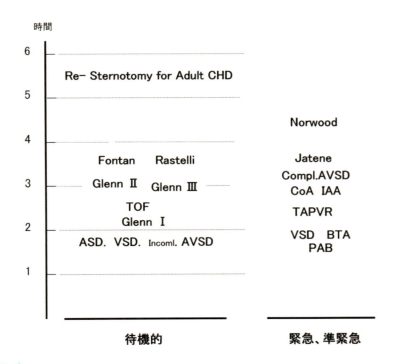

参考引用文献

・高橋幸宏．輸血開心術の現況とその得失．小児外科 2006; 38: 215-218. 図 7 引用

院内研究論文　手術計画に関する検討①

　2001年の原稿を示す。当時も使用できる手術室は一室のみであった。年間400例の手術を行うための課題について検討した。

はじめに

　当院においても、より短期間で治療を終了させるFast Track Recoveryの確立が必要と考える。これは、手術数増加への対応や患者を断らないという榊原-ismの実践だけでなく、手術そのもののQuality向上、保険制度の変化やコスト削減、若手の教育を考える上でも重要である。Fast Trackの確立にはチーム各員それぞれの協力が必要となるが、今回は、第1段階の検討として、榊原記念病院外科小児班の手術状況から、効率の良い手術を目指すための課題について考察した。

方法

　外科小児班の過去1年間の経験から、現在の手術室環境において年間400例/1手術室を目指すための課題について考察した。

結果

①　2000年11月～2001年10月（病院出勤日が272日、休日と祝祭日が93日）における外科小児班の手術総数は355例/1手術室であり、1日2例の手術日は100日、1日3例が16日であった。原則として、単純心奇形は1日2例、複雑心奇形や胸骨再切開症例は1日1例としたが、緊急および準緊急手術は113例と大幅に増加し、これらの殆どは手術依頼を受けて1週間以内に手術日を決定した。特に、乳児期VSDは平均麻酔時間125分（n＝61）と比較的短時間であることから、これと組み合わせることで1日2例もしくは3例とした。月別では4月と9月が各々22例と少なく、最も多いのは10月の39例であった。

②　筆者の手術数は323例であった。week-day 246日の中で、筆者の手術が無い日は、外来日や学会講演の出張日、夏休みを除くと21日であった。この内、上司の菊池先生の手術日が11日であり、結果として、小児班全体ではweek-dayの10日間で手術が無かった。また、出勤日の第1、3、5土曜日は26日/年であり、内22日で手術が無かった（図8）。

図8：1年間の手術数

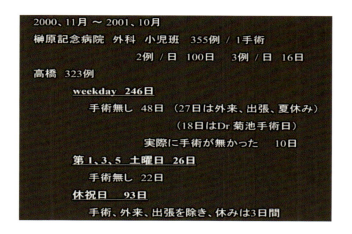

考察

　欧米においては Fast Track に関する検討が多くなされているが、日本での検討は未だ少ないのが現状である。ここには、保険制度の違いや病院個々のシステムの差は勿論であるが、日本では Fast Track を必要としない環境が関与しているのかもしれない。現在の榊原記念病院において、榊原-ism を継続することによる手術数の増加や保険改革への対応、チーム個々人の時間的余裕や満足感の拡大を得るためには、当然、欧米の Fast Track とは異なる独自のものを考えていくことが必要となる。

　年間 400 例を行うには、現在より 1 週あたり 1 例の手術数増加が必要である。しかし、ほぼ 100% に近い状況で稼働している手術室の負担が増加することは間違いない。従って、week-day の午後 5 時までに終了させるように手術を計画し、そして効率良く実践することがポイントとなる。この 1 年間では、1 日 2 例または 3 例でも午後 5 時までに終了することが多くなり、また、胸骨再切開症例でも手術時間の短縮を認めている。今後は、1 日 3 例の手術日の増加、または、胸骨再切開症例でも 1 日 2 例で組む必要がある。緊急手術や再手術症例など、時間が読めない手術が増加しているが、ASD、VSD、TOF、姑息手術などの短時間手術を利用することで可能と考える。経験的には、やらなくてはならない手術は先送りせずに行う方が実際の負担は少ないし、また、勤務日である土曜日の有効利用も考慮する必要がある。

　心臓手術はチーム医療であり、手術が増加すれば、外科医だけでなく、麻酔医、手術室看護婦、体外循環技士、小児科医、小児病棟、ICU の負担が大きくなることは間違いない。従って、Fast Track を進める際には、チーム個々人に時間的余裕や満足を感じさせるよう充分に配慮すべきである。手術室スタッフの増加や手術開始時間を早めることは比較的簡便な方法ではあるが、コスト削減とはかけ離れたものとなり、手術室の負担はさらに増える。無意味に手術を増加させるのではなく、まずは榊原記念病院手術室の許容力を把握し、執刀医としては極めて実戦的かつ具体的な改善策を呈示することが必要である。一手術室しか使用できない状況、また、ICU や小児病棟の限られたベッド数においては、忙閑に合わせた人員増減などによる柔軟な管理体制も重要となる。しかしながら、余裕のある Fast Track をやれるかどうかは外科医の力量にかかっており、執刀医による手術時間短縮や患児の回復速度をさらに早めること、即ち、Fast Track の基本を遂行すること以外にチーム個々人の納得は無いのかもしれない。サラリーの増加はもちろんであるが…。

結論

　現状では、まず執刀医が Fast Track の基本を実行し、そしてその効果を呈示すること、このことはチームの余裕拡大やさらなる手術数増加への対応に必須である。同時に、チームの許容力を超えた場合の対策も考えておくことも必要である。現時点での Fast Track 以上の次世代 Fast Track のための人材を育てる意味でも、榊原記念病院独自の Fast Track 作成は重要な課題である。

| 手術計画 ②

　麻酔時間 2 時間以内の手術での計画は容易である。しかし、修復により時間がかかる重症疾患や緊急手術の増加に伴って、その対応が難しくなってきた。これ以上、手術を行ってはいけないという限界は必ず存在する。新たな課題として検討を行った。

院内研究論文　手術計画に関する検討②-a

　2003 年の原稿である。緊急もしくは準緊急手術の手術計画について検討した。

はじめに

　2002 年 7 月から 2003 年 6 月の小児班手術件数は、体外循環使用 345 例、体外循環非使用 75 例（一日に 2 例の手術日が 124 日、3 例が 28 日）であり、これら以外に閉胸術やペースメーカー植え込み、創再縫合術などが 30 例あった。手術件数の増加に伴い、効率良い手術を行うためには、手術にかかる時間を手術別に検討して手術計画に生かす必要がある。今回、緊急もしくは準緊急手術の依頼があった症例において、手術計画を行う際の立ち位置について検討したので報告する。

対象と検討方法

　新生児期または乳児期早期に緊急または準緊急手術が必要となった 2001 年以降の 107 例を対象とした。内訳は complete AVSD 14 例、TAPVR 20 例、CoA・IAA complex 20 例、Jatene 9 例、Norwood 16 例、PA banding 8 例、BTA 18 例である。これらと 2002 年の 1 年間に定期手術とした ASD 54 例、VSD 90 例、TOF 22 例の麻酔時間を比較評価し、手術計画を立てる際の緊急と準緊急手術の位置付けについて検討した。

結果

　図 9 に麻酔時間を示す。complete AVSD 167±24 分（117～212）、TAPVR 153±35 分（101～235）、CoA, IAA complex 186±29 分（143～226）、Jatene 219±19 分（190～245）、Norwood 287±26 分（245～330）、PA banding 103±17 分（85～130）、BTA 107±16 分（69～130）。ASD 112±26 分（83～200）、VSD 111±19 分（85～188）、TOF 175±26 分（125～225）であった。

考察

　術前管理の進歩に伴い、入院後直ちに手術となる症例は減少し、状態の安定を待って準緊急手術とすることが多くなった。従って、緊急手術の依頼に対して比較的楽に手術計画することが可能となっている。一方、今回の検討の背景には、当院手術室の特殊性もある。即ち、①使用できる手術室は 1 室のみ、②手術数の増加を認めており、定期手術症例を延期させない手術計画が必要、③手術室看護師の当直体制は無く、また、主婦も多いことから 17 時前の患者退室が望まれることである。8 時 45 分入室で 16 時 45 分退室とし、各手術の間に 40 分の手術室清掃と準備時間を取ると仮定すると、単純計算では、1 日 2 例の場合は 2 例合計の麻酔時間は 7 時間 20 分(各々220 分)、1 日 3 例では 6 時間 40 分(各々133 分)の麻酔時間で手術を終了する必要がある（図 6）。

図9：麻酔時間

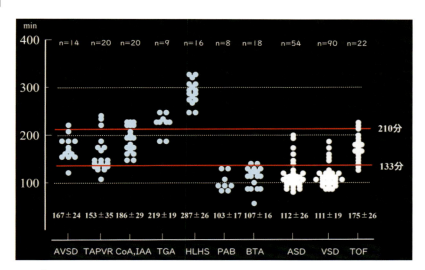

　今回の検討からは、①長時間のJatene、Norwood手術でもVSD、ASDと組むことで1日2例、②complete AVSD、TAPVR、CoA・IAA complexではTOFと1日2例、③complete AVSD、TAPVR、PA banding、BTAではVSD、ASDと1日3例、の手術計画が可能と考えられた。しかし、実際には、2002年手術日総数236日の内30日は16時45分までに退出できなかった。今後、さらに時間短縮の手段について考えていく必要がある。準緊急の乳児期VSDの麻酔時間は102±10分（75〜125）と多くが2時間以内と短縮された（図7）。ここには手術前の中心静脈ライン挿入が関与していると考えられる。小児科医に感謝である。

　手術と麻酔の時間短縮は、医療コストや人件費の削減だけでなく、今後のDRG/PPS導入への対策として必要である。しかし、何よりも重要なことは、時間短縮そのものが患児の低侵襲化に直接繋がるということである。特に、最大の生体侵襲である体外循環が必須の先天性心疾患では大きな意味を持つ。もちろん、個々の医療従事者が精神的に余裕のある仕事をするためには、手術室数の増加やスタッフの増員、当直体制の確立、給与増加も必要である。しかし、若手の教育という観点からは、少数精鋭でチームを組み、短期間で実力をつけていく体制も現在の日本の心臓外科には必要なことであろう。1手術室で年間400例を超える心臓手術は他の病院では考えられないことらしい。循環器専門という当院の特殊性もあるが、この特殊性を最大限に利用し、チームとして成長することが患児のさらなるquality向上に繋がると確信している。近い将来、手術を短時間でこなせる手術チームの育成は心臓外科の必須条件となると考える。もちろん、時間短縮は、医療従事者の低侵襲化やQOL増加という意味でも大きな意義を持つことは間違い無い。

結論
　今回、手術計画を立てる際の緊急・準緊急手術の位置付けについて検討した。重症例が増加しているが、他疾患と組み合わせることで1日2例もしくは3例の手術計画が可能と考える。今後は時間短縮だけでなく、患児の術後状態の良否やICU滞在日数の削減など、手術の総合的qualityについても検討する必要がある。

院内研究論文　手術計画に関する検討②-b

　2003年の原稿を示す。HLHSや内臓錯位症候群症例の増加に伴って、また、Fontan手術前の準備手術として、Glenn手術はより早期かつ低年齢で施行されるようになった。Glenn手術のイメージがかなり変化した時期である。Glenn手術数が増加したことから、同様に手術計画に関する検討を行った。

はじめに

　ここ数年、Glenn手術は低体重児への適応拡大が最も著しい手術の一つとなっている。ここには主にRV－PA導管を用いたNorwood手術の成績向上が関与している。これに伴って手術計画におけるGlenn手術の立ち位置も大きく変化した。具体的には、房室弁形成、肺動脈形成などのSVC－PA吻合（Glenn）以外の併用手技を必要とする症例や、胸骨再切開症例の増加、また、take downを考慮する適応限界症例など、以前と比較して重症症例の増加である。今回、最近のGlenn手術の麻酔時間を評価し、手術計画におけるGlenn手術の位置付けについて検討したので報告する。

対象と検討方法

　対象は2001年1月から2003年4月までのGlenn手術40例である。Glenn吻合のみ（BTA閉鎖を含む）を施行したI群16例、Glenn吻合に房室弁形成や肺動脈形成などの併用手技を必要としたII群15例、胸骨再切開のIII群22例に分けた。表3に各群の体重、疾患名、施行術式を示す。検討は、Glenn手術3群の麻酔時間と、2002年の1年間に定期手術としたASD 54例、VSD 90例、TOF 22例の麻酔時間を比較評価した。

結果

　図10に麻酔時間を示す。Glenn手術I群142±33分（103～225）、II群193±51分（103～310）、III群238±73分（142～357)であり、210分以内はI群11例(11/12、92%)、II群9例(9/13、69%)、III群7例(7/15、47%)であった。240分以上をII群1例、III群7例に認めたが、III群でも低体重児やGlenn吻合のみの症例では比較的短時間であった。

　2002年のASDは112±26分（83～200）、VSDは111±19分（85～188)であり、多くは100分前後であった。一方、TOFは175±26分（125～225)で、3例は210分以上であった。

考察

　今回の検討からは、①Glenn手術では、I群とII群、またはI群とGlenn吻合のみのIII群の1日2例、②Glenn手術I群またはII群とTOFの1日2例、③GlennIII群とASDまたはVSDの1日2例、④GlennI群とASD、VSDの1日3例、の手術計画は可能と考えられた。今後、各種疾患および手術において検討したい。

結論

　今回、Glenn手術の手術室計画における立ち位置について検討した。重症と認識する症例は確かに増加しているが、他疾患と組み合わせることで1日2例もしくは3例の手術計画が可能と考えられた。

HLHS や内臓錯位症候群症例の手術成績向上に伴い、Glenn 手術は Fontan 型手術への段階手術としてさらに重要な位置を占めるようになった。今後、Glenn 手術自体の Quality 向上だけでなく、低体重で Glenn 手術を施行した症例での Fontan 手術も同様に検討したいと考える（図11）。

表3：Glenn 手術

	I群		II群		III群	
症例数	16		15		22	
体重(kg)	5.7〜17.3(11.6±2.5, n=15) 55.2		4.9〜13.0(9.6±2.6, n=14) 49.8		2.8〜7.5(5.4±1.4, n=14) 10.0, 10.0, 10.0, 17.5, 25.0, 32.0, 47.8	
診断名	TA SV, CoA SV DORV, PS DORV, CoA PPA	6 3 3 2 1 1	SV DORV, PS DORV, PS, MA DORV, CoA DORV, AVSD TA	9 2 1 1 1 1	HLHS SV, TAPVR, PS SV, MA SV, TAPVR, PA SV, MA, PA TOF, hypo RV TA DORV, PS I-TGA, IAA IAA, AS, VSD	11 3 2 1 1 1 1 1 1 1
前回手術	PAB PAB, CoA repair BTA	7 4 5	BTA PAB PAB, CoA repair 無	11 1 1 2	Norwood TAPVR repair, PAB TVP, ASD拡大, RV-PA conduit TAPVR repair, TVP, RV-PA conduit TVR, PA形成, PAB central palliation BTA, ASD拡大 PAB, ASD拡大 central shunt IAA repair ⇒ DKS, BTA	11 3 1 1 1 1 1 1 1 1
手技	Glennのみ Glenn+BTA閉鎖	12 4	Glenn+PA形成+PDA or BTA閉鎖 PA形成 ASD拡大 ASD拡大+PA形成+BTA閉鎖 ASD拡大+房室弁形成+BTA閉鎖 ASD拡大+SAS解除 ASD拡大+房室弁形成+PA形成 ASD拡大+BTA閉鎖 ASD拡大+房室弁形成 房室弁形成 房室弁形成+PV狭窄解除 房室弁置換	3 1 2 1 1 1 1 1 1 1 1 1	Glennのみ Glenn+RV-PA conduit閉鎖 ASD拡大+BTA閉鎖 PA形成 PA形成+BTA閉鎖 RV閉鎖+BTA閉鎖 TVR PV狭窄解除 TVP+RV-PA conduit閉鎖 ASD拡大	9 5 1 1 1 1 1 1 1 1

図10：Glenn 手術の麻酔時間

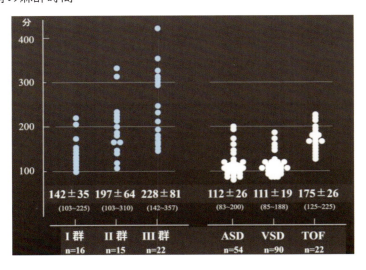

図11：各種疾患および手術の麻酔時間（2004年）

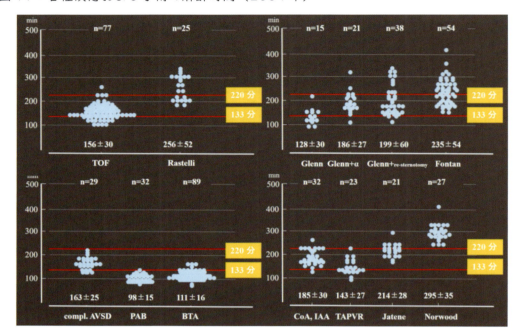

2004年にRastelli手術とFontan手術を加えて再検討した。同じ手術であっても個々に時間の差を認めるが、ここには、姑息手術や胸骨再切開の有無、また、麻酔導入時間や止血時間の差が関与していると考えられる。Rastelli手術、Fontan手術とも、軽症例と組み合わせて2例の計画が可能である。

参考引用文献

・高橋幸宏．人工心肺技術の進歩と無輸血手術（小児）．（細田瑳一、篠山重威、北村惣一郎　監）心臓病 診断と治療の最前線 先端医療技術研究所、東京、2004 p 229-236．表3, 図10引用改変

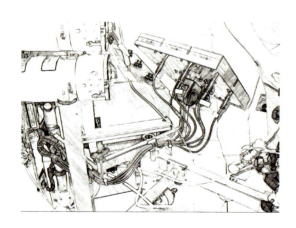

312

手術計画 ③

　夏休みとなる7月下旬から8月は、予定手術を中心に60例以上の手術を行う（図12〜13）。しかし、緊急および準緊急手術の依頼もあることから、予定手術を1日もしくは2日延期する場合があり、また、早期の手術が必要であっても待機せざるを得ないことも起こり得る。小児科医との十分な連携が必要である。結果として、17時までに終了しない日も多くなり、チーム各員は多忙となる。少なくとも執刀医は、各スタッフに対して、手術の速やかな流れだけでなく、術後状態の早期回復と良好な成績を見せつけることが必要である。夏休みはチーム力向上のための大事なシーズンであり、外科医の腕の見せ所でもある。

図12：2004年8月の手術

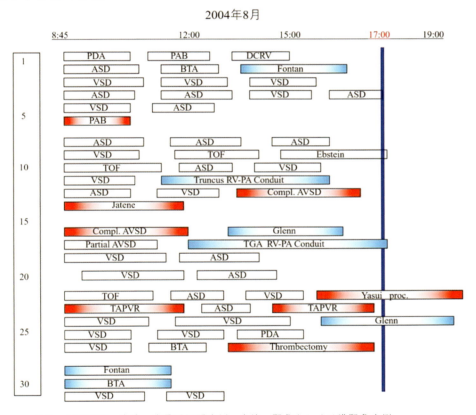

白枠…定例手術、青枠…胸骨再切開症例、赤枠…緊急もしくは準緊急症例

図13：2006年8月の手術

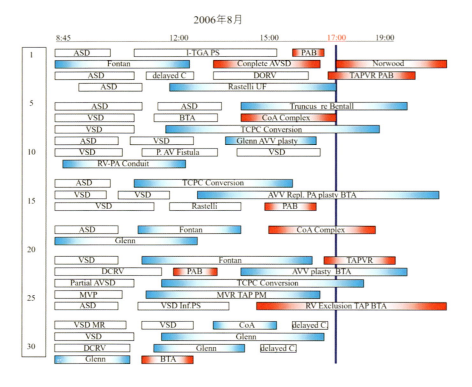

図14：2008年8月の手術

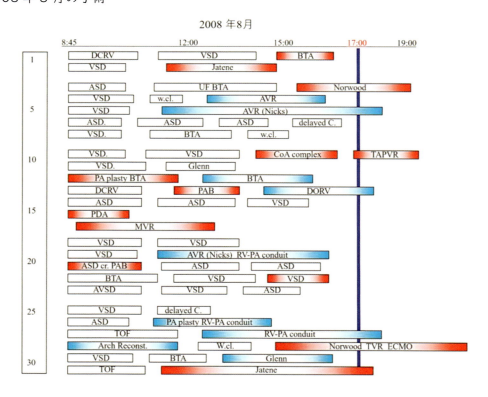

314

時間短縮

Q&A　小児開心術 Fast Track の留意点（2011 年）

質問：「卒業後 10 年目になります。TOF まででですが、現在まで先天性心疾患手術は 150 例ほど執刀しました。小児心臓外科を専攻しようと考えています。小児の Fast Track、時間短縮において、最も留意すべき点について教えて下さい。」

回答：「年を取ってきますと、出来ればチームメンバーを固定したいといつも思いますが、このようなことを私の立場で言いますとかなりの反発やお叱りを頂くことになります。中々そうはいかないのが現状です。しかしながら、執刀医としては必ず考えておくべきことがいくつかあります。その一つは、Fast Track により逆に不都合が発生するという意見も多いということです。従って、執刀医はまず Fast Track をやれば患児の術後状態が良くなるということを示さなければなりません。単に早くやろうぜと言うのではなく、時間短縮は患児にとって、直接的な低侵襲化対策であることを納得させることです。そして、早く終われば、皆さんの仕事がより楽になることも示す必要があります。言わば総合的な低侵襲化です。皆さんとは、もちろん院長や看護部長、安全危機管理室を含めての皆さんです。VSD のような基本手術の場合には、私が考える Fast Track に拘ってとにかく厳しく指導します。もしそこで皆さんの反感を買うようなことがあると、焦ることでミスが発生するとか、チームの力量に合わせて下さいとか、安全性を蔑ろにしているとか、しまいにはパワハラだとか、いつまで経っても言われ続けることになります。しかし、Fast Track の低侵襲性を良く知っている病院もしくはチームで手術を行う場合には、先生の手術は遅いからもっと早くやって下さいと逆に文句が出るかもしれません。本来はそうあるべきなのですが…。

　Fast Track で大事なことは、大動脈遮断中の時間感覚と考えます。それは、心筋保護液の注入間隔です。私共は Blood GIK を用いて 20 分間隔、手押しで注入しています。図 A には、TOF、CoA Complex、TAPVR の体外循環を示しますが、手術の流れを良くするためには、各手技の間の時間を如何に有効に使うかが重要と考えます。例えば、TOF では、VSD を閉鎖した後、2 回目の GIK 投与までの 2〜3 分の間に主肺動脈を切開する。そして 2 回目の GIK を投与して弁交連切開と右室筋切除、右室流出路の再建に移る。CoA Complex では、大動脈弓再建後の 5 分間を右房切開と VSD の視野展開にあて、2 回目の GIK 投与後に VSD 閉鎖を行う。TAPVR では、PV－LA 吻合後の 2〜3 分を ASD 閉鎖と空気抜きにあてて遮断解除を行う。要は、心筋保護一回分の制限時間 20 分を考慮して、各手技の間の時間を如何に有効に使うか、ここが時間短縮のポイントと考えます。そのためには、最も基本となる VSD 閉鎖を 20 分以内で終了させる技術を身に付ける必要があります。このことは、より時間がかかる TGAⅡに対する Jatene 手術や大動脈再建が中心手技である Norwood 手術において、手術の流れを良くするために重要なことと考えます。余談ですが、日本では、これらのことを『間』と呼びます。また、落語の世界では、この間を保つことが話の流れに極めて大事で、『言葉を食わない』と表現するようです。図 B には、Norwood 手術の体外循環の経過を示します。

315

図A：心筋保護液　各手術の間

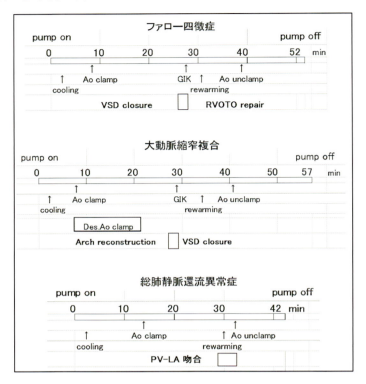

図B：Norwood手術の体外循環

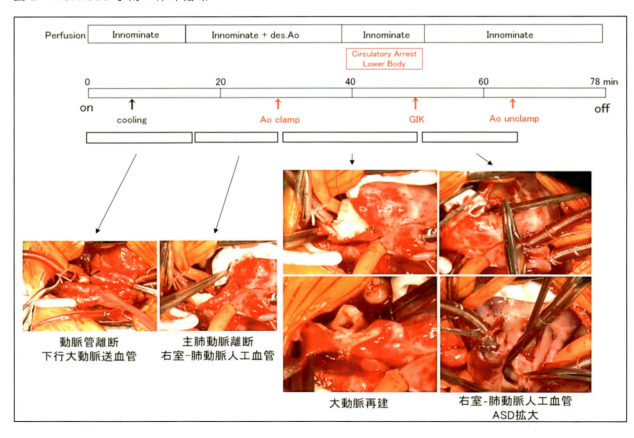

それから、もう一つ申しますと、10年目という先生のご年齢ですと、術後を中心に手術管理の総責任者だと思いますが、今一度、特に夏休みなどの極めて忙しい時期に、先生の立場から、手術計画とか、手術全体のマネージメントを考えてみては如何でしょうか。図Cには、当院のある一週間の手術スケジュールを示します。比較的短時間のASD 2例、VSD 2例、TOF 5例、Glenn 2例があります。経験上、このような週が若手の外科医、看護師、体外循環技士の力が最も向上します。例えば、明日のICUベッドコントロールが難しそうな時、今日の手術後患児をどう管理すべきか、病棟帰室は何時にしようか、明日の手術は何時までに終わると明後日の手術が可能となるのか、今から生まれる赤ん坊の手術はいつが最適時期かなど、是非、そのような観点でチーム各員に対して積極的に動けば、すぐにホンマもんのNon Technical Skillが生まれます。そして、その結果、ゆるゆるとFast Trackとなります。夏休みの手術計画の中心は、やはりVSDをどう上手く配置するかだと思います。」

図C：ある一週間

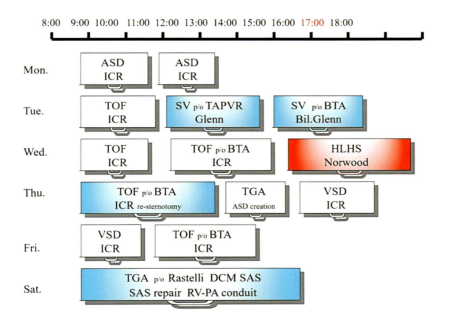

参考引用文献

・高橋幸宏．小児開心術の低侵襲化．診断と治療-最新の進歩　Annual Review 循環器 2011; 285-94.
　図B引用改変

院内研究論文　手術計画に関する検討③

VSD 手術において、手術時間短縮の低侵襲性について検討した 2000 年の原稿である。

はじめに

無輸血開心術は輸血に伴う副作用を防止するという観点から患者の低侵襲化を目指すことを目的としている。今回、無輸血開心術を施行した乳児期 VSD において、時間を中心にその低侵襲性について検討したので報告する。

対象…1997 年 2 月から 2000 年 6 月の乳児期 VSD 71 例である。月齢 1～11 ヶ月（3.4±1.8）、体重 3.3～4.9kg（4.2±0.5）。全例で体重増加不良と Pp/Ps 0.8 以上の高度肺高血圧を認め、2 例は術前に人工呼吸器管理を必要とした。検討は、手術室入室から人工呼吸期離脱までの時間経過を評価することで行った。各時間は、大動脈遮断時間、体外循環時間、手術時間、麻酔時間、遮断時間を除いた体外循環時間（体外循環－遮断）、執刀開始から体外循環開始までの時間（開胸）、体外循環終了から創閉鎖までの時間（閉胸）、体外循環時間を除いた手術時間（開閉胸）、手術室入室から執刀までの時間（麻酔導入）、創閉鎖から手術室退出までの時間（退出）、手術時間を除いた麻酔時間（麻酔導入と退出）、ICU 帰室後の人工呼吸器管理時間である。1998 年までの前期 40 例（月齢 3.5±1.6、体重 4.1±0.4）とそれ以降の後期 31 例（月齢 3.3±1.9、体重 4.2±0.5）に分け、手術および麻酔時間に影響する因子を評価することで、Fast Track を目指すための今後の課題について検討した。

結果

1) 手術時間と麻酔時間は経年的に短縮した。後期では手術時間 90 分、麻酔時間 120 分未満の症例も増加している。一方、体外循環時間は短縮しなかった（図 15）。開胸と閉胸時間は経年的に短縮した（図 16）。体外循環時間は、大動脈遮断時間との間により強い相関を認めた（図 17）。

図 15：体外循環時間、手術時間、麻酔時間

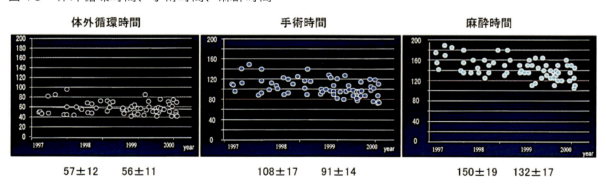

図16：開胸時間と閉胸時間

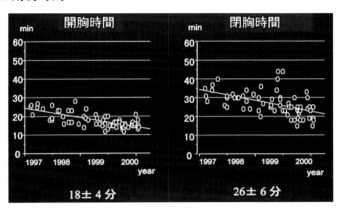

図17：体外循環時間との相関

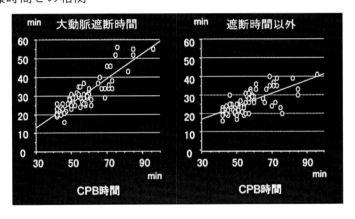

考察①

　手術と麻酔時間の経年的短縮は開閉胸時間の短縮によるものである。ここには、主に胸骨小切開への慣れと器械だし看護師の技術向上が関与していると考えられる。また、大動脈遮断時間の長短には、閉鎖時間が長くなるVSDの形態（肺動脈と右房の両方から閉鎖するtotal conus defectや三尖弁腱索下にパッチを挿入するinlet VSD、DORVに近いoutlet VSDなど）の関与が大きいと考える。体外循環時間には大動脈遮断時間がより強く影響することから、体外循環時間の短縮には大動脈遮断時間の短縮が必須である。一方、体外循環－遮断時間（遮断時間以外）の長短には、心拍動や洞調律の回復にかかる時間の差にあると考えられる。冠動脈への空気混入防止などの外科医の配慮が必要である。

2）麻酔時間は手術時間との間に相関を認めた（図 18）。また、麻酔導入時間＋退出時間には有意な短縮は無かった。一方、手術室入室時に中心静脈ラインがある症例では、入室〜執刀時間が平均8分短縮した（図 19）。

図 18：麻酔時間との相関

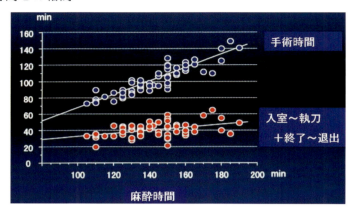

図 19：麻酔導入時間

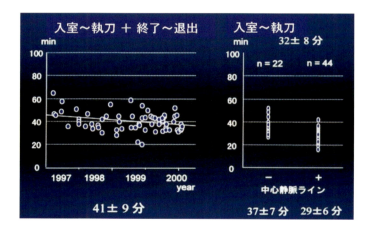

考察②

麻酔導入時間の経年的短縮は少ない。ここには個々の患児での、動脈圧ラインと中心静脈ラインの挿入にかかる時間の差が関与していると考える。一方、入室時に中心静脈ラインを有する症例では麻酔導入時間が有意に短縮された。

3）ICU 帰室後の人工呼吸器管理時間は 5.8±2.6 時間であった（図 20）。人工呼吸器管理時間に影響する因子の検討では、体重、体外循環時間時間、手術時間、麻酔時間との間に有意な正の相関を認めた（体重：r=0.302、p=0.0028、体外循環時間：r=0.319、p=0.0015、手術時間：r=0.274、p=0.0069、麻酔時間：r=0.203、p=0.0478）。一方、経年時間、体外循環中最低 Hct との間には相関はなかった（経年：r=0.131、p=0.2408、最低 Hct：r=0.182、p=0.0777）。

図20:人工呼吸器管理時間

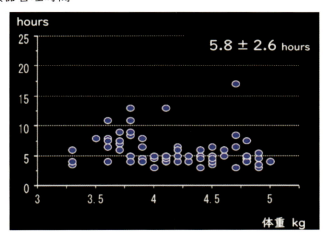

考察③

術後の人工呼吸器管理時間は手術中の各時間と相関した。

結論

　手術および麻酔時間の短縮を目指すための予備的検討を乳児期VSD開心術にて行った。総じて、経年的な時間短縮を認め、術後は早期呼吸器離脱が可能であった。しかし、体外循環時間の短縮が今後の課題と考えられた。1999年、当院での先天性心疾患手術数は314例/1手術室であり、1日に2例以上の手術日は90日であった。簡便で無駄の無い手術は、患児の早期回復だけでなく、医療費を含めたコスト削減にも有用と考えられており、Fast-Trackは先天性心疾患手術においても重要な課題となると考える。今後、乳児期VSD手術のスタンダードは手術時間90分、麻酔時間120分というところであろう（図21～23）。

図21:体重3～4 kg VSD　手術および麻酔時間

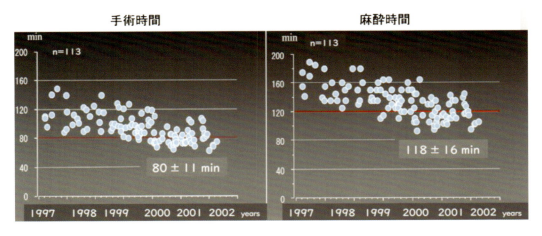

2000年以降の手術時間は平均80分、麻酔時間は118分となった。

図22：体重6 kg以下VSD　手術および麻酔時間

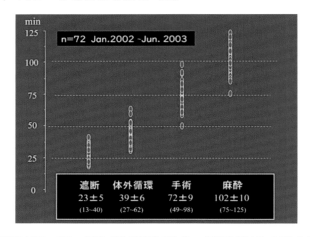

2002年以降の体重6 kg以下VSDでは、平均で手術時間72分、麻酔時間は約102分となった。2005年の小児心臓血管手術数は1手術室で514例、1日に2～4例の手術日は188日であった。VSD開心術は短時間手術で、ICU早期退出が可能である。VSD開心術は、Fast Track Recoveryを考慮する上でも有用な手術と考える。麻酔とICU管理を容易にするためには、入室から大動脈遮断までを45分以内、麻酔時間2時間以内を目標とする。

図23：体重別VSD　手術時間の推移

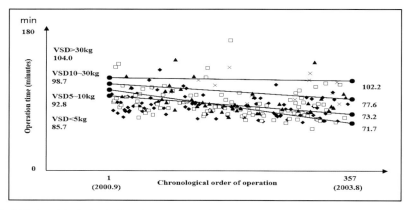

高体重域での手術時間の短縮は少ない。開閉胸時間の短縮が無かったことによると考えられる。

参考引用文献

・Ando M, Takahashi Y, Kikuchi T. Short operation time : An important element to reduce operative invasiveness in pediatric cardiac surgery. Ann Thorac Surg　2005; 80 : 631-5.　図I引用

　本原稿は、Fast Trackを目指すための手術計画において、乳児期VSDの立ち位置を検討することも目的であった。乳児期VSDは短時間の手術が可能で、術後状態からもFast Track手術と言える。しかし、当時の麻酔保険点数は、2時間までが18350点で以後30分毎に1800点増加したことから、時間短縮は減収であり、もっとゆっくり手術すべきとの意見も湧いてきた。麻酔時間を2時間未満とし、手術数を増加させれば文句は出ないだろうと考えて、院内研究会で発表した原稿である。

> **コラム**　手術の準備

体外循環技士は、手術室で残留血を回収し使用回路を廃棄した後、人工心肺装置を人工心肺準備室へと移動させて、次手術の体外循環回路を組み、再度清掃が終わった手術室へと運んで回路充填を行う（図A）。また、各手術室の外周廊下は中央滅菌室の手術器具梱包室とつながっており、看護師は次手術の器具をこの外周廊下で器械台に展開して手術室へと運ぶ（図B）。Web資料①に、小児手術用器具の基本セットを示す。

図A：手術室の外周廊下と人工心肺準備室

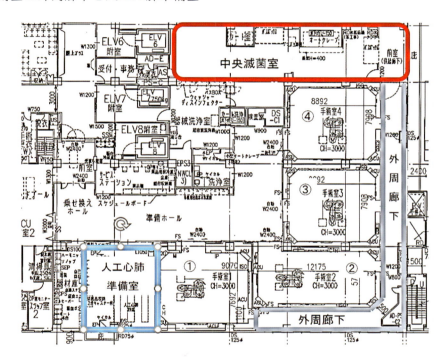

図B：手術室外周廊下

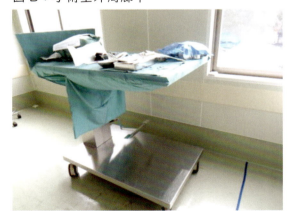

Web資料　・① 小児手術機器基本セット

> **コラム**　　秋田体外循環研究会

図Aには、縦3例で開心術を行ったVSDの時間経過を示す。当日は定期と準緊急VSD 2例の予定であったが、ショック状態のVSD症例が緊急入院となり、3例目に緊急手術とした。2000年3月の秋田体外循環研究会の講演で発表したスライドである。座長をして頂いた秋田大学医学部学長の山本文雄先生には、縦三つの心臓手術が一手術室で17時までに終了することに関して、大変なお褒めの言葉を頂いた記憶がある。余談ではあるが、図Bには、当時最低体重のVSD無輸血開心術症例を示す。病院からの研究費増額（給料アップも）を目的とした院内向けプロパガンダ的スライドである。当時の流行り歌をもじって、「完全無輸血のロックンローラー、俺らに輸血はいらないぜ！」とふざけたことを書いたせいか、多くの顰蹙を買い、残念ながら増額は叶わなかった。

図A：秋田体外循環研究会でのスライド

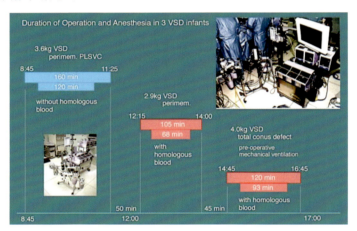

図B：体重3.6 kg VSD無輸血開心術スライド

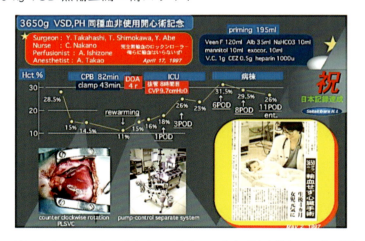

分離型人工心肺とSafe Micro人工肺を用いて体重3 kg台まで適応拡大した時の最初のVSD症例。

手術計画 ④

手術計画には、専修医が行う手術の時間についても考慮することが必要である。

院内研究論文　手術計画に関する検討④

専修医が初めて経験するASD開心術を時間という観点から検討した1999年の原稿である。目的は、①当時、一日2例〜3例の手術を行うことが増加したため、手術計画を立てる際の専修医が行うASDの立ち位置を検討すること、②手術を指導する立場から、時間短縮に努める時間帯を確認することである。手技自体を確実に行う自信だけでなく、時間という感覚を身に付けさせることが必要と考えた。

目的

先天性心疾患手術においても、より短期間で治療を終了させるシステムの確立が重要である。この為には、治療に関与するスタッフの協力が必要となるが、外科医には、短時間の手術とICU滞在時間の短縮を目指すことが必須条件である。今回、Fast Trackにおいて最も代表的なASDの手術時間短縮について検討したので報告する。

対象と方法

対象は1997〜1999年のASD 78例(体重7.0〜34.8kg)である。正中切開が42例、右側胸切開36例であった。検討は、手術および麻酔時間の評価から、Fast Trackのための今後の課題を考察することで行った。

結果

①　手術および麻酔時間 … 図24に専修医別の手術および麻酔時間を示す。体外循環時間44±11分、執刀〜体外循環開始＋体外循環終了〜閉創(開閉胸)時間91±21分、手術時間135±23分、麻酔時間175±25分、入室〜執刀＋手術終了〜退出(導入＋退出)時間は42±8分であった。

図24：ASD　手術および麻酔時間

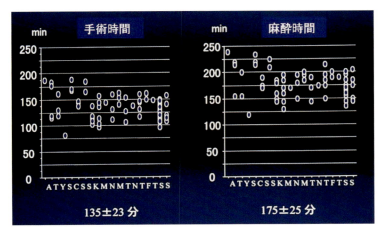

また、正中切開は、体外循環 47±11 分、開閉胸 81±20 分、手術 123±23 分、麻酔 167±25 分、右側胸切開は、体外循環 40±11 分、開閉胸 103±17 分、手術 142±21 分、麻酔 185±22 分であり、右側胸切開は開閉胸時間が約 20 分長い分だけ手術と麻酔時間も長かった。また、指導医の間では、開閉胸時間の差が手術と麻酔時間に影響した（図 25）。

図 25：ASD　時間の差

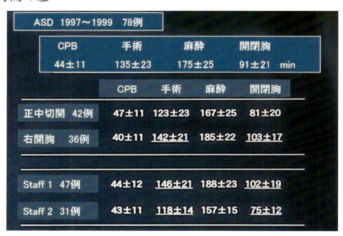

②　時間の相関性 … 図 26 に、手術時間に対する体外循環時間と開閉胸時間の相関、麻酔時間に対する手術時間と導入＋退出時間の相関を示す。手術時間は開閉胸時間との間に、また、麻酔時間は手術時間との間により強い相関を認めた。

図 26：ASD　時間の相関性

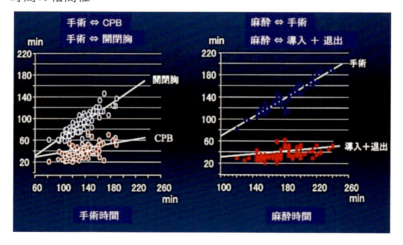

考察と結論

　近年、先天性心疾患手術においても、Fast Track Recovery に対する関心が高まり、手術や麻酔方針の変更、体外循環方法の改善や新たな補助手段の開発など、患児の早期回復や早期退院、医療費削減を目指したさまざまな工夫がなされるようになった。しかし、Fast Track を目的とするが故に治療時間が延長し、医療費の増加を招くことはかえって逆効果である。最優先とすべきことは、単純に外科医が時間短縮を行うことである。無駄の無い速やかな手術が低侵襲化に繋がることは言うまでも無い。しかし、実際には中々現実化しないのが現状であり、その効果に関する検討も皆無である。このような観点から、今回、専修医の手術教育もしくは Fast Track を中心に ASD の手術時間短縮について検討した。

　当院において、15～16年前（1980年代）の ASD 麻酔時間は 5～6 時間であったが、1997年以降は平均 3 時間以内と約半分まで短縮されている。図 24 に示すように 150 分以内も増加し、最近では 12 時前に 2 例目の手術が開始できることもある。今回の検討では、手術と麻酔時間の長さは開閉胸時間の長さに直接比例しており、第 1 にこの時間の短縮が必要と考えられた。また、指導医による手術時間の違いは、開閉胸時間の差によるものであり、開閉胸手技の指導方法についても再考すべきである。今後、研修医による正中切開 ASD 手術のスタンダードは手術時間 100 分、麻酔時間 150 分というところになろう。

　今回の対象は、術後 5 時間以内に人工呼吸器を離脱、第 1 病日に一般病棟へ帰室し、全例無輸血手術が可能で周術期の問題点は皆無であった。最も重要なことは、単に手術時間の短縮だけでなく、術後状態の結果から Fast Track を目指すことと考える。今後は、ASD だけでなく、各種疾患についても同様な検討を行う必要がある。そして、疾患別に作成した Fast Track が許容できるかどうかを再検討し（permissive Fast Track）、当院独自の Fast Track を進化させるつもりである。

※　図 27 は、VSD 開心術を同様に検討したものである。ASD より長時間となるが、同様に手術時間は開閉胸時間との間に、また、麻酔時間は手術時間との間により強い相関を認めた。

図 27：VSD の手術時間と相関性

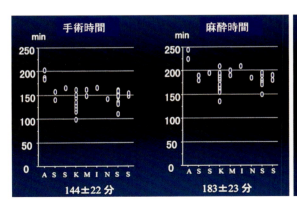
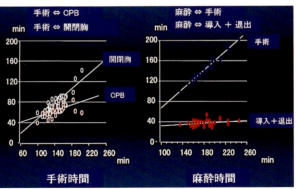

コラム　旧病院の地下食堂

　1983年の榊原記念病院入職時、ASD手術を行う研修医にとって、地下にある病院食堂の閉鎖時間午後2時までに手術を終了させることが最大の目的で、そこで昼食が取れれば今日の手術は早かったと言われた時代であった。当時の地下食堂、午後2時前は反省と上司とのコミュニケーションの場でもあった。

　専修医の手術時間は当然長くなる。指導医は、そのことを念頭に置き指導方法を考えなくてはならない。少なくとも、結紮や縫合などの基本的外科手技はよく練習させ、また、体外循環侵襲の基本知識や術後ICU管理を習熟させる必要がある。当時、専修医に焦らせて手術をさせることは危険であり、慣れるまではより慎重な手術をさせることが大事との意見もよく頂いた。もっともなことではある。しかし、それ以上に、専修医のASDは短時間で終わるのが当たり前という感覚を作りあげる努力が指導医には必要である。図Aは最近の体重20 kg ASD手術経過を示す。また、図Bは2000年以降の体重別ASDでの手術時間を示す。ASDを短時間で終わらせることは、専修医がより複雑な手術を行うための資格条件であり、また、麻酔医や小児科医、看護師に好かれる必須条件でもある。

図A：ASD　手術経過

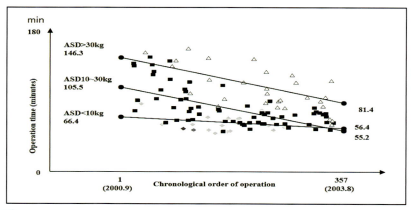

図B：体重別ASD　手術時間の推移

参考引用文献

・Ando M, Takahashi Y, Kikuchi T. Short operation time. An important element to reduce operative invasiveness in pediatric cardiac surgery. Ann Thorac Surg 2005; 80: 631-5. 図B引用

Q&A 手（2017年）

質問：「卒後 1 年目の専修医です。心臓外科医になることが将来の夢です。手術室では、手が動かないといつも注意を受けます。アドバイスをお願いします。」

回答：「特に新生児の開心術では、かなり小さい術野の中で大きな手が交錯することになります。その時に大事なことは、お互いの手を邪魔しない皮膚感覚だと思います。先生の場合は、まだ、その感覚が足りないのではないでしょうか。執刀医の多くは我儘ですから、自分のテリトリーに入ってくることを好みません。当然、注意は受けるでしょう。でも、まあ、その内慣れますよ。あまり心配要りません。ただ、心掛けるべきことを一つ、手術だけは、一番大事な心内手技部分だけでなく、全部を通して見るようにして下さい、注意を受けなくなるまでは。一所懸命見る必要はありません。なるべく多く手術室に居ることが皮膚感覚のために一番手っ取り早い解決方法と考えます。流れの良い手術では、お互いに自然と気を配って、手がぶつからないように、邪魔にならないように、手術の流れを作っていることが良く分かると思います。

　講演の中で、外科医の多くは我儘であると申しましたが、この皮膚感覚を獲得すると、外科医は完璧なる平和主義者になります。人と争うことが嫌いになります。争うことが、自分の精神状態だけでなく、患児のデメリットになることを知るからです。医師にしても看護師にしても、改革が必要だとか、その為には戦わなければならないなどと何故か大きな声で言う人がいますが、恐らく今まで経験した臨床の中で、皮膚感覚を感じることができなかったことが原因だと思います。先生のご年齢ですと、多くの仕事をこなさなければならず、かなり多忙とは思いますが、非生産的だと感じても何とか時間をやりくりして手術室に居ること、これは一つの才能であり、後々また役に立つことになります。是非、辛抱して下さい。」

Q&A 時間短縮のコツ（2017年）

質問：「心臓外科に入局して 3 年目になります。2 年目で ASD を、また、先日初めて VSD を執刀しました。麻酔時間は 5 時間 30 分でした。時間短縮のコツについて教えて下さい。」

回答：「お答えする前に、二つ冷たいことを言います。一つは、やはり少し長すぎます。まずは大いに反省、そして工夫が必要です。二つ目は質問の仕方です。コツと言われても即答できません。こうやったら良かったのではないか、そのためにはどんな訓練が必要なのか、誰の手術を参考にすべきかなど、先生が今回の手術で感じた疑問と考えた対策を質問してくれないと答えようがありません。すみません、口煩くて。お答えになるか分かりませんが、若手外科医と手術を行う時、もしくは若手外科医の手術を指導する時に、目に付く気になる部分がありますので、それを話しましょう。

①　手の器用さ不器用さに関しては後でどうにでもなります。それから、VSD の閉鎖などの一つ一つの手技、これも場数を踏めば何とかなります。あまり心配は要りません。また、手術中は、器械出しの看護師さんが気を遣ってくれますし、全身の管理は麻酔の先生と体外循環技士

がしてくれます。手技のみに没頭すれば良い。しかし、若手外科医の初めての手術で、毎回いつも感じるのですが、とにかく手が動かない。何のために毎年 500 例の手術を見せているのかと不思議に思います。その主な原因は、自分が参加しない手術を、全体を通して見るという努力をしていないことにあると考えます。手術室の外で手術モニター画面を見ているだけ、中心の心内操作手技だけを見ているだけでは手は動くようになりません。手術は頭でやるものと言われますが、そうではありません。まずは手でやるものです。そして、誰よりも早く手術室に来ていると、手術の流れに関して考える時間がそれだけ多くなります。時間感覚はまさしく感覚的なものですが、手術室は、専修医にとって、時間を物理的に思考することができる大事な場所です。

② 手が動かないほど緊張したという言葉もよく耳にする言葉です。しかし、それは緊張しない訓練ができていない証拠です。執刀医は緊張してはいけません。起こってもいないことにビクビクする必要はありません。ただし、チームとして良い意味での緊張感を作っておくことは大事です。そうすると、次にやってくるとんでもない緊張をチーム全体で余裕を持って受けることができる気がします。また、手術終了後に、あの部分はもっと時間をかけて慎重にやるべきだったという発言も多く聞きます。しかし、最初からゆっくりやるという考え方を持っている限り、決して時間短縮は身に付きません。

③ 縫合糸結紮の時に、毎回両端針を切り落としてから結紮するということも、手術の流れという面で目につく点です。針を落とさずに結紮できるように日頃から練習して下さい。長く残った糸は止血などに再使用できます。図 A は 1984 年当時に使用した深部縫合の練習器です。中のリングに布を張って、結紮や縫合を繰り返し練習しました。ただ、このような練習をする際に大事なことは、言うと叱られるかもしれませんが、あまり本気にならず、真剣にやらないことだと思います。テレビでも見ながら、話しながら、針糸を見ずに結紮の練習をしていると、その内、指に針を刺すようなことはなくなります。余談ですが、最近東北の友人から生牡蠣を頂きます。殻剥きに悪戦苦闘します。でも、テレビでよく見かける牡蠣の名産地のおかみさんたちの殻剥き風景、実に皆さん楽しそうに談笑しながら作業している、あんな感覚でしょうか。少なくとも練習で出来たこと以上のことが本番でできることは滅多にありません。

④ 外科医には先輩の手術手技を見て真似て盗まなければならないという伝統的考えがあります。先生にも目標とする先輩外科医がおられると思います。ただ、真似るということは、その先輩の顔をした着ぐるみを被るようなもので、最初はよろしいのですが、上手くいかないことも多少出てくるし、周りからみても段々鬱陶しくなることがあります。早めに着ぐるみを脱ぐよう、そして脱いだ後の自分に変化を感じることが必要だと思います。

　色々申しましたが、VSD 手術において、自分の技術向上だけでなく、執刀医として時間短縮を会得したという実感を得ることが、より時間のかかる重症例の手術を円滑に行うための資格取りとなります。小児心臓手術は、一つ一つの手技の組み合わせであることがその理由です。新人教育という観点からは、少なくとも VSD 基本手技において、循環器専門の医療従事者と

して恥ずかしくない技量は最低限身に付けるべきと考えており、体外循環技士や看護師を含めて、多少強めに徹底して指導することになります。図 B は Wet lab で使用する豚心臓に作成した VSD を、図 C には Jatene 手術モデル、図 D には 200 Club での Wet Lab 風景を示します。一度だけで結構ですので、参加してみては如何でしょう。既に頑張っておられることと思いますが、落ち込まず、今以上に是非少し頑張って下さい。」

図 A：縫合練習器

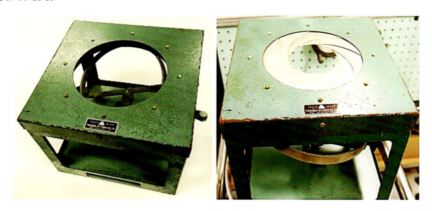

右にあるレバーを調節することで、視野を絞ることができる。

図 B：豚心臓に作成した VSD モデル

膜様部欠損

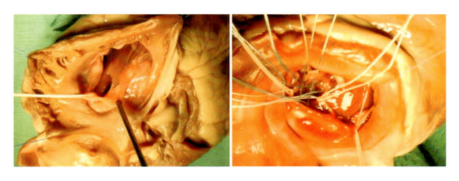

肺動脈弁下欠損

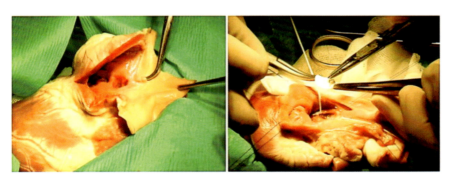

図C：豚心臓　Jatene 手術

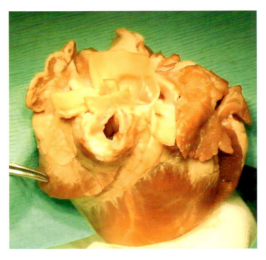

図D：200club での Wet Lab 風景

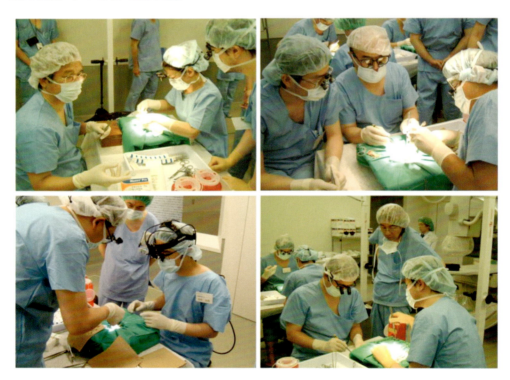

> **コラム**　医療の進歩と少子化

　最近の小児心臓手術では、カテーテル治療の進歩に伴って特に ASD と PDA の手術数が激減している。もちろん、少子化の影響もあるのかもしれない。また、最近では、成人先天性心疾患と呼ばれる症例や姑息手術後の Glenn または Fontan 手術など、胸骨再切開症例が増加した。今では総手術数の 1/3 以上を占め、小児心臓外科は剥離外科とも言える。いずれ、専修医の最初の手術が Rastelli 手術後の導管交換や Fontan 手術という時代が来るかもしれない。専修医の資格取りのハードルはかなり高くなることが予想され、これらのことは、外科医を育てるという立場において、若手外科医の手術修練という点でかなり悩ましいことである。いずれにしても、今後の小児心臓外科医の育成については、どうやれば優秀な外科医が育つのか、医療体制を含めて十分な議論が必要と考える。2000 年と 2002 年に、小児心臓外科の今後と若手教育に関するパネルディスカッションを静岡市で開催したことがある（Web 文献②、③）。当時 40 歳代の小児心臓外科医達の会話であるが、彼らの考えは現在も全くブレていない。

　昔、筆者の中学校、高校時代には、どんな運動をさせても卒なくできてクラスのヒーローになる全くもって嫌な奴がいたが、今後の若手外科医は、やらせれば何でもできるという皆に最も嫌われるタイプの人間になる必要がある。

Web 文献

・② 佐野俊二　角　秀秋　坂本喜三郎　高橋幸宏．小児心臓外科をとりまく現状と今後構築されるべきシステムとは？
　　Cardiovascular Surgeon Panel Discussion　静岡　2000 年
・③ 岸本英文　麻生俊英　佐野俊二　角　秀秋　坂本喜三郎　高橋幸宏．次世代の小児心臓外科医を育てる．
　　Panel Discussion　静岡　2004 年

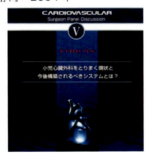 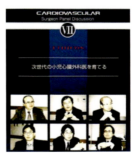

> **コラム**　　感染

　手術時間の短縮は感染機会の削減という意味でも重要である。しかし、心臓手術後の敗血症や重篤な縦隔炎の殆どは、手術中の細菌暴露によるものではなく、血流感染と考えるべきである。感染の合併は治療の長期化だけでなく、手術計画の破綻にもつながる。新人がおかす最も大きな勘違いは、消毒していないディスポ手袋を着けたまま、吸引やカルテ書きを行い、そして静注などのライン管理を行うことである。ライン管理だけは厳密に教える必要がある。また、長期管理となればなるほど、それだけ点滴や動脈ラインを残すことになる。この意味では、患児を早期回復させて、ラインを出来るだけ速やかに抜去することが重要である。感染という観点からも、早期回復を目指した総合的低侵襲化は必須である。

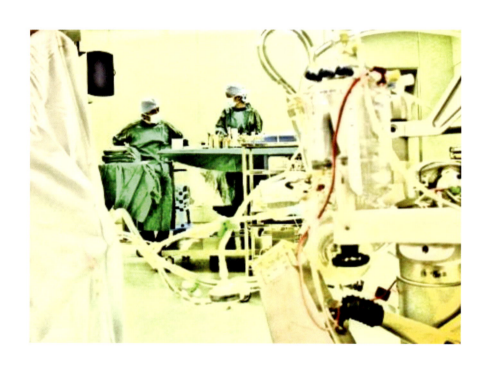

時間短縮

Q&A　若手の教育（2012年）

質問：「初期専修医です。3年目から心臓外科を目指そうと考えています。心臓外科医として独り立ちするまでに15年はかかると覚悟はしています。先生のご経験からアドバイスを頂ければと思います。」

回答：「私が新人の頃は、「必ずなれる！一流外科医への道」なんていう教科書があればいいのにといつも思っていましたし、今は、「必ず達成！こう育てれば誰でも一流外科医」という本があればと思います。お答えになるかどうかわかりませんが、最初の3年間について少し話しをします。

　目標が決まれば、少なくとも回り道はもうありません。しかし一方で、一つにかけることは当然苦労することも多くなるということでもあります。最初の段階で大事なことは、まず、先輩が何を喋っているか解らない、自分が何故叱られているのか解らない、質問はありますかと聞かれても何が解らないのかも解らない、これらはやはり問題ですので、今の内に心臓外科領域だけでなく、体外循環技士や看護師が話す専門用語だけは勉強して下さい。また、Non technical skill の獲得については講演の中で申しましたので省きますが、やはり外科医は良い意味で多少の人誑しで人気者であるべきだと思います。

　少なくとも最初の1年間はあなたには全く責任はありません。上司がすべて責任を取ります。だから、あまりみみっちいことは考えない、ちまちまやらなくて結構です。今思えば最も楽しい時期であります。上手くは言えませんが、この時期に経験や思い出を他人より多く蓄積すること、この責任の無い時期をどう過ごすかが大事だと思います。ただ、責任が無いということは全く信用されていないことでもあります。唯一注意すべき点は、上司がやって欲しくないということをピンポイントでやるということです。とにかく先輩の時間の使い方をよく見て下さい。

　さて、その内に責任のあるポジションに就きますが、責任のみが過大となります。しかも、慣れた分だけ、これは外科の修行では無い、これは無駄、何のため？ などと感じることが多くなります。他人からブレーキがかかることもよくあることです。是非上手くかわして下さい。逆らわないことは外科医に必要な才能です。また、何も教えてくれない、放任状態と感じることもあるかもしれませんが、その時期での手取り足取りの教育は経験上あまり良いことでなく、むしろ迷惑だと思います。外科医はあまり頭を使いません。逆に言えば、手術以外のことであれこれ悩んだり迷ったりするべきではない。頭を使う場所は2つ、ICU での心拍出量増加のための治療方針決定、そして、手術室の中での手技、例えばこうやったらもっと良くなるとか、こうやったら効率が良くなるとか、考えたら是非それに即した訓練をして下さい。何度も言うことですが、これらは手術室だけで感じることができることであり、時間を取って手術室に足を運ぶこと、それも一つの才能です。そこから先、コンセントが取れる外科医になれるか、病院に残れるのか、それとも移るのか、このあたりは多少の運もありますし、一人で立ち向かうしかありません。もし先生がその段階まで来たら、またお話ししましょう。専修医の不自由さと自由さを楽しんで下さい。」

335

Q&A　　卒後の研修病院（2013年）

質問：「来年卒業します。今最初の研修場所を探しています。榊原記念病院での外科研修ではどこまでやれるようになりますか？　研修の特徴を教えて下さい。」

回答：「もちろん若手のことを考えてのことですが、何も言わないと、また、手術をさせないと、冷たい、守ってくれない、ここは駄目だと批判が出る、逆に、きつく指導すると嫌われるし、もし若手がやめるような事があったら、お前には管理する力が無いと言われる、さらに、外科医はゆっくりと地道に成長するしかないと分かっていても、成長しないと指導力がないと言われる、中々厳しい現実がこちら側にはあります。教育の順番というか、教えるべき内容をどう並べることが若手にとって良いのか、個々に異なりますし、毎年悩みます。

　基本的な事は榊原にただ居るだけで自然と身につくと思います。ただ、手取り足取り教えることは無いし、後々のためにならないような余計な事は言いません。むしろ成長が止まる可能性の方が高いと思います。あなたが成長するかどうかは半分あなたの責任です。しかし、その半分をなるべく成長するように仕向けたいと思います。あなたが心臓外科医として、自力で自分の成長を持続させるための気質というか、我々より上手くなる可能性というか、そういうものは伝えられると思います。でも、今後の研修の場では、恐らく100％の確率で、自分より優秀な奴らが何人も出てくると思いますし、他人から色々と比較され、また、自分自身も他人と比較して落ち込むことがあると思います。しかし、ゆっくりゆっくりです。今日の講演では外科医の資格取りについてお話しました。少なくともあなたが早めに獲得できれば早く次のステップへ早く移れます。あなたに何をさせるかはあなたが入って決めます。でも、まあ榊原は面白い病院ですし、心臓手術も年間1500例ほどありますから、僕らが元気な内に勉強に来ませんか？」

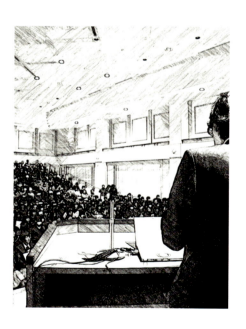

ePTFE 弁

　新たな手術術式を開発して低侵襲化に寄与した経験は無い。しかし、工夫を加えることで救命率や術後 quality の向上につながるのであればそれは低侵襲化と言える。1997 年 10 月より、右室－肺動脈再建術（いわゆる Rastelli 手術）に ePTFE シートで作成した 3 弁を装填した導管の使用を開始した。これは、1992 年 5 月、大阪の国立循環器病センターにて、馬心膜で作成した 3 弁付き導管の Rastelli 手術を見学させて頂いたことがきっかけである。現在も 12～26 mm 径の導管を手作りで作成し、総動脈幹症や肺動脈弁欠損症の新生児から、Ross 手術、遺残肺動脈弁閉鎖不全症の成人再手術症例まで、幅広く臨床応用している。2018 年 5 月までに 543 症例に使用した。人工血管は Hemashield 人工血管を用いている。吻合部出血が少ないことだけでなく、柔軟性があり、右室から肺動脈へなだらかな曲線を作ることで血液乱流をなるべく軽減させることが理由である。

　ePTFE 弁の機能や耐久性は良好で、Xenograft と比較して再手術回避率も高い。また、手技そのものが比較的短時間であり、術後の循環動態も安定している。特に Warfarin が不要であることは小児において最も有用なことである。P156 コラム Rastelli 手術で示したように、以前は弁無し導管や Xenograft を使用していたが、1997 年以降はすべてこの導管を使用した（図 28）。図 29 には、ePTFE シート切開用のサイズ別金型を示す。

図 28：ePTFE3 弁付き導管の使用数　　図 29：ePTFE3 シート切開用のサイズ別金型

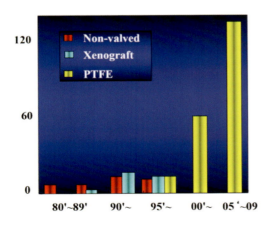
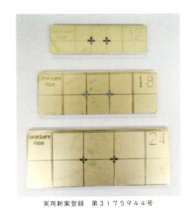

実用新案登録　第3175944号

Web 動画⑰に ePTFE 弁付き導管の作成方法と、この弁付き導管を用いた手術を示す。海外では ORIGAMI technique とも呼ばれた。この方法で作成した ePTFE 弁の良好な機能については、2000 年に元早稲田大学理工学部　機械工学科（梅津研究室）の深田武久先生に、定常流下での静特性試験や拍動流下での動特性試験を用いて検証して頂いた。この結果から、人工血管径に対する ePTFE 弁の弁高は径×0.8 としている。

| Web動画⑰ | ・ePTFE3 弁付き導管の作成方法 | ・PA with VSD 4 歳　Rastelli 手術 |

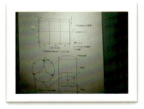
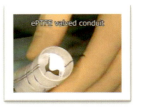

・TOF 肺動脈弁閉鎖不全症　　・TOF 大動脈弁閉鎖不全症　肺動脈弁狭窄症

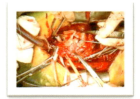
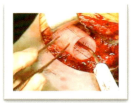

ePTFE 弁には高さがあり、肺動脈と右室切開部にはある程度の距離が必要となる。症例3は、切離した主肺動脈後壁を縫縮して距離をかせいだ。症例4の VSD は肺動脈弁下型の VSD であり、このパッチ部分の石灰化が強く導管を縫合することができなかった。唯一パッチ上縁の半周が縫合可能であり、この部分に人工血管でひさしを作成して距離を確保した

・Ross 手術　　AS 生後9日　　　　AsR 1 歳　　　　　AS 30 歳

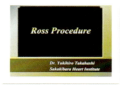
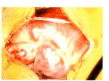
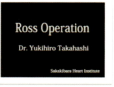

- 生後9日目にRoss 手術を施行した。12 mm の ePTFE3 弁付き導管は大き過ぎて馬心膜で作成した 10 mm 2 弁付き導管を使用した。2 歳時に 16 mm の ePTFE3 弁付き導管で再手術を施行、現在 7 歳、体重 22.3 kg であり、ePTFE3 弁での圧較差 25mmHg、PR trivial で経過している。
- 16 mm の ePTFE3 弁付き導管を使用。
- 24 mm の ePTFE3 弁付き導管を使用。

参考引用文献

- 高橋幸宏. 1枚のシェーマ 右室－肺動脈再建における Gore-Tex 3弁付き人工導管. 胸部外科 2007: 60, 212.
- 林弘樹, 高橋幸宏, 安藤誠. 右室流出路再建術に用いた ePTFE3 弁付き Dacron 人工血管の中期成績. 日心外会誌 2005; 3: 88-92.
- Ando M, Takahashi Y Ten-year experience with handmade trileaflet polytetrafluoroethylene valved conduit used for pulmonary reconstruction. J Thorac Caardiovasc Surg. 2009; 137: 124-131.
- Ando M, Takahashi Y. Trileaflet polytetrafluoroethylene valved conduit for pulmonary reconstruction Operative Technique in Thoracic and Cardiovascular surgery 2011; 16: 168-178.

> **コラム** ePTFE 弁付き導管の再現性（2010 年）

　ePTFE 3 弁付き Hemashield 導管の再手術回避率は 10 年で約 90％と比較的良好である。しかし、この導管は疾患や患児の体格に合わせてその都度手作りするものであり、従って、作成する個々の外科医の技術的スキルに左右されることなく一貫した成果と再現性が望まれる。1997～2009 年に径 20 mm 以上の ePTFE 導管を用いた手術を 4 時期に分けて（図 A、B）、導管狭窄と弁閉鎖不全の進行程度を比較した。

図 A：各群について

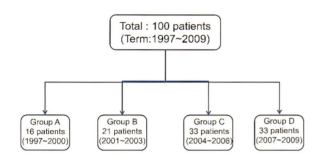

	Group A	Group B	Group C	Group D
Age(y)	16.3±8.4	22.5±1.9	18.7±12.5	24.7±12.0
Gender (M:F)	10:6	8:13	14:19	14:16
BSA (m²)	1.26±0.3	1.22±0.4	1.34±0.4	1.40±0.3
BW (kg)	38.8±15.0	37.3±14.0	47.6±19.0	47.0±16.7
Conduit size (mm)	22.5±1.9	22.7±1.8	23.7±2.3	24.0±2.3
Z-score	0.82±0.9	1.01±0.8	0.92±0.8	0.91±0.7

図 B：疾患名と追跡期間

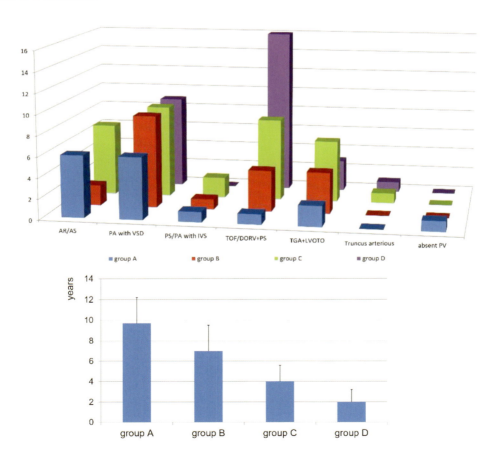

図 C に、導管狭窄と弁閉鎖不全の経緯を示す。その進行度の差は少なかった。小口径の導管はいずれ再手術が必須であり最終的には 20 ㎜以上導管での置換を目標とするが、現在の 20 ㎜以上の導管作成手技において作成者の違いによる差は少ないと考えられた。

図 C：導管狭窄と弁閉鎖不全の推移

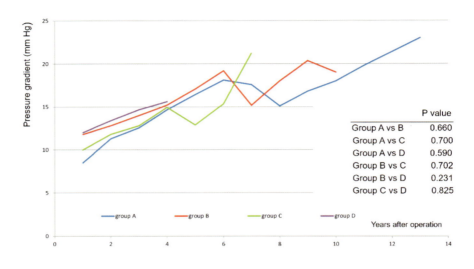

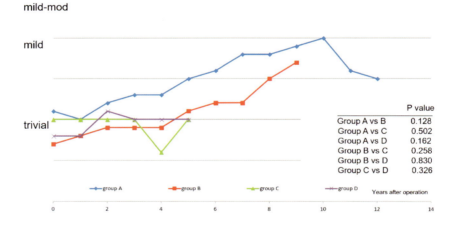

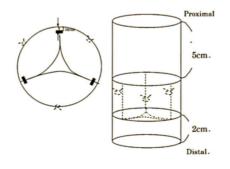

> **コラム**　運動機能（2000年）

　先天性心疾患手術後は、ファロー四徴症（TOF）心内修復術後を中心に肺動脈弁閉鎖不全が残ることが多い。手術後の心臓は遺残病変に代償して心拍出量を保つ状態にあるが、代償の程度やその持続力は心機能の良否や肺動脈狭窄や肺高血圧などの病変の存在により個々の症例で異なる。従って、将来のQOL維持には、病変の程度や進行だけでなく、心肺の代償力（心肺予備力）の変化を把握し、心機能低下や不整脈などの続発症が発生する前に再手術（人工弁置換）を考慮することが肝要である。その一手段として、経年的な運動時呼気ガス分析があり、運動中の血行動態や心肺予備力の変化を評価することから運動許容条件や再手術の時期を決定することが可能となった。

　図Aに、TOF心内修復術後の運動機能の特徴を示す。健康小児に比して、最高酸素摂取量（VO_2）は低く、また、最高心拍数（HR）は低いが最高酸素脈（O_2 pulse）には差が無い。また、最高HR170bpm以上22名（179±8）と160bpm未満19名（150±8）の比較では、最高VO_2は前者が有意に高いが（44±6⇔37±6 ml/kg/min、p<0.01）、最高O_2 pulseは後者が有意に高い（6.9±0.6⇔7.8±0.7 ml/beat/m²、p<0.01）。最高HR170bpm未満の29名において、最高HRと最高O_2 pulseの間には有意な相関を認める。これらは一回心拍出量の代償的増加を示唆し、遺残病変を有する心臓においては、代償することが右心機能や不整脈発生に与える影響についても考慮する必要があると思われる。

図A：TOF心内修復術後の運動機能とchronotropic incompetence（CI）

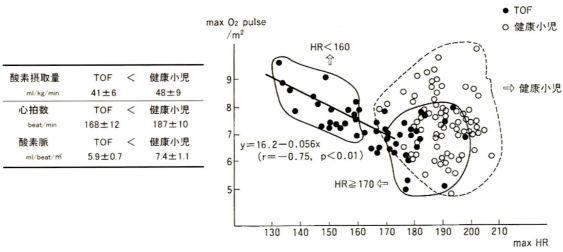

Fickの原理から、VO_2はHR×O_2 pulse（一回心拍出量×動静脈酸素較差）で表される。この関係から、TOFの最高VO_2が低い要因はTOFの最高HRが低いことによる。

　図Bに、負荷増強に伴い運動時血行動態の悪化が示唆されたRastelli症例を示す。Anerobic threshold（AT）とrespiratory compensation（RC）の時点からHRの急速な増加（bursting）を示し、負荷増強に伴ってVO_2のplateau化とO_2 pulseの低下を認めた。ATを超える運動強度での血行動態の悪化（一回心拍出量の低下）を示唆し、厳密な運動制限が必要と考えられた。

図B：運動中血行動態の悪化が示唆された、Rastelli手術後患児の運動機能

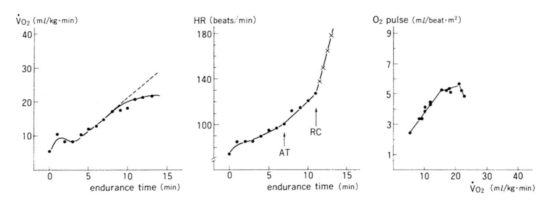

TOF、11歳時にRastelli手術を施行した。心臓カテーテル検査では、右室圧75mmHg、右肺高血圧（62mmHg）、左肺動脈分岐部狭窄、高度肺動脈弁閉鎖不全症を認めた。耐久時間12分以降の心拍数は30秒毎の値を示す。

　図Cに、運動機能の変化から再手術の時期を決定した、PA with VSD、Rastelli手術後患児の運動機能を示す。8歳時にRastelli手術(弁なし導管)を施行した。術後1年目の心臓カテーテル検査では右室圧/左室圧＝0.50で、最高 $\dot{V}O_2$ は40ml/kg/minと良好に経過した。その後、導管の狭窄が進行し、7年目には右室圧/左室圧＝0.88となった。無投薬で自覚症状はなく、再手術を勧めたが患児と家族は拒否した。max $\dot{V}O_2$ の低下は無かったことから外来観察としたが、8年目から心拍応答が徐々に低下し(CI反応)、9年目にはPVCの頻発を認め、この時点で再手術（ePTFE弁）を承諾した。再手術後は心拍応答を含め運動機能の回復を認めた。

図C：運動機能の変化から再手術の時期を決定した、Rastelli手術後患児の運動機能

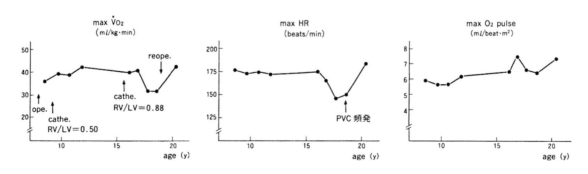

　病変の進行や心機能の悪化を示唆するデータは、①HR増加、$\dot{V}O_2$ と O_2 pulseの低下、②負荷増強に伴う $\dot{V}O_2$ と O_2 pulseの平坦化、HRの急増(bursting)、③換気応答の変化、④不整脈増加、経過中のCIの合併などがある。CI例の $\dot{V}O_2$ は有意に低いが、代償的な O_2 pulseの増加を伴い多くは問題無く経過する。しかし、CI合併後に心房細動の併発や運動時PVCの発生増加を認めた症例もある。上記の変化を認めた症例は心エコー検査にて遺残病変と心機能の変化を評価すべきと考える。

運動機能的 QOL 向上のために外科医が考慮すべき点は多い。将来の総合的な QOL を考慮し、個々の症例に即した術式を考えることが重要であり、また、医師だけでなく患児本人や両親の考える QOL も手術計画の上で重視すべきである。ePTFE 弁は、その機能や血行動態、耐久性は良好で再手術回避率も高い。特に Warfarin が不要であることは小児において最も有用なことと考える。

参考引用文献

- 高橋幸宏．ファロー四徴症心内修復術後およびフォンタン型手術後遠隔期の運動機能の比較．日本心臓血管外科学会雑誌 1990; 19: 879-880.
- 高橋幸宏．ファロー四徴症心内修復術後の運動機能．日本心臓血管外科学会雑誌 1990; 20: 316-318
- 高橋幸宏．重症先天性心疾患修復手術後の遠隔評価と患者管理における運動負荷試験の意義．日胸外会誌 1992; 40: 40　84-86.
- 深田武久、後藤賢也．新しい肺動脈弁の弁機能評価を目的とした右心系血液循環シュミレーターの開発．早稲田大学理工学部 機械工学科（梅津研究室） 1999 年度卒業論文
- 高橋幸宏．運動負荷検査．臨床発達心臓病学（高尾篤良 ほか 編）中外医学社 東京 1997 ; p223-233. 図 A,B,C 引用
- 高橋幸宏．先天性心疾患手術後患児の運動機能と Quality of Life．心臓リハビリテーション 2004; 51-53.
- 高橋幸宏．心臓病と運動療法 具体的処方と実践 先天性心疾患．（濱本紘　野原隆司　監）心臓リハビリテーション　昨日．今日・明日　最新医学社 2007　p255-267.
- 高橋幸宏．これだけは理解しておこう　小児手術．渡辺弘之（編）　心エコー図 知ってるつもりの基本と知識 2011 p325-330.

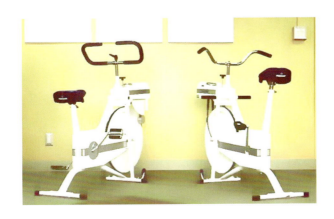

中学生・高校生

　最近、中学生や高校生と話す機会が増えた（図 30）。筆者の出身高校には Medical Science 科がある。将来、医療従事者を目指す生徒に特化した学級である。また、東京への修学旅行中には先輩訪問というカリキュラムがあり、医療を目指す学生が見学にやって来る。懐かしい生の延岡弁を聞く機会でもある。昨今の高校生は極めて礼儀正しく、しかも将来のビジョンがはっきりしている。彼らとの会話は本当に有意義ではある。しかし、終了後には、筆者の高校時代は何だったのだろうかと反省しきりとなることも事実である。

図30：中学生と高校生向けの医療講演会

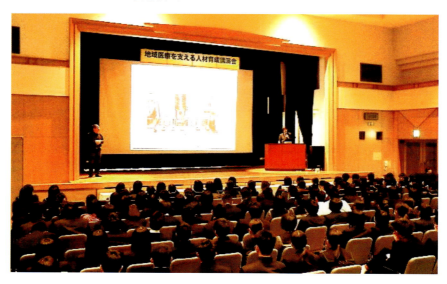

Q&A 　高校時代にやるべきこと（2015年）

質問：「高校2年です。動機は不純かもしれませんが、医龍を見て外科医になろうと思いました。ただ、親戚には医者も多く、自分が医者を希望することは喜んでくれるのですが、外科医だけは大変、やめとけとよく言われます。失礼ですが、先生のご意見を聞きたいと思います。また、医者になるために高校時代にしておくことは何かありますか？よろしくお願いします。」

回答：「決してその動機は不純ではありません。私を含めて、未だにブラックジャック信奉者は沢山います。私が医者になろうと思ったのは小学2年生で、叔父が外科医であったこともあり、また当時はベンケーシーというアメリカの医療テレビ番組がありました。医者にはなる、でも注射と切ることはしない外科医になると言っていたそうです。動機なんてそんなものです。たまに、このことが人生転機のきっかけなどと大袈裟に言う人がいますが、殆どは出会いがし

ら的にいつのまにか決まっているものです。さて、外科医は一人前になるのに時間がかかりますし、競争も激しい、リスクも多い、ご親戚の先生が仰ることも良く分かります。しかし、外科は楽しいですよ。この年になっても新たな発見がありますし、また、普通の人では経験できない手術を経験したということは、辛いこともももちろんありますが、やはり幸せなんだろうなと思います。一外科医として、あなたのご意思を Max 尊重します。

　高校時代にやるべきことですか？　あまり思い浮かびません。私の高校時代は、思い起こせば恥ずかしきことの数々です。同窓会に出席すると、思い出したくも無い思い出ばかりを思い出させる同級生が何故か多い。ただ、大学よりも、新米医者になった時よりも、今よりも、高校時代は極めて濃厚だったと思います。これは今考えても不思議ですが確信的にそう思えます。大したことは何もしていないのですが、よっぽど有意義で真剣だったのでしょう。単に、反抗期と精神の熟成が遅かったのかもしれませんけれども…。試験勉強、クラブ活動、片思いの恋とか、あなたの今の状況以外にすべきことは無いと思います。ただ、勉強だけは頑張って下さい。浪人せずに大学に早く受かるようお願いします。あなたに与えられた唯一の責任です。そして、外科医になったら、なるべく早く、いや早々に沢山色んなことを覚えて下さい。そうしないと損する患者さんが出てきますから。そう言えば、高校時代、担当の先生には申し訳ありませんが、自分は医者になるのに何故古典や地学の授業を受けなければならないのか、その程度の反抗心は当時あったように思います。期待しています。」

Web 文献

・④ 高橋幸宏. 高校時代の重要性. (延岡高校同窓会誌への投稿文)

Q&A　ストレス解消法（2015 年）

質問：「中学 3 年です。先生のお仕事は大変で精神的に疲れることが多いと思います。何か特別なストレス解消はされていますか？」

回答：「あなた何かありました？　中学生からそのような質問が出ると少し心配になります。そうですね、できれば何かしたいですよね。ヨットで逗子から太平洋の海原に出てみるとか、ポルシェで東名をかっとばすとか、残念ながら暇もお金もありません。けっこう無趣味です。でも、ワーカホリック、仕事中毒というほどでも無いですし、また、ストレス解消しなければ長生きできないと言われてみても、ここまで生きているし…。まあそれでも、宴会でカラオケを歌ったり、多少の蘊蓄を披露して日本の神々のことを語ったりすると、先生はご趣味が広いですねなんてことを言われる。ストレス解消法ですか？　よく判りません。でも、高橋は性格良いねなんてこともよく言われます。ただこれは、悪いことは直ぐ忘れるということを皮肉ったもので多少むっときます。しかし、確かにその通りで、外科医とすれば一つの才能かもしれない。でも、忘れてはいけないことまで忘れるという弊害もあります。最近は忘れることは多少問題で、覚え続けることも才能という考え方に変わろうとしています。医師は多くのことを引

きずる職業ですから、どれだけ良い意味で忘れることができるか、また、どれだけ良い意味で覚えておくことができるか…。

　段々話しが訳わからなくなってきました。いつも荷物を背負って終始上を見ている感じはありますが、少なくとも、今日はゆっくり休んでストレスを解消してまた明日から頑張ろうという気持ちは無いように思います。外科医は年取って力が落ちても、やる事のレベルは同じかそれ以上です。明日また強力なストレスが来たらまた休まなければならない。最後にお願いですが、大変なお仕事と言うのではなく、楽しそうですねと言ってくれませんか。ああそうか、それをワーカホリックと言うのか！　すみません、こんな答えで。」

Q&A　　手術は好き？（2015 年）

質問：「高一です。先生の手術はめちゃくちゃ早いと聞いています。しかし、考えてみますと、早く終わる、早く終わるように努力するという事は、手術がそれだけ嫌いだからということにもなると思います。手術は好きですか？」

回答：「…………。手術は好きとも嫌いとも答えられませんが…、手術はしなければならない…、しかし、どうしようもなく弱気になって苦痛に感じることもあるし…。それにしても、まあ、哲学的というか、禅問答というか、一番ツッコんで欲しく無い部分というか、意地悪な質問ですね。でも、考えたことも無い考え方です。本当に驚きました。あなた本当に高校生ですよね？　ごめんなさい、そういう言い方は失礼でした。

　さて、あなたのご質問にどう乗って、負けないようにどう話しをするべきか………。そうですね、「仰るように、手術は全くもって嫌いですので早く終わるようにしています。」これではもちろん納得されないでしょうね。嘘つきと呼ばれそう。「手術はとっても好きだから、早く終わって次の手術を行います。」これも駄目でしょうね。「少なくとも手術が好きな患者さんはいません。だから、本当は手術大好き人間の私が、あえて嫌いと見せかけるように早く手術を終わっている。」これも駄目か。「好きなものとは、なるべく距離を開けようとしている。だから早く終わる。」もっと駄目だ。ああ困った。勘弁して下さい。修行し直します。」

Q&A　　辞めたいと思った事は？（2016 年）

質問：「高校 2 年です。先生のお話をお聞きしますと、医師の仕事は大変やりがいがあって楽しそうに思えます。しかし、そうではない部分も沢山あるのではないかと想像します。今まで辞めたいと思われたことはありますでしょうか？」

回答：「辞められないの現状ですが、手術チームの責任者として執刀し、一つの手術を成し遂げたという感覚は非常に嬉しく、他人には決して渡したく無いものです。特に奇跡的に成功した手術はなおさらで、言葉は悪いですが、病みつきとなります。これは間違いないことで、ここまで辞めずにきている大きな理由なのかもしれません。一方で、最近思うことがあります。

今回の皆さんへの講演の中で、肺動脈弁をくり抜く新生児の Ross 手術のビデオをお見せしました。今まで経験した手術の中では最も気を使った細かい手技です。思うことは、この技術が外科医を辞めた後の人生に何の役に立つのだろうかという疑問であります。小児心臓外科の後の人生を考えると、これ程つぶしの利かない職業はないのかもしれません。でもたった一つだけ希望があるとすれば、この手技をやるため、もしくはやったという気合と根性は今後の一生モノと考えます。

　仕事の中で楽しく思えないこと、これはどんな仕事を選択しても同じように存在することだと思います。中々答えにくいご質問ですが、楽しいから結果としてやめなかったということは確かに無いと思います。むしろ、続けない、もしくは続けられない理由があまり無かっただけなのかもしれません。それでも長く続けていると、偉い先輩達の教えが自分に重なることも多く、さらに考えることが増えていくことも事実です。たとえ夢がかなっても、仕事に一所懸命になればなる程、現実に違和感を感じる事はある程度仕方の無いことですし、気持ちが盛り上がる分だけ理想とずれてガッカリする事も当然あるでしょう。まあ、でも、少なくとも、今まで多くの方々の信じられないようなご厚意とご縁で手術している訳ですから、せめて死ぬまで頑張らなければそれこそバチがあたります。何もこの人生だけで手術というものを悟って、そろそろ辞めようかと思うことはまず無いだろうと思います。でも、何処か遠いところへ行ってみたいとはいつも何故か思っています。」

🔴 Q&A　不思議な事（2015 年）

質問：「高校 3 年です。テレビの影響が強いのかもしれませんが、命を扱う医療の世界では奇跡とか、大変不思議だと思うこと、運が良いとか感じることはやはりあるのでしょうか？　変な質問であると自分でも思いますが、教えて下さい。」

回答：「さらりとご質問されますね。　…………。　これまた困った。医学は実学、つまり実生活に役立たせることを目的としたものですから、あまりそのような事は考えないのですが、やはり、命に対して一所懸命になればなる程、哲学とか宗教とか、スピリチュアルなこととは切り離せないものとなるのかもしれません。自分の力だけではどうしようもない問題が何とかなるという経験がたまにあるということも事実です。むしろ、これらを完全に忘れる事自体はあまり良いことでもないような気がします。ただ、そういう事を信じろと強く言うことにはもちろん問題がありますし、また、逆に、完全に否定したり、私のように長年臨床をやっていても一度も経験したことがないこと、これも問題かと思います。奇跡や不思議なことはあるのかもしれませんが、私にはよく解りません。しかし、今の榊原記念病院を建てる時は地鎮祭をやっていますし、また、厄年には神社でお祓いご祈祷をします。これは、日本人にとって間違い無く全く当たり前の事ですが、考えるとこれまた不思議な事です。神様がいるとすれば、私達が何か頑張る時に邪魔しないようにしているだけかもしれません。またまた修行し直します。ごめんなさい。」

Q&A　赤ん坊への接し方（2017年）

質問：「高一です。生まれたばかりの赤ちゃんの手術で、先生方はどのように赤ちゃんに接しておられますか？ 当然、会話はできないので不思議に思っています。」

回答：「子供たちには色んなタイプがあります。お喋りできる子供たちに対しては、それぞれに対して気を使って喋ることは当然必要だと思います。あまりこちらの大人の都合と思い入れで上から目線的に話しを持っていくことはかえって失礼です。何故なら、子供であってもやはり人格があると思いますので、大事に尊重します。これは赤ん坊も同じです。生まれたばかりの赤ん坊は、言われているより僕らと目が合わせることが本当に多いと思います。お前が高橋か？とか、お前さー、しっかり治せよとか、もちろん妄想だとは思いますが、そんなことを喋る赤ん坊がいる。いっぱしの人間だなと強く思います。贔屓はしませんが、赤ん坊は大変興味深い存在です。ただ、手術に関しては、一所懸命になればなるほど周りがドン引きするような執刀医の嫌な性格が出る場合があり、少なくともこのような嫌なキャラが赤ん坊にはうつらないようにとはいつも思っています。一方、患者さんの親御さん、特に母親とおばあちゃんに対しては完全にホスト状態で接することが大事だと考えています。あっ、すみません。これは高校生には言うべきことではありませんでした。申し訳ない。」

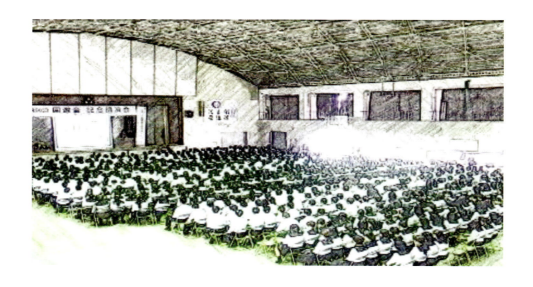

外科医教育と手術チームの育成

　チーム医療という言葉がある。特に心臓手術はより多くのスタッフで成り立つものであり、チーム医療の最たるものと言える。しかし、手術そのものはチーム各員の個々力の集合体医療であることを忘れてはいけない。結局は、個の力の底上げがチームのステイタスとなる訳であり、少なくとも執刀医は、外科医だけでなく体外循環技士、看護師、麻酔医が、どうやれば最も短期間で個々の力が向上するか、そして non technical skill を早めに獲得できるのか、念頭に置いて手術を行うべきである。もちろん、チームワークを大事にする、お互いに尊重し合う、安全管理をしっかりやること、そしてプロだから我慢する、これらはもちろん大事である。手術室の外で充分に考えておく必要がある。

　現在の日本では、手術チームメンバーを固定して手術を行う施設は極めて少ない。執刀医が体外循環技士や看護師を指定することは許されない。執刀医としては、手術中に勘弁してよと思うこともままあることである。また、当然逆に、体外循環技士や看護師、麻酔医が執刀医を選ぶこともできない。手術中にかなり険悪な気分や雰囲気になることもあるだろう。不満や不安が発生する。ここ5年ほど、全国各地で若手の外科医、体外循環技士、看護師に対して講演をさせて頂いた。感じたことは、知識欲が旺盛で、想像以上に博識、そしてやる気があるということである。しかし、一方で、今後のキャリアアップや、若手の教育方針、チーム医療の在り方、ひいては日本の医療に対して疑問を感じることも多いようである。講演終了後の彼らの質問には、筆者自身も驚くことが正直多かった。その質疑応答を紹介する。

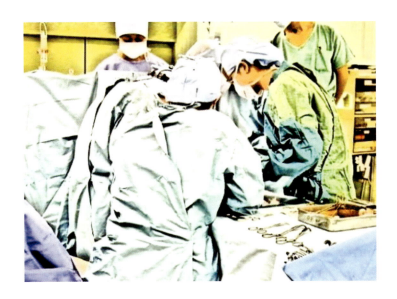

Q&A　　手術室看護師の育成 ①（2016年）

質問：「手術室の師長をしています。榊原記念病院の手術室には、手術の量と質からして、看護師の応募が沢山あると思います。先生が、これはもう一人前であると感じるには、どの位の手術数の経験と年数が必要なのでしょうか？」

回答：「繰り返し申しますが、手術室看護を目指す新人が榊原記念病院に求めるものは、まずは沢山の手術経験ができて、しかもその研修効果に納得できるという居心地の良さだと思います。このことは、若手医師が誰よりも早く多くの経験をして早くのし上がりたいと思うことと全く同じです。いやむしろ看護師の方が強いか？　従って、私共はそのための場を提供しなければなりません。表 A には、2004 年と 2005 年の新人看護師の経験手術数を、また、Webスライド⑦には 2015 年の経験手術数を示します。中には卒後 1 年目の新人で、1 年間で約150 例の器械出しを経験した看護師もいます。かなりの量と思われるかもしれませんが、十分にこなすことが可能で、しかも医師よりも早くそして上手く non technical skill を獲得します。一つの事に打ち込むと、物事を色々と沢山考えるからかもしれません。そして、獲得するからこそ、より早く重症例の器械出しへと進める訳です。

　一方、必要年数に関しては、自分で納得するまでの時間は個々の看護師で異なるようです。1 年後には出身病院に帰る、もしくは大学院に行くという計画であれば、あなたの病院の手術を良くすることを中心に、また、大学院での博士号獲得のための資料として学んで下さいと言いますし、もし、3 年居るのであれば、できれば循環器小児科や内科、リハビリにも顔を出して下さい、どうぞ、自分で将来計画を立てて自由に勉強して下さいと言います。多少放任的ですが、これらが榊原手術室の自由さであります。従って、経験上、1 年も居れば私が考えるそこそこになれます、いや昔はなれたと言うべきか。というのは、早期離職には過重労働が大きく関与しているとの意見が最近強く、嫌な思いをさせないよう、やめさせないよう、ゆっくり育てるように少し舵を修正しているようです。実際に、今は、器械出し看護師としてデビューするのは以前より半年くらい遅く、また、経験数も半分以下でしょうか。それでも、まだ一般の 3 倍以上は勉強できると思います。結構楽しいですから、私が元気な内に、どうぞご推薦をお願いします。」

表 A：個人別手術経験数

2004年（4月：看護師16名，うち新人6名）

	小児		成人		総数（例）
	器械出し	外回り	器械出し	外回り	
新人A	58	53	66	21	198
新人B	54	48	36	58	196
新人C	39	38	72	47	196
新人D	29	43	47	53	172
新人E	56	47	43	48	194
新人F	20	25	23	63	131

時間短縮

2005年（4月：看護師15名，うち新人3名）

	小児		成人		総数(例)
	器械出し	外回り	器械出し	外回り	
新人A	53	59	75	63	250
新人B	33	20	61	110	224
新人C	50	58	38	123	269

Web 資料
- ⑤ 榊原記念病院　看護職募集案内パンフレット（2019年）

Web 動画⑱
- 榊原記念病院 看護部（2019年）

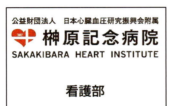

参考引用文献
- 高橋幸宏．心臓外科における外回り看護について　手術看護の専門性を求めて　-外回り看護を考える-．日本手術看護学会集録 関東甲信越地区第17回　2006: p57.

Web スライド
- ④ 高橋幸宏．心臓血管手術における専門看護師育成　2006年
- ⑤ 前田 浩．心臓血管手術チームにおける手術室看護師の役割について　日本心臓血管麻酔学会　2017年
- ⑥ 高橋幸宏．心臓外科における外回り看護の専門性．関東甲信越手術室看護学会　2006年
- ⑦ 榊原記念病院 個人別手術経験数．2015年

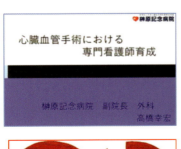
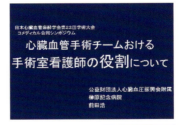
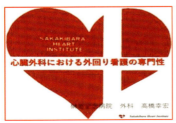

351

Q&A 手術室看護師の育成 ②（2013年）

質問：「心臓外科医です。現在、3人のチームで年間100例ほどの小児心臓手術をしています。チームの育成に関してお聞きしたいのですが、日本の施設では、手術室の看護師が頻回に多くの科を廻らなければならない状況が多く、チームメンバーを固定して手術を行うことが中々できないのが現状です。このことはプロを育てる意味ではあまり良いことではないと思います。ご意見をお伺いしたいと思います。」

回答：「同じご質問は何回も頂いています。各ご施設には、独自の看護師の育成方針があると思います。私は榊原記念病院のことしか分かりませんので、榊原のことについて話しましょう。新人看護師は、経験上、3か月付き合うと若い外科医を手玉に取るようなジョークを飛ばすようになり、半年も経てば器械出しや外回り看護師として第一線で機能できるようになります。外科医と同様に、数をこなして場に慣れることがやはり大事だと思います。しかし、現在は本人の希望通りに働かせることはできません。昔のようにがむしゃらに修行することは無いようです。確かに先生がおっしゃるように、資格取りという観点からも成長が遅いと感じることは最近たまにあります。

　榊原は循環器専門病院です。しかし、それでも、執刀医は器械出し看護師や体外循環技士を自分で選ぶことはできません。経験の少ない新人看護師や技士と供に手術を行うことになります。ただ、よくよく考えてみますと、これは、私共ベテランと言われるようになった外科医が初めての手術をした時と同じです。思えば恥ずかしきことの数々です。恐らくベテラン看護師は長い目で見てくれていたのだと思います。ですから、どんなに短期間であっても、彼ら、彼女らにとっては生涯の修行の一つで意義のあることであります。むしろ人気の無い心臓外科に来てくれて有難うと言うべきかもしれません。しかしながら、当然、手術の流れは遅くなります。このような欧米と異なる環境で手術をする際に必要なことは、①心臓手術はチーム医療ではなく、チーム各員の個々力の集合体医療であり、従って、個の力の底上げ無しには意味がないという意識を持つ、②新人は、第一にVSDのような基本的手術を滞りなく個として流せる力をつける、これができないと重症例はとても無理であり、従って、基本的手術になればなるほど特に厳しく繰り返して指導する、③それでも、執刀医は、新人が上手く流せるように気を遣う、もしくは、上手くいったという自信と妄想を植え付けることに執着する（時にはセクハラにならない程度の猫撫で声で）。もし、新人看護師が短期間でも心臓外科で一緒に仕事をして、小児は楽しいと少しでも感じることができれば、その内、強力な別のパワーをぶら下げて帰ってくるのではないでしょうか。やはり、長～い目で見ることが大事です。最後に大事なことをもう一言、逆に言えば、看護師や人工心肺技士も執刀医を選べません、執刀医が一番念頭におくべきことです。しかし、それよりもなによりも、先生のご施設は3人の外科医で100例でしたよね。超過勤務云々と病院長や看護部長から注意が来ませんか？。」

352

コラム 働き方

　近年、医療従事者に関わらず、すべての職種において過重労働が大きな社会問題となっている。当院では現在まで、患者依頼を決して断らないという榊原 ism を実践してきた。特に、循環器医療では、病院の評判が上がれば上がる程、一医師の人気が上がれば上がる程、ある特定の個人およびチームに働きすぎという傾向が強くなる。患者は勿論、紹介医師のすべての要望に応えるためには、同一レベルの治療ができる多くのチームとスタッフを潤沢に準備することが必要となるが、中々実現できないことも事実である。

　一方、若手の医療従事者個々人の教育、もしくはチーム医療の育成という観点において、現実的で生きた医療を早く身に付けるためには、多少の犠牲を払ってでも勉強すべきという意見も当然存在する。実際に一昔前の外科医はこの傾向のみと言っても過言ではなかった。その時期に上司から受けた教育や身に染みて覚えたことは、早めであればある程、より多くの患者救命に役立ったことは間違いないし、また、そのような意気込みであったからこそ、今思えば大変楽しく有意義だったと感じることができるのかもしれない。筆者の経験から言うと、勿論言い過ぎかもしれないが、修行の期間中に、時間通りに仕事して、プライベート時間が自由に取れることが絶対に楽しいかと問われればやはりそんなことに絶対は無かった。少なくとも、十分に考え工夫する時間と笑い合える時間が四六時中全力で働く中にあるからこそ、若かった当時には楽しい思い出があるのかもしれない。医療は一喜一憂するべきものではないと思うが、一喜一憂すべき時期はやはりあるのかもしれない。働きすぎという言葉を聞くと、あまり大きな声で言うべきことではないし、自分でも野暮だと思うが、そうやって現在までの医療の発展に貢献してきた先人たちには多少失礼かもしれないとも感じる。昔は当たり前であった事が今では否定されることが多い。新たな視点と対策が必要である。

　しかし、もう一方で、長時間休み無く修行することが、本当に有効な教育方法なのかという意見も当然あると思われる。確かに、医療が良く分かっている医師を中心として継続治療を行うことは、患者にとっては極めて頼もしいことではあるし、また、生きた治療が良く分かるまではしっかりと修行すべきであると一般の方々は当然考えるであろう。でも、長時間働き、長時間勉強することで、医師としての強い本質や術が確実に獲得できるとか、精神力や根性が身に付くとか、そういうことは多分有り得ないし、私自身も全く持って嫌いである。それならば、火渡り行や滝行をする、もしくは座禅を行うなど、他に方法は沢山あるはずである。

　医療の評価は当然治療成績で決まる、また緊急依頼は決して断ってはいけない、これは前提である。現在の医療教育には、無駄な仕事をしないように（無駄なことはあまり無いが…）、治療のポイントを前もって話すことが重要と考える。勿論、若手にとっては時間が経たないと現実として理解できないであろう部分も当然多くある。成長を邪魔しない話し方も必要かもしれない。今後はそのような観点での教育を考える必要がある。そして、当然、多くの経験を決められた時間内に獲得できるよう、我々ベテランは一層、時間短縮という教育に努めなければならない。

Q&A　　若手の確保と離職　（2015年）

質問：「最近、心臓外科教室に入局する若手がいません。特に、小児は。また、入局したとしてもあまり長続きしない。これは、心臓外科に限らず外科全般の問題かもしれませんが、採用や離職予防の対策など、榊原記念病院では如何でしょうか？」

回答：「何年か前のランチョンセミナーで、小児心臓外科医は絶滅危惧種であると言って相当な顰蹙を買った覚えがあります。また、この話をある高名な僧侶にしたら、それは絶滅希少ということでは無い、単に希少に値すべき人材がいないだけだろうとお叱りを頂いたこともありました。ただ、その時に、根性や気合では物事は解決しないけれども、解決したら伝統になると言ったら、訳わからず褒められました。

さて、ここ数年ですが、小児心臓外科をやりたいという若手が増加しているように思えます。彼らとしばらく付き合いますと良く分かるのですが、何が何でものし上がるという気持ちを感じます。少なくとも、給与とか働き方だとか、何例手術ができるかだとか、数字で表現される条件にはあまり反応しない、修行に対してミミッチイ考えは無さそうです。しかも、講演の中で申しましたように、夜のICUでのマネージメントが上手く、やるべき仕事をいつの間にか片付けている、要は看護師や技士に好かれる術を持っています。もちろん、医師や看護師の確保のための待遇や働き方改革は充分に考える必要があります。しかし、こういった若手をみると、大きな声でそのようなことを宣伝することや、こちらの決め事の中で休んだり働いたりさせることは、彼らには失礼ではないかと多少恥ずかしくなることもあります。これは私が若い頃とエライ違いです。一方、彼らを迎える側には相当な覚悟が必要です。それは如何に継続させるかということであります。20数年程前に、榊原外科をどうしたいかというご質問に対して、新人が沢山集まるメッカとしたい、そのために必要なことをやると申したことがありました。具体的には、まず、居心地が良いということ、即ち、見たことが無い多くの手術に入れて、知識欲が満足できて、将来の外科医像に近づける環境であること、雑用をなるべく少なくしてあげること、そして、世間の常識と医療の常識との差をよく考えて若手を育てるための病院としての精神をしっかり持つことであります。一笑に付されたことをよく覚えていますが、今でも成長無くそう思っています。

　さて、優秀な彼らではありますが、一つ、問題だといつも思うのは、自分と他人を早めに比較するようになることです。これはある時期がくると必ず出てきます。勝ち負けや優劣を感じて、その時に心臓外科をやめるかという考え、もしくは、もっと納得できる病院へ移るという考えが出てくる。もっとキャリアを積みたいとかグローバルに生きたいという言葉も出てきます。この病院で学ぶことはもう無いと言われれば、最も悲しく納得できますし、これも縁かと思えばさらに納得できますが、そんな病院あるわけないないし、グローバルという言葉も意味不明で違和感が残ります。そういうことは無いと思いますが、どうもキャリアを積むことを簡単に考えているような感じもします。しかし、彼らは真剣です。当然ではありますが、若手の育つスピードは個々人で異なります。残念ながら差がつく、しかし、少なくともそのことで評価しない、レッテルを貼らないことは大事だと思います。また、すべての専修医を同一に研修させるカリキュラムも彼らにとっては迷惑かもしれない。でも、すべての専修医が目指すポジションに立つことは、どう考えても無理であることは確かです。この悩む時期をどう過ごす

354

か、またはどう過ごさせるか、多少なりとも袖すり合った縁ですので本当に悩むところです。お答えにはなりませんが、外科医が多少年喰ってくると若手教育に目覚めるようで、才能ある、やる気のある若手を教えたいと思うのですが、逆に、若手も優秀な外科医に教えを請いたいと思うのも当然です。安全管理ばかり教えて、大事な手術教育を忘れていたということが無いよう、こちら側にももう少し覚悟が必要です。」

Q&A　新人看護師の疑問 ① （2012 年）

質問：「新人手術室看護師です。とにかく先輩のことを良く見て勉強しなさいと言われます。一体、何から覚えたら良いでしょうか？　どのように勉強すれば良いのでしょうか？ 」

回答：「最低限必要で覚えて欲しい知識や手技はありますが…。まずは解剖でしょうか。ここで言う解剖は、教科書に載っているような解剖ではなく、術野での実践的な解剖のことです。例えば、大動脈縮窄複合の手術では、動脈管は正中切開ではどの深さにどのように見えて、結紮や切離の際にはどの位置に横隔膜神経と反回神経があってどのように対処すれば損傷しないのか、また、Jatene 手術では、冠動脈形態に対してどのように吻合の工夫をしているのか、TOF の VSD にはどのような特徴があって、その閉鎖にはどのような注意点があるのかなど。もっと基本的なことを言えば、左肺静脈はどの位置にあって、ここに左心ベントを挿入する際にはどのように工夫して第一助手が視野を確保するのか、また、どのような角度で僧帽弁をベント管が通るのか。沢山の観点がありますので、ゆっくりで結構ですから、そのような気持ちで実際に手術を見て、後から解剖教科書で確認して下さい。しかし、実際の臨床では、同じ疾患や手術であっても、手技の仕方や手術の流れは当然異なります。ベテランの先輩方はそのあたりを上手く工夫して、執刀医と意識を共有していると思います。先輩のことを良く見るということは、そのような意味で大事だと思います。やはり、時間を作って手術現場になるべく長く居るように工夫することでしょうか。」

コラム　新人看護師の疑問 ②

　手術室の看護師の中には、手術看護とは何ぞや、看護を行っている実感が無いと悩むことがままあるようだ。この気持ちは、優秀な看護師であればあるほど、また、手術の術式に関する知識や器械出し手技の技術が向上すればするほど、強くなる場合がある。

　他の病棟の看護師と異なり、患者との直接的な会話の中から看護の具体的方法や方向性を見出す時間が少ないことが一つの要因で、手術室の新人看護師が今本当に看護を行っていると自覚できている機会は比較的少ないのかもしれない。外科医が看護のことを言うことは勿論適切ではないが、外科医的にあえて言えば、切ったはったの世界の手術室の中にも、患者が希望する何らかの看護は必ず存在する。それは、感染予防対策や体内遺残防止などの正確な手技は当然、循環動態をブレさせない為の手術チーム医療としての治療の統合であり（constant perfusion の共有）、この実践こそが手術室の看護そのものであろうと考える。未だに助けきれない子供たちが要る現状において、決して諦めずに解決する気持ちを持ちながら、手術室にいる麻酔下の意識の無い患児に接する、手術室の知性とはそういうものであり、それが手術室の看護と考える。

Q&A　　資格取り（2014 年）

質問：「ICU 勤務 7 年目の看護師です。現在、心臓手術後患児の看護を指導しています。講演の中で、資格取りという言葉が出てきました。もう少し詳しく教えて下さい。」

回答：「新人は、ある条件をクリアすれば次のステップに行く、さらにスキルアップする、そして若手を指導する立場になる、看護師さんの世界ではラダーと言うのでしょうか、その一つ一つの坂道の過程で、それぞれのステップアップを上司が後押ししても良いと思うようになること、それが資格取りです。これは、外科医も体外循環技士も同じだと思います。

　次のステップアップを許可するという判断には各ご施設それぞれの考えがあると思いますが、重要なことがいくつかあります。これは私の経験ですので、話半分で聞いて頂きたいのですが、新人さんが入ると、ミスではないのですが、今まで繰り返してきた問題が多発する傾向があります。例えば感染の増加とか指示受けの間違いなどでしょうか。まずは、最も喫緊で予防すべきことだけを、ご自身の経験から、是非、新人に話をして頂きたいと思います。新人は学ぶべき、また慣れるべきことが極めて多い。ただ、講演で話してきたように、一つ一つの手技に対する器用さ不器用さとか、周りに目を配るとか、知識だとか、他職種や家族への対応だとか、そんなものは慣れですので場数を踏めば何とでもなります。新人に話す内容そのものは、最初は理解してもらえなくても結構、あの時先輩が言っていたことはこのことだったと感じる時期がいずれ来ます。もし来たらそのことは自分のものになりますし、そして伝統にもなると思います。恥ずかしがらずに、生き様を話すべきです。

　段々、説教臭くなってきましたが、もう一つだけ。先程、器械出し看護師さんのご質問で non-technical skill のことを言いましたが、患児の管理という面での non-technical skill についてお話しします。例えば、心機能低下や房室弁逆流を有する新生児期の単心室姑息開心術において、逐一変化する患児の循環呼吸動態を観察しながら、肺血流量の割合を考慮に入れて、前負荷と後負荷、心拍数、強心剤を考えながら最終的なスターリングカーブ（starling curve）の高さを厳密に調節することは最近よくあります。最も困難な管理のひとつですが、この先の読めない治療方針をチーム全員で共有して実践していくことが、小児心臓外科での本当の意味での non-technical skill だと思っています。新人さんにとってはかなり難しい管理ですが、心拍出量に関する因子が適正かどうかを常に考えさせて患児を診させることが大事だと思います。ホンマモンの on the job training です。これらをなるべく早めに身に付けること、そうしたら資格取り卒業、後押しも要りません。」

Q&A　　若手看護師への助言　（2014 年）

質問：「手術室看護師です。講演の中で、前もって話すことの必要性についてお話しされましたが、より具体的に教えて下さい。」

回答：「今行っている手術、例えば Jatene 手術とか Norwood 手術とか、殆どは二番煎じの手術です。自分のオリジナルではありません。しかし、外科医はオリジナル以上に成績を上げる

よう、上手くやろうと努力する訳です。また、その際には、自分の上司よりも上手くやろうとします。このことが次のステップに進める資格取りになるからです。これらは器械出し看護師も同じです。今まで、あなたが感じたそれらの経験を、是非自分の声で若手に伝えて頂きたいと思います。若手が手術室に来ると、その手術場が独自に持つ能力を当たり前、つまりスタンダードとして成長していきます。従って、手術室の責任者は、まずその当たり前の程度を向上させることはもちろん大事ですが、先輩スタッフそれぞれの経験を前もって話すことが、若手の不安を取るだけでなく、スタート地点を上方向に変えることになります。昔、私の叔父貴は、酒は早めに覚えたほうが後々失敗しないという考えを持っていました（当然非常識人です）。私も、今、考えてみますと、昔はベテラン看護婦に教えられたことが多々あります。特に、嫌な外科医の手術中の癖はよく話しておいて下さい。もし、心臓手術がチーム医療だと言われるのであれば、上司と部下の経験値の差を早く埋めておくことは大事です。ただ、話す内容によっては、もっと後に時間が経って初めて解決するものもあり、その場その場ではどんなに努力しても改善しない事は当然あります。従って、あまりしつこく喋ってもいけない。しかし、30数年も経ってようやく手に入れたものを、ある若手は実力だけで1年でものにすることがあります。本当にガッカリすることがある。何事も経験なんて嘘だと思う。」

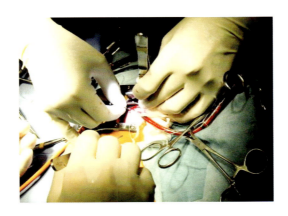

Q&A　外科医の転機（2013年）

質問：「**最近の若手外科医は優秀だと思います。卒無く、先生がおっしゃった資格取り状態になります。しかし、問題はその後で、独り立ちまでがやはり苦労します。ご意見はありますか？**」

回答：「恐らく、その時点では循環器全般、例えば成人でしたら、不整脈や心不全はもちろん、脳神経系や糖尿病などの代謝性疾患など、循環器と切り離せない周りの疾患群、それらに対してもかなり詳しくなっていると思います。小児でしたら、腹部の合併疾患や呼吸器疾患、遺伝的疾患などでしょうか。言わば、急性期医療の最たるものである心臓外科を中心とした総合医です。そこまでの資格取りはこちら側の責任であろうと思います。じゃあ問題はその後、一人

で立ち向かうしかないその後に立ち向かえるかどうか、また、循環器内科医や小児科医、看護師、技士に認められることができるかが勝負です。その際、外科指導医としてやれることは手術症例を十分に確保して修練させることしかありません。要はどう上手く数をこなせるかです。もちろん、この時期には残念ですが運もあります。例えば、外科トップと自分の間に何人の先輩がいるかとか、他の病院や海外でのポジションに空きがあるとか。しかも、上に行けば行くほどさらに優秀な奴とまた競争することになります。しかしながら、病院として大事なことは、贔屓になるかもしれませんが、資格取り以降の外科医は今からほんまもんの外科医になる可能性がある訳で、こちらからブレーキをかけない、手術を他のものに置き換えて話をしない、あまりに相手の指導を考えて運命を変えるような邪魔をしない、などでしょうか。恩着せがましいことはせず、大人っぽい話ができる環境を提供すること、外科医らしい身体になるまで待つこと、少なくともレッテルを直ぐに貼るような上司はもちろん勘弁です。そう言えば、細田瑳一先生が院長として榊原に来られたのが1997年です。その後直ぐ、高橋は手術以外に何にもしなくて良い、手術室とICUだけに居てくれればいいと仰られました。身分も給料も少しだけですが上がりました。外科医は調子に乗りやすいのでしょうか、了解しましたとホイホイ乗って、気が付けば今です。不謹慎な言い方ですが、当時は手術が本当に楽しくて、もちろん嫌なことや邪魔されることもありましたが、7割方は間違い無く楽しいことでしたので、出世や待遇のアップは何だか申し訳ないと思ったことも事実です。また、これも僭越ですが、外科医は手術成績やその実績が認められて上に上がるのでは無く、上に上がった奴が手術を上手くこなせるようになるのかもしれません。

　図Aには筆者の手術記録数の推移を示します。外科医には転機がありますが、私の場合はこの時期だったと思います。認めてもらいたいと思っている人から認めてもらうことは本当に嬉しいことですし、また、小児科医に信頼されて手術を行える外科医には真の戦いができるという幸福があります。ただ、あまりにもやる事、考える事が多くなると、どうもその時の記憶が希薄になるようで、恩も忘れてしまうようです。」

図A：年間別手術記録数の推移

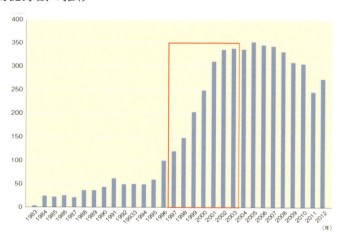

時間短縮

Q&A　　手術中の指導　（2005年）

質問：「体外循環技士です。外科医から、罵倒とは言いませんが、手術中にかなりしつこく叱られることがあります。それでもよく考えると真っ当なことであると反省することもあります。しかし、チーム医療を考えると、あまり良いことではありません。先生のお考えをお聞きしたいと思います。」

回答：「耳が痛い……。手術は、外科医の我儘に付き合ってくれる人がいて、一人ではできないことを皆でやって初めて成り立つものです。申し訳ありませんが、それができなければ手術には入れません。私の手術でも、体外循環技士にはかなり細かいことを言いますので、あなたの手術はそんなに不愉快にさせなければ成り立たないもの？などと思われているだろうなと考えます。このあたりは、安全管理の方々が最も飛びつきたいところでしょう。しかし、最も重要なことは、患児の術後循環呼吸動態の良否、即ち結果でありますので、その結果だけから注意された原因と妥当性を判断すべきと思います。ところで、あなたのご施設での新生児や低体重児の開心術後は、尿量や酸素化は良好に維持できていますか？　早期に抜管できます？　修復状態や手術にかかる時間など、外科医の責任として反省すべきことも多いのですが、しかし、それ以上に、術後状態の良否の多くは体外循環技士の責任かもしれません。臨床的有効性がやはり少ないと感じれば、また、思惑通りにいかない術後経過があるのであれば、むしろそう思うことが大事です。ホンマもんになるための働く条件はやはり厳しい。

執刀医が体外循環に詳しくなければこのような話しは恐らく出ませんし、よく知っていればいるほど、自分の理想になって欲しいのだろうと思います。何度も申していますが、基本的手技のVSDの術後qualityが悪いことに関しては、技士にも看護師にも若手外科医にもしつこく指導します。VSDをより上手く仕上げることによる他手術への波及効果があることが理由です。しかし、より考慮すべきことは、若手に十分に成長する可能性があるとしても、そこにはやはりタイムリミットがあるということです。将来を左右するタイムリミットがもうすぐ来るというのであればよけいに強く指導します。本来ならば前もって体外循環の方針を話し合うべきなのでしょうが、臨機応変に対処できるかどうか、これもチームのステイタスの一つです。手術チームは、同じ過ちや同じ反省をしないように、また、将来悲しい思いをしないように、なるべく早く慣れさせる場でもあります。少なくとも言えることは、いつもニコニコしている外科医は多分に気持ち悪く信用できないのではないですか。仲良くやりましょうよ。」

コラム　技士が決める手術

　新生児期に行う手術の中で、最も死亡率が高いとされるのがRoss手術である。その要因は心機能低下などの術前の重篤な病態に加えて、長時間の体外循環時間が必要となることにある。救命の為に、また術後急性期を乗り切る為には、浮腫の無い、利尿低下の無い、心機能や酸素化の悪化が無い体外循環低侵襲管理が必須である。手術はチームでやるものであるが、この新生児期のRoss手術だけは、経験上、技士が決める手術であることを忘れてはいけない。

359

Q&A 病院の質について （2010年）

質問：「榊原記念病院は今までの業績からしても、日本ではあまり前例の無い素晴らしい病院だと思います。先ほど細田先生のお話が出ました。細田先生は私のオーベンでしたので、そのお力は当然よく存じ上げていますが、結局のところ臨床家がどう頑張ってきたか、もっと言えば先生が中心に作ってきたのだと思います。医療は勝ち負けではありませんので、病院の質や格を上げるという言い方は良く無いですが、作り手の立場から是非そのあたりについてお話し下さい。」

回答：「……………。結構、無茶振りですね…。今、細田先生の顔が頭に浮かびました。成績と数ということに限定して言えば、最も大きなターニングポイントは成人班に高梨秀一郎先生が来られたことでしょうか。私と違いまして兎に角手術が好きなようです。しかし、未だに彼は言います。高橋に騙されて榊原に入らされたと。でも、それは騙された方が悪い。

　外科医の我儘全開で申しますが、榊原が良い病院だと思うことには、榊原には外科医に致命的となる環境が無かったこと、また、頭を使わない外科医は手術のこと以外で悩むことはあまり無いのですが、悩む環境自体が無かったこと、そして手術に没頭できることで趣味や酒に溺れる環境が無かったことでしょうか。外科医の性癖と外科医が患者にできるサービスを良く知っている上司が居て（細田先生のことです）、身銭を切って、いつのまにか結果オーライとさせる、若手にとっても病院を嫌いにさせない環境は確かにあったと思います。今でも、自分より働いている人を邪魔しないとか、面白い事は無駄であっても削らないとか、安易な結論は選ばない、また、数値化できないことを平然と言うなど、普通とは異なる変な学問モドキがあることも事実です。先ほど、私の転機を申しましたが、考えてみますと、1997年から2001年の、40歳代中判くらいまでがすべてかもしれません、後はおまけで手術しているような気もします。病院の特性は、要は偶然と成り行きで、その時、運良く、上手く騙される奴が何人集まって来たのかで決まるのでしょう。すみません、これ位で勘弁して下さい。」

Q&A 医療崩壊 （2013年）

質問：「内科医です。既に引退しておりまして83歳になりました。医療崩壊と言われて久しいですが、私には最近のことはよく解りません。是非お聞きしたいのですが、もし崩壊しているのであれば、また、崩壊しつつあるのであれば、先生には何か策がありますか？榊原記念病院の役目は何でしょう？」

回答：「有難うございます。一番、手厳しいご質問です。最近、言わなくていいことまで言い過ぎて叱られることが多くなっております。ここだけの話にして頂いて、人の迷惑顧みずに申し上げますが、医療崩壊とは、医療従事者の数が足りない事、また、数が足りても診る力が無い事、もしくは、力があっても診る体制が無い事ということでしょうか。しかし、このような話をすると、一般の人からは、それがどうしたの？　改善するよう努力するのがプロとして当たり前のことではないでしょうか？　と言われそうです。

講演の中で、病院の質は夜中に働いている若手で決まるということを申しました。偉い医者がいない時に一人でマネージメントできるかどうかです。このために大事なことは、自分の専門以外の他科の専門医をよく知っていていつでも相談できること、また、その先生たちと専門用語を使って話ができること、つまりどの分野にも応用が効くことだと考えます。自分ではできない他科の治療が頭の中でできるということです。これが循環器を中心にした総合医です。他科の先生には申し訳ありませんが、急性期医療の循環器に３年程どっぷりと浸って、循環器に関係する他科領域を学ぶこと、若手には必須と考えますし、また、ステップアップのための資格取りでもあり、少なくとも専門馬鹿と言われない、また、医療の質を落とさない方法ではないかと思います。ここまでは榊原記念病院の責任です。榊原記念病院の多くの手術数に対して、そんなに頑張らなくてもいいんじゃないかとか、榊原はよくやるよねなどと言われることもありますが、そのためには、日本一の数を継続してとにかく人が集まるような環境を維持しなければなりません。それが榊原記念病院の役目です。そして、もちろん、一般の方々、他の病院の先生方から信頼されるような、私共以上のホンマモンの循環器臨床専門医を作ることも当然もっと大事な役目です。

　最近は教育体制や制度が新たに大幅に改革されております。古臭いものばっかりを自慢げに守っていくということは多分に野暮というものでしょうが、自分の病院の特徴ある大事な医療や先輩から引き継いだ考え方の根本は、恐らく無くしてはいけないものですし、また、自分たちの都合で当たり前のことが脇に置かれないように何とか繋いで行きたいとは思っています。」

Q&A　マニュアル　（2018 年）

質問：「手術室看護師です。最近、安全危機管理の委員になりました。非常にやりがいを感じています。しかし、あまりにもマニュアルが多く、どこをどうすればもっと機能的で容易に守れるマニュアルにできるのか考えています。ご意見をお願い致します。」

回答：「確かに決まり事が多いと居心地が悪くなりますよね。マニュアルはその病院独自に蓄積したものです。恐らく何かあったからマニュアルとなった訳で、まずはしっかり守ることが必要でしょう。しかし、あなたがそうお感じになったということには大変驚きました。素晴らしいと思います。マニュアルに関して少し私見を話します。すべてが本音ではありませんが…。

　まず、あまりにも目に余ることが多ければ、完璧なガチガチのマニュアルを作るか、もしくは手術そのものを見直すことが必要です。ただ、その際にはできれば臨床がよく解っている人と一緒に作成することが必須です。勿論、マニュアルとはならないものはあります。度胸、太っ腹、臨機応変、融通、余裕、運など。また逆にこれらは、マニュアルからも生まれません。マニュアル通りにやりました、でも結局状況を悪化させた、少なくとも患者に対しての言い訳にはなりませんし、我々手術室が最も重視すべき臨機応変が無いということになります。現実的に、現在の手術室やICUでは、マニュアルに無い出来事への対応は、所謂、ベテランもしくは職人と言われる人の見えないところでの支えで改善していることの方が多いと思います。医療をマニュアルに沿って同じ方向に置き換えていくことが不思議でしょうがない。

マニュアルは皆さんを楽にさせるためのものです。もちろん楽と感じるためにはそれなりの資格が必要です。大したマニュアルでも無いのにきついと感じたら、それはその人に資格ができていない証拠だと思います。また、厳しい神経戦を繰り広げている臨床の場で、マニュアルを持ち出すような無神経な人もどうかとも思います。しかしながら、できれば分かりやすく簡素に思えるよう、手を伸ばしてもぶつからない程度の決め事とすることが理想かもしれません。もちろん、ベテランと職人の存在は暗黙の裏メニューです。さらに言えば、責任をすべてのスタッフに分散させないこと、責任はすべて上司に向かうようなマニュアルで良いのではないかと思います。いずれにしても、どんなに良いマニュアルでも解釈や運用を間違えると患者にとっては危険で大変な事になる。阿吽の呼吸なんて良くいわれていますが、これは言わなくて済むものを言わないだけということで、極めてシンプルな言葉です。

　マニュアルでスムーズに動く環境は良さげに見えるかもしれませんが、結局は若手のためにはならないこともあります。物事を要約し過ぎると成長を止める可能性もある。文章とすることは知識となっても、決して経験にはなりません。普通ではない出来事に注目してマニュアルを作成するのではなく、また、結果を反省するマニュアルでもなく、滞り無いスムーズな手術をやるためにはどうするか、平和で安全な医療を目指すマニュアルがあればといつも思っています。Web 資料⑥には、榊原記念病院小児看護師が作った手術別の手順書を示します。個々人が書き加えていったものですので極めて煩雑ですが、こうやって感じ経験したことを一つ一つ残すことで結構役に立っているようです。

　決してマニュアルが悪いということではありません。しかし、一度作ったら廃止することは中々困難です。臨床は楽しくなければ、そして没頭できる環境でなければ、それは学問にはなりません。マニュアルを教える以前にもっと教えるべきことはあります。特に臨床として当たり前のことはマニュアルとせず、実地で教えた方が良いかもしれない。若手が成長して、もうこいつにはマニュアルは要らないと思えるようになれば happy ですよね。ご質問ありがとうございます。何か結論出ましたら、私にも是非教えて下さい。」

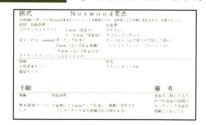

Web 資料　⑥ 榊原記念病院　各手術手順書

手術室看護師の手による手術手順書である。書いた本人と見る人が見ないと解らないと代物だが、榊原の看護師には非常に役立つものらしい。手術に入る回数が多く、また、手術を良く見ていることから、この程度の手順書で直ぐにイメージが湧くのであろう。ご質問があれば、どうぞご連絡下さい。

Q&A コミュニケーション （2018 年）

質問：「手術室看護師です。現在、小児心臓手術班のリーダーです。上司からコミュニケーションが無い、チームワークを大事に、情報の共有をしなさいなどと、注意されることが多々あります。アドバイスをお願いします。」

回答：「手術中だけに限定しますが、私が最も嫌いな言葉を今 3 つ仰いました。本来はそれぞれの意味があると思いますが、今はごちゃ混ぜで使われることが多い。また、実際に、文字でないとコミュニケーションが取れない、また、会議と称して皆を集めなければチームワークや情報の共有ができない人も多いと思います。手術中の non technical skill については講演中に言いましたので省きますが、この skill を獲得できたチームではあまりこれら 3 つの言葉はあまり気になりません。

さて、コミュニケーションやチームワークという言葉を使う場合には、その程度をどこに設定しているのかという事を考えることが必要です。松井選手が語るヤンキースのチームワークの意味と、野球に素人の我々が判断するチームワークの意味は全然違うと思います。彼の言うチームワークは競争を勝ち抜いた結果のチームワークです。もちろん、臨床では患児の経過にかかわることですので、すべての程度で重要であることは間違いありません。

注意を受けることが、単にスタッフ間の仲が悪いということが原因で解決が困難と思われるのであれば、そこには前世での因縁があるかもしれません。他人がどうこうすることは不可能です。患者にとっては迷惑ですので、お互いとも手術に入る資格はありません。また、会議やカンファレンスに出ない人とは例え上司であってもコミュニケーションが取れず危険なので、一緒に手術はしたくないと思う事もあるようです。チームワークはやはり個々人の技術の向上がある、もしくは競争原理があるという前提で使用すべきと考えます。手術は、皆で作り上げていくというよりは、各メンバーが作り上げてきたそれぞれの役割を、執刀医を中心に見せ合うようなもので、特に難易度の高い手術の際には、各メンバーそれぞれの技量が既に突出しているというようなチームワークが必要なのかもしれません。最終的には執刀医と器械出し看護師の戦いです。ただ、あまりにも拘り過ぎると、中には極めて心優しい立場の弱い仲間もおり、多少傷付けてしまう可能性もありますから、そこはジャパニーズ的な接し方が大事です。

一方、情報の共有に関しては多少解決策があります。最近の院内情報はメールで来ることが殆どです。もしくは紙に書いて机の上に放置して場合もある。大した情報ではないからそのような手段を使うのでしょうが、チェックする時間もない場合にはその日の内に読むことはできません。たとえ、情報が回ってきてチームで共有したとしても、上司は必ず自分の足を使って現場に行き、言葉で伝えて確認することが最終的に必要です。それだけで殆どは解決すると思います。情報とは不確定要素が多く直ぐに昇華するものですから、もしコミュニケーション、チームワーク、情報の共有が悪いということであれば、それはすべて上司の責任です。上司とは、そういうことを考えきれないもっと上の上司です。しかし、多くは人の仲という問題が多い。仲が良い人間ばかり集まることは奇跡です。そんなに気を張る必要はありません。ただ、

どんなに苦労しても、嘘でもいいから部下には楽そうに働いているように演技をして下さい。上司の注意は多少無視して、なるべく現場に長く居るようにすれば、その内良くなります。コミュニケーションが良い、チームワークが良いという環境は、積極的に相手を満足させる対策だけでは生まれません。相手を不愉快にさせないだけという消極的な行動も必要かと考えます。人と戦ったり、怒ったり、そうなる前に物事が上手くいくような環境が大事です。

　先日、私の母親が榊原記念病院に入院しました。成人の病棟には中々顔を出せないのですが、担当してくれた入職後一年目の看護師が母親と妻に、高橋先生は息子さんとお聞きしましたが、何科の先生ですか？ どのような仕事をされているのですか？ と質問したそうです。母親と妻は思わず噴き出したそうです。妻からは、あなたはあまり有名ではないのねなどとと皮肉を言われましたが、この看護師の言葉は大変面白く、何故か非常に嬉しいことでした。ただ、少し反省もしました。なるべく現場を歩き回らないと爺いは忘れ去られてしまうと…。」

Q&A　先進病院看護師派遣研修　（2015年）

質問：「手術室看護師です。榊原記念病院には宮崎県との間に看護師派遣制度があるそうですね。興味ある制度と聞いています。具体的に教えて下さい。」

回答：「府中移転後の榊原記念病院は、循環器医療学を目指す若手の研修にとって最適な環境であると思うようになりました。特に看護師が榊原で研修する意義を伝えることを目的に（実際は看護師確保のためですけれども）、全国の県庁や病院を結構廻りました。内容は、先ほど講演で申した循環器を中心にして総合的に患者を診れる看護師の育成です。しかし、どの県も相当な看護師不足で殆ど良い返事が無く、唯一、生まれ故郷の宮崎県だけがOKでした。最終的には河野俊嗣知事の賛同を頂いて、2013年4月16日宮崎県庁にて榊原記念病院への看護師派遣制度に関する調印式を執り行いました（図A）。極めて自由な研修制度です。研修期間は各自で決定し、また、看護師個々人が自分に足りないと考える分野を短期集中かつ特定して研修できるものであります。現在まで数人の看護師に来て頂きましたが、目的がはっきりしていることからその研修効果は明らかで、関係者からはお褒めの言葉を頂いております。勿論、他の県の病院からも同様の研修を受けています。P351の個人別手術経験数スライドに示したある若手看護師は今まで病棟看護の経験しか無かったのですが、1年で217例の器械出しと外回りを経験しまくりまして明るく去っていきました。出向頂いた病院の看護師長が喜んで電話をくれるはずです。循環器医療学は、手術看護を含めて、新たな学問として発展する分野がまだまだあると思います。何か目的がありましたら、是非応募して頂きたいと思います。」

図A：宮崎県庁での調印式　テレビ宮崎　U-doki　ヒューマン　2013年9月28日放送

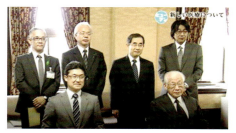

時間短縮

Q&A　低侵襲化　（2018年）

質問：「先生のお話しはこれで 3 回聞かせて頂きました。毎回異なる視点からのお話で非常に楽しんでいます。ようやく先生が仰る総合的な低侵襲化の意味が分かった気がします。大変失礼ですが、先生も還暦を迎えられたという事をお聞きしました。今日の講演会にはこの地区の若手外科医も沢山来ています。先生の手術に関する考え方についてお話頂ければと思います。」

回答：「すみません。何回もお出で頂いて恐縮です。高橋の喋ることはよく分からんとよく言われます。高橋の話しは全く意味不明だともよく言われます。そんな時は、多少むっとして、それはあなたがそう感じたことが無いからだと心の中ではいつも思います。しかしながら、後で講演の録音を聞いてみると、確かにそうだと酒を飲みながらですが静かに反省しています。また、何故そんなに断定的に言えるのですかというご指摘も多い。自分ではそう思わないので単に自覚が無いとも言えますが、分かりません、そう感じたから、としか答えようが無い。話半分で聞いて頂ければと思います。

　年取りますと、手術に対しては小難しい理論とか教育とか、説教じみた事を考えるようになってしまいます。しかし、一方で、手術の質は多少上向きとなります。若い頃は 70～80 点でしかできなかった手術が、それほど入れ込まずに 100 点満点でできるようになる、これも間違い無いことです。ただ、気持ち的には、何が何でも 100 点を目指すというあの頃の真剣さはもうありません。いい意味では思慮深いとも言えますが、爺いになった証拠です。それでも、たまに、1 か月に一回位ですが、ああそうか、これは中々できない経験と思う手術もある、幸せな爺いだと思います。

　心臓手術の低侵襲化のことを述べてきましたが、正直結論は出ていません。低侵襲という言葉の表面だけを撫でて、また、勝手にイメージだけを作り上げて、あーだこーだと訳の分からないことを口にしているだけかもしれません。しかも、身体に負担をかけない対策とは言っても、結構あやふやなものも多い。しかし、低侵襲化対策が今の心臓手術の進歩に寄与したことは間違いありません。若手の皆さんには、ご自分の手術で感じた問題点において、その中身も、また、それに対する対策も、目に見えない部分が恐らく多いと思いますが、それらを何とかする工夫をピンポイントで一つ一つ考えて頂ければと思います。現在、20 歳代後半の若手と手術する機会が多くあります。彼らに対していつも思う無責任なことがありますので、一つ言わせて下さい。小児心臓手術を進歩させることや、低侵襲化のための残された問題の解決は、私にはもうできないと思います。という事は、目の前に居るあなた方若手の仕事と義務になったという事です。無理やり託しますので、是非やり遂げて下さい。ここに来て高橋の話を聞いた自分が悪いと諦めて下さい。これはある意味命令です。」

365

Q&A　具体的訓練　（2018年）

質問：「手術室看護師です。時間短縮、チーム育成にとって、絶対にやらなければならない訓練は具体的に何かありますか？」

回答：「今回の講演の中で、結局は何の具体的対策も無かったとお感じになられた末のご質問であろうと思います。他にも、何のこっちゃ解らん、よけいに判らなくなったと思われた方も多いと考えます。すみません。言い訳になりますが、こうやればこういう結果が出るというやるべき基本は残念ながら手術手技の教育には無いと思います。もちろん、糸付けとか持針器の渡し方など、訓練は必要です。あるセミナーで、ある看護師が、手術手技の上達のために、剪刀を手に持って3日間一緒に寝ていたとか、外科医が使用するルーペをかけて手術室を歩いていたという話をしていました。お前は危ない人間かと即ツッコミましたが、本人にとってはその方法が有効であったようです。しかし、方法はどうあれ、必要と考えた対策と訓練は即実行すべきと考えます。目標があるのであれば、それに達するための必要な基本的手技がある訳で、それを努力獲得するだけです。

　特に一般的にやるべき訓練は無いように思います。外科医には、この運針やこの一針が大事という感覚は勿論ありますが、目標に応じた基本、また、戦法に即した基本を考えてその都度繰り返し行うことが大事なのではないでしょうか？　低侵襲化の話の中で申しましたように、色々考えて、練りまくった低侵襲化対策が直ぐに効果を出さず、忘れかけた頃にいつの間にか患児の低侵襲に繋がったと感じる経験があるのと同様に、上司とチーム各員の手術に対する考えがぶれなければ、その訓練方法と到達過程は別として、いつの間にか、時間短縮とチーム育成につながるのであろうと思います。それ位しかお答えしようがありません。ただ、一言付け加えるならば、すべての手術室看護師が、手術室の中を剪刀片手にルーペをかけて歩く姿はあまり想像したくありません。」

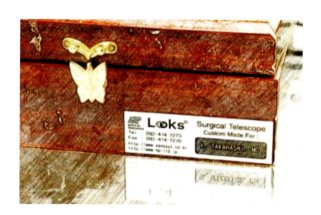

366

コラム 関東小児心臓外科医の会

2001年8月11日に、当時、北里大学の麻生俊英先生、順天堂大学の川崎志保理先生、東京大学の村上 新先生、榊原記念病院 筆者の 4 人が世話人となり、関東小児心臓外科医の会（KPHSC）を立ち上げた。この会の目的は、外科医だけでなく、看護師、体外循環技士、小児科医、麻酔医、事務など、すべての職種が一同に介して、小児循環器医療における課題や疑問点をオープンかつ詳細に議論することにある。現在まで 24 回開催し、関東圏の 10 施設が参加している（表 A）。通常の学会や研究会とは異なり、かなり興味深い、また、心に残る多くの話しが聞ける会と自負している。Web⑦資料には、現在までのプログラムを示す。

表 A：KPHSC 開催記録

関東小児心臓外科医の会（KPHSC）開催記録

	開催日	世話人	テーマ
第1回	2001/8/11	麻生	手術室の看護
第2回	2001/12/1	川崎	ICU看護のあれこれ
第3回	2002/9/7	高橋	手術室看護 医療訴訟
第4回	2002/12/14	村上	PICUでの問題点と対策
第5回	2003/6/14	麻生	若手の教育について
第6回	2003/11/29	川崎	小児循環器内科による術前術後管理
第7回	2004/6/26	高橋	医療保険包括化への対応
第8回	2005/2/19	麻生	医療現場における「説明」について考える
第9回	2006/2/25	村上	医療現場における「観戦制御」について考える
第10回	2006/7/1	川崎	長期にわたる挿入チューブの管理と合併症予防の工夫
第11回	2007/4/14	高橋	小児心臓緊急手術の対応と問題点
第12回	2008/3/22	村上	先天性心臓病のこどもを救うために
第13回	2009/6/27	麻生	急変時の対応
第14回	2010/3/6	加藤木	小児心臓外科手術後の人工呼吸器からの離脱
第15回	2010/7/17	河田	長期入室患児の問題と対策
第16回	2011/9/24	小澤	小児心臓外科における安全管理
第17回	2012/3/24	麻生	災害時の対応
第18回	2014/3/1	高橋	Fontan手術
第19回	2014/11/15	鈴木	重症先天性心疾患に対するECMO
第20回	2015/5/23	河田	小児心臓外科領域でのリスクマネージメント
第21回	2016/6/25	益田	周術期のモニタリング
第22回	2016/11/26	佐々木	安全な小児心臓手術のためのチームアプローチ
第23回	2017/6/24	平田	新生児心臓手術の「術前」管理
第24回	2018/7/21	青木	医療現場でのDecision making

Web 資料　⑦ 関東小児心臓外科医の会 プログラム

小児心外の会

関東の4つの施設の小児心臓外科医が中心になって会を発足させました。

—— 榊原記念病院、東京大学、順天堂大学、北里大学 ——

日頃、疑問に思っていること、でも学会で議論するような高尚な内容でもないし、もちろん教科書にも書かれていない、それでいて基本的で、重要なことのようだけど、人に聞くのは「ちょっと、そんなことも知らないの」と言われそうで聞けない、そんなことを議論したいのです。日本の常識は世界の非常識、世界の常識は日本の非常識。日常当たり前にやっていることが実はたいへんなことだったりするのです。胸を張って恥をしゃべってみましょう。対象は、看護婦さん、MEさん、研修医、麻酔科医、小児科医、そして学生さんも。

Q&A 　低侵襲化ムンテラ　（2018 年）

質問：「心臓外科医歴 25 年です。自分では絶対に上手くやれると確信する手術があったとしても、家族に対しては 100％大丈夫という説明は決してしません。多くの合併症をしつこく話す必要がある。結果、患者や家族は大変な心配をしながら手術に臨むことになります。また逆に、通常は比較的安全な手術であっても、中には術前状態が極めて悪く、五分五分の手術と自分の心の中では思ったとしても、決して死ぬ可能性が高く五分五分とはとても言えないこともある。患者を勇気づける、高橋先生の言葉を借りれば、患者や家族を精神的に低侵襲化するようなムンテラがあればといつも思っています。何かご意見があれば教えて下さい。」

回答：「大変難しいご質問です。確かに、同一疾患で同一手術であっても、術後の心機能や酸素化、浮腫の程度は異なりますし、同じように手術しても、感染や再挿管、反回神経麻痺の発生など、予想と違うことも多い。結果、治療期間が延びることがあります。

　少なくとも言えることは、ムンテラの中で話す成績やリスクの確率は自分のデータのみで話さなければならないことは当然必須だろうと思います。しかし、患者さんや家族に話した内容が予測通りになるならば問題はありませんが、予測以外の事が起こったのであれば、言葉は悪いですけれども結果的に嘘ということになってしまう。少なくとも、外科医はそれに対して何も文句は言えません。勿論、そのような問題の発生には充分に対処してはいますが、それでも発生することがある。起こり得ることをすべて話す義務はありますが、ただ、すべてを話すことは、先生がおっしゃるように患者さんや家族の相当な精神的負担となりますし、心配度は増加してしまう。また、外科治療方針は、当然日々変化改善していくもので、今までは最新と思った治療もその内古く捨て去られるものもある、医療は昔の良い思い出を沢山捨て去っていかなければならない職業とも言えます。決して手術依頼は断らない、五分五分と感じていても奇跡が起こることはあり得る、そう覚悟してやってきましたが、心臓外科医として、たまに悲しく感じることがあります。

　重症先天性心疾患の中には、救命が比較的困難な疾患があり、また、術後の発達などの問題が多く残る疾患もあります。胎児期に診断された場合、治療の選択を親御さんに委ねることもある。特にこのような場合に、先生がおっしゃる親御さんの気持ちを低侵襲化させるムンテラはとても大事です。どう話すべきか、具体的には言えませんが、少しでも勇気づけ、そしてガッカリさせない内容とするためには、やはり本来の手術低侵襲化を考えて、さらなる自分の成績向上や遠隔期の QOL 改善を目的とした管理方法を目指すことしかないのかもしれません。私が若い時、私の話す内容に対して親御さんが心配されて、上司やベテラン看護師に再度確認することがありました。人との対話には、やはりベテランと思われる年齢が必要なのかもしれません。相手を納得もしくは低侵襲化するには何らかの話し方を習得する必要もあります。お答えにはならないと思いますが、これくらいで…。」

Q&A　　新人の教育　（2017年）

質問：「心臓外科医20年目になります。専修医の研修方法について色々考えているところです。私が研修医だった頃はやるべき学ぶべき仕事が多くて中々自分の時間が取れない、家にも帰れない状況でした。それが当時の当たり前で、ただ、その時のことを今思えば、辛かったけれども大変楽しかったとしか言いようがありませんし、上司からのかなり厳しい指導は多くの工夫として役に立っていることばかりです。しかしながら、少なくとも現在では、当時のような教育というか修行は当然NGであります。パワハラとも言われるのかもしれません。外科医はなるべく早く多くのものを吸収して実践しないと、患者はデメリットを被ります。どうやればより早く優秀な外科医やチームが育つのか悩んでおります。ご意見をお願いしたいと思います。」

回答：「大変難しいご質問、有難うございます。昔の事を言うことは多少野暮ですし、正論を言えば言うほど現在の常識と合わなくなるということは良くわかります…。

　我々外科医は毎日殆どいわば二番煎じの手術（自分のオリジナルではない）を繰り返して行っている訳ですけれども、外科医教育の理想を言えば、その中で、若手外科医は、患者が低侵襲化するような、手術そのものが良くなるような、上司よりも上手いと言われるような、自分がチーフとなった将来に繋がるような、小さな今解決すべき臨床的問題点を幾つか見つけることだと思います。その事が大きなイノベーションとなるかもしれない。じゃあどうするのか？いつもここで正反対の意見と現在のどうでも良い常識が交錯し思考が止まってしまいます。

　新人が私の手術を勉強したいと希望してチームの一員となったと仮定します。当然、殆どの新人は多少の知識はあっても手術的スキルは全くのゼロです。こちらも何とか一人前にしようと考えますので、自分の今までの反省を繰り返さないよう、また、手術を滞り無くこなすように厳しい命令もしくは指導を行うことがあります。ただ、最近は、このような教育は教育ではないと言われることが多い。新人自身の意見や考え、自分の目的を言わせようとするだけでも精神的苦痛を感じる場合があるようです。ストレスを減らすのではなく、ストレスを利用させることは今はもう流行らない時代です。しかし、新人自身の中に手術力をつけたいという純粋な目標がある場合、また、新人が師匠の手術方針や研修の是非についてある程度納得できる場合には、指導するこちら側も新人もどんなことがあろうと救命するという共感的命題がありますので、私が業務上、教育上は必要と考えて、新人が今まで経験していない重要な仕事を任せたり、逆に手術とは異なる仕事を任せることで精神的に苦労させたとしても、結果が出てお互いに認めることができれば、先生がおっしゃったように、今思えば楽しかった、役に立ったということになろうかと思います。熱狂していた頃の思い出は恥ずかしいけれども面白いですよね。勿論、四六時中全力でやれというものではありません。真剣さを一時的に忘れる、適当

にサボり考える時間があって、ある一定の叱咤や刺激に直ぐに慣れてしまうような周りの環境があって欲しいと思います。ただ、ここまでには多少の時間が必要です。小さな新発見から自分の目標ができるまで、共感的命題を得るまで、自分の意見が言えるまでには随分と時間がかかる印象が強い。中には残念ですが永遠に不可能な場合もある。特に、コミュニケーションが取れないとの新人の訴えは多い。単に仲の良し悪しという問題が殆どかもしれません。しかし、ここには優れた医師になろうという漠然とした希望だけで、自分が今何とか解決しなくてはいけない目標が決定されていない事も原因の一つだと思います。

　病院の目指す教育や新人の思いは、現状ではかなり変化していますし、医療人としての成長度も個々で異なりますので、自分の経験や受けた教育方法を良しとして繰り返すことは少なくともあまり良いことでもないとも思います。さらに、前もって自分の経験を話すことは必要なことですが、かえって、新人の成長を邪魔する要因ともなり得ませんし、逆に新人が不快と感じればそれはパワハラともなる。

　新人にとって最も大事な時は、以前にもどこかで言ったことですけれども、やはり新人の時です。この時期は新人に全く責任はありません。逆を言えば、手術場に専念でき、徹底的に客観視できる時とも言える。その時に細かな発見を幾つか臨床的に感じることができれば、それを行う目的や対策がはっきりする、さらにそのことを上司から承認されれば、さらにストレスは増えるけれども将来の資格となると思います。じゃあ、こちらがやるべきことは、心を折らないように単にその環境を提供すること、ただ単に邪魔しないで手術を数多く見せることしかないのではないでしょうか。できれば働かせ過ぎと言われないように、そして自分には新人を導く責任があると勘違いしないように。その為には、人事的にも適材適所を考慮した、仕事が早い優秀なチーム作りと新人がそれを当たり前として成長する手術場が必要となります。これは極めて基本的なことですが、なかなか難しい事でもあります。しかし、人材的にも多様化している現状では取り合えず頭にいれて、しょうがなく、でも最も考えるべきことかもしれません。お答えになりませんが、医療従事者以外の一般の人達が望む、もしくはイメージする外科医としての資質は、我々指導医が考える外科医のあり方としては最低限の資質ですので、少なくともそれに答えるように考えて教育しなければなりません。その内、新人からもっと厳しい手術や研修をさせろと反発が起こるかもしれませんが、それはその新人に対する自分の教育が終わって次のステップに入った証拠だと思います。」

時間短縮とチーム育成　まとめ

「必勝！貴方も入れる一流心臓外科チーム」という教科書が無いように、これをやれば第一線で活躍できるという方法は残念ながら無い。少なくとも言えることは、すんなりと容易に資格が取れるのであれば、それは、本当にすごい教育方針を持つ手術室か、そうではなく単に過保護な手術室か、どちらかである。そして、もう一つ、少なくとも言えることは、途中でやめたとしたらこの手術室で働いたことは無駄だったということでお終いになるいうことである。

手術は、成績と術後 quality の良否、これのみが絶対的評価として揺るがないものである。前述したように、心臓手術の侵襲には多くの要因があるが、その中で、ある一線を越えた長時間の手術だけは、間違い無く mortality や morbidity を増加させる。従って、心臓外科チームが時間短縮に拘ることは当然の義務であり、しかも、唯一努力により獲得できる低侵襲化手段が時間短縮である。心臓手術はチーム医療と言われる。しかし、チーム各員の個々の力の向上が無い限り、臨床効果や本来の意味でのチームワークや non technical skill は生まれない。そのためには、若手を迎える外科責任者として、そこにいるだけで個々人の能力が高まるような手術室の環境を作らなければならない。目の前に、何かいつもぶら下がっているような、そして、早めに何か感じられる環境である。要は場数の提供であり、榊原記念病院が多くの手術を継続して行わなければならない最も大きな理由である。

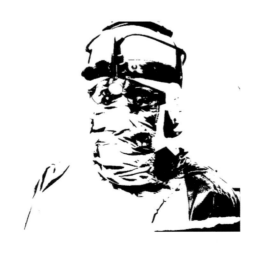

低侵襲化目次　第Ⅲ章　時間短縮とチーム作成

手術が侵襲である限り、時間短縮への努力は当然必須である。時間短縮はチーム各員の工夫で可能となる。

時間短縮について

目的　p279 低侵襲性？　p279 Q&A，p322	意義　p300

時間短縮への対策

感染　p334 コラム 看護師　p297 Q&A　p366 Q&A 体外循環技士　p298 Q&A	執刀医　p306 論文①　p313 手術計画③ 　　　　p315 Q&A　p329 Q&A 専修医　p318 論文③　p329 Q&A 　　　　p335 Q&A

チーム育成

看護師　p350 Q&A　p352 Q&A 　　　　p355 Q&A　p356 Q&A 　　　　p356 Q&A　p363 Q&A	体外循環技士　p359 Q&A　p359 コラム 執刀医　p315 Q&A　p352 Q&A 専修医　p353 コラム　p369 Q&A

https://www.cardiomeister.jp

ID: cardio　Password: meister

時間短縮

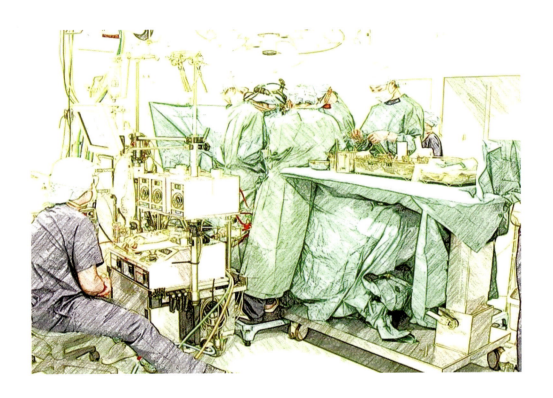

373

跋文

　最後までお付き合い頂きまして有難うございました。本来ならば数行で終わるようなことを長々と書いてしまいました。図や写真はなるべく当時のものを使用しましたが、見にくい部分も多々あったかと思います。

　読者の皆様には、拙本の内容に対して、倦怠感や反発感を少なからずお感じになられたかもしれません。特に、皆様から頂いたご質問に対する答えの内容は、今現在変化している部分もありますが、当時の考えや迷いをそのまま掲載させて頂きました。多分に遠慮なくいささか不躾に喋り過ぎていたこと、ご容赦頂きたいと思います。また、内容が筆者個人もしくは榊原記念病院だけのデータであることから、これでは読者の幅を狭めてしまう、要は全く売れない本であるとの極めてガッカリするご意見を頂いたことも事実です。しかし、手術本来の有効な低侵襲化を身に付けることは、少なくとも一般の教科書からはまず不可能ではないかと考えます。縦横斜めに柔軟に考えていく必要があります。

　低侵襲化には今まで多くの着想があり、既に実践されております。ただ、確実に効果のある低侵襲対策とは何ぞやと尋ねられると、頭で考えることはできますが、判らないと言うしかない。医療従事者以外の人にも解るように説明しろと言われたら困ってしまいます。しかし、手術の質や上手さという評価は、とどのつまりその病院の人間達、即ち手術チームの総合的所作の結果から得られるものであります。そして、低侵襲を目指す手術機器の開発は人間が考えて行うもの、また、当然、手術は人の手で行うものであります。もう一度原点にかえって、臨床的有効性を中心とした総合的低侵襲化を考える必要があると思います。それが何なのか、どうしたら確立できるのか、一緒に考えていきましょう。宜しくお願い致します。

　外科治療では、その時は正解と信じて行った治療方針が、時間とともに否定され、学問としては古くなり、また、結果として嘘と判断されることがあります。拙本の内容の中には、これは思い付きだけであるとか、エビデンスが無いとか、何故これほど断定的に小さい事を何十倍にして物を言うのかなど、口をしき心なりと思われた方も多いと思います。しかし、現在も結構困難な手術を沢山行っておりますし、いささか多少のコツを知っていますので、半分くらいは真実である、また、けっこう的を得ていて侮れない内容もあろうかと自負しています。もし、持針器を泉に落とすことがあって、泉の精から、あなたの持針器はこの金ですか？　それともこの銀？　もしくはこのステンレス？　と

尋ねられたら、直ぐにステンレスと答える位の正直さは持ち合わせていますので、どうかご容赦下さい。疑問に思われる点がございましたら、ご連絡頂けると幸いです。

　もうすぐ外科医としての仕事は終了となります。今後の仕事は風呂と酒を許された持衰でしょうか？　何度も申しますが、低侵襲とは臨床効果を認めて初めて低侵襲と言えます。中々難しい課題です。しかし、一外科医が書いた低侵襲手術書を読んで頂くことで、臨床で初めて経験するであろうことを若手が前もって知ることができれば、そして、成長のスタートラインをより先に伸ばすことが可能となれば、そのことは間違いなく臨床的に有効な低侵襲化対策と言えると考えます。皆さん、お疲れ様でした。また、明日手術室で逢いましょう。

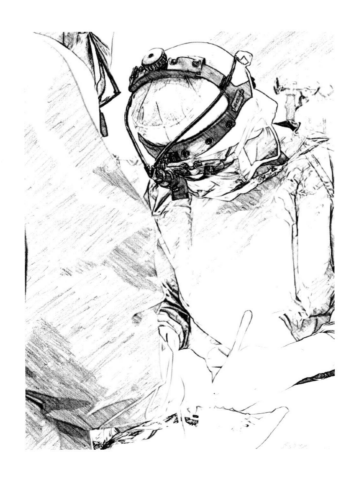

平成 31 年 1 月 3 日

疾患および手術索引

非チアノーゼ性心疾患

心房中隔欠損症（ASD）

- 昔の ASD　p 6
- 浮腫　ナトリウム　p24
- Endothelin－I の変動　p29
- 無輸血達成率　p97
- 無輸血達成率の向上　p56, 104
- non A non B 肝炎　p98
- 最低体重 4.4 kg ASD 無輸血　p129, 177

- 人工肺圧較差上昇症例　p207
- 体重 10.7 kg のマイクロバブル　p240
- 麻酔時間　p305
- 手術スケジュール　p308　p313
- 専修医の手術計画　p325
- 専修医と ASD　p328

心室中隔欠損症（VSD）

ECUM

- 体外循環中の血液希釈反応　p15
- ECUM の効果　p16, 20
- 低ナトリウムの影響　p22

- C3a、C5a、leukotriene 4　p25～27
- Endothelin－I の変動　p30
- C3a、C5a、Interleukine-8　p32～38

無輸血開心術

- 無輸血　脳内局所酸素飽和度　p11
- 1993 年　無輸血開心術　p56
- 無輸血達成率　p97
- 蛋白製剤非使用無輸血　p104, 140
- 体重 5 kg 無輸血開心術　p107, 109
- 無輸血達成率の向上　p47, 106
- 無輸血の臨床効果と C3a　p109
- 術後の痙攣　p109
- 体重 4kg 以下への適応拡大　p110～112
- 体重 3～4kg 結果と評価　p113～121
- 輸血充填での血液使用本数　p126
- 体重 3.7kg 無輸血開心術の経過　p127
- 管理要点　p127, 143

- PH crisis と肺病理　p113, 130
- 術後の精神運動発達　p132
- 循環血液量と必要充填量　p138
- 総蛋白量の推移　p140
- VSD 手術時間の目標　p142
- 体外循環方法　p144
- 術後心拍数の推移　p148
- 無輸血開心術での水分バランス　p149
- 血管拡張剤と水分バランス　p150
- 輸血施行の欠点　p150
- 無輸血達成率の低下　p181
- 無輸血　最低体重　p177, 324

Pitfalls

- 人工肺圧較差上昇症例　p205, 207

- マイクロバブル　p225, 240, 246, 253

時間短縮

- Web 手術動画解説　p280
- 閉鎖時工夫　p294
- 体重 6.4kg 麻酔表と体外循環表　p296
- VSD での意義　p301
- 人工呼吸器管理時間と麻酔時間　p301
- 麻酔時間　p305

- 手術時間短縮の低侵襲性　p300
- Fast Track?　p322
- 秋田体外循環研究会　p324
- 手術スケジュール　p313, 317, 318
- 専修医の手術計画　p327
- 時間短縮のコツ　p329

房室中隔欠損症（AVSD）

・ECUM の効果　p18
・Na と不整脈　p22
・Endothelin－1 の変動　p30
・C3a の推移　p36
・無輸血達成率　p97

・完全型 無輸血開心術　p122
・無輸血の評価　p125
・輸血充填での血液使用本数　p126
・無輸血 最低体重　p122, 177
・麻酔時間　p305

大動脈縮窄複合

・無輸血達成率　p97
・無輸血開心術 注意点　p146
・無輸血 最低体重　p147, 178

・麻酔時間　p305
・手術の間　p315

Ross 手術

・Web 動画　p338

・技士が決める手術　p359

新生児開心術

・cortisol　の推移　p13

チアノーゼ性心疾患

ファロー四徴症

・脳内局所酸素飽和度の変動　p11
・無輸血達成率　p97, 162
・自己血貯血の効果　p151, 154
・蛋白製剤非使用　p158
・Na と NaCL 補正量　p161

・輸血要因　p155, 174
・ワンショット補正が原因？　p193
・麻酔時間　p305
・手術の間　p315
・手術スケジュール　p308, 313

Rastelli 手術

・無輸血達成率　p97, 162
・自己血貯血の効果　p151, 154
・弁無し導管　p156
・輸血要因　p155, 174

・麻酔時間　p305
・ePTFE 弁　p337
・Web 動画　p338

フォンタン手術（Fontan）

・小児心臓手術の特徴　p8
・無輸血達成率　p97, 163
・一酸化窒素吸入療法　p130
・自己血貯血の効果　p151, 154

・無輸血 フォンタンの特徴　p163
・肺病理　p164
・麻酔時間　p305
・手術スケジュール　p313

Glenn 手術

・自己血貯血の効果　p154
・無輸血達成率　p154, 166
・麻酔時間　p305

・手術時間短縮の低侵襲性手術計画　p310
・手術スケジュール　p313

TCPC 変換術
・無輸血開心術管理　p176
・マイクロバブル　p264

AVSD with TOF（ファロー四徴症を伴う房室中隔欠損症）
・無輸血達成率　p97, 167
・無輸血 最低体重　p169, 178
・自己血貯血の効果　p154

Jatene 手術
・無輸血達成率　p97, 170
・肺病理　p130
・輸血準備　p171
・手技上の注意点　p173
・時間短縮の効果　p302
・麻酔時間　p305
・無輸血 最低体重　p171

総肺静脈還流異常症（TAPVR）
・Endothelin－1 の変動　p30
・体重 1148g 症例の手術　p41
・血液使用本数　P126
・新生児無輸血開心術の否定　p129
・肺病理　p131
・体外循環中の血液追加　p196
・無輸血 最低体重　p178
・麻酔時間　p305
・手術の間　p315

Norwood 手術
・手術経過と管理　p10
・輸血使用本数　p126
・肺病理　p164
・Glenn の低年齢化　p166, 176
・麻酔時間　p305
・体外循環の推移　p316
・手術スケジュール　p314, 317

内臓錯位症候群
・血液使用本数　p126
・Glenn の低年齢化　p166
・Glenn・Fontan の輸血充填　p176

成人先天性心疾患
・成人先天性心疾患　p176
・麻酔時間　再手術　p305
・ePTFE 弁　p337
・運動機能　p341

ブレロック手術（Blalock）
・小児心臓手術の特徴　p8

人工心肺関連機器索引

人工心肺装置

- DV-2 型　p47
- DV-3D 型　p49, 55
- FL2300 型　p50
- コンポ型　p53, 55, p58 動画
- 分離型 1 号機　p60, 61 動画, 62, 66, 70
- 分離型 2 号機　分離パネル　駆動装置　p72
- 分離型 3 号機　スケルトン型　p83
　　　　　　　　　　　　　　　p84 動画
- HAS-II　p86, 87
- S5　p86, 91

分離ポンプ

- DV-3D 型用小型ポンプ　p49
- BP 75c I　p65
- BP 75c III　p60, 74 Web スライド
- BP 120c III　p74 Web スライド
- BP 150 c III　p74 Web スライド

人工肺

- バクダン　アラレ型　p44
- アクリル製イルリガートル型　p40
- 水平回転円盤型　p93
- CAPIOX II 08　p46
- CAPIOX II 16　p47
- Kolobow 0.8　p49, 50, 57
- TMO　p50, 57
- Lande-Edwards　p49, 50
- Bio-5　p47
- Vinyl Sheet Disposable　p47, 48
- Masterflow D-701　p53
- AL-2000　p56
- D-901　p58
- SX-10　p58
- Affinity　p58
- Safe Micro　p66, 80
- RX-05　p78
- FX-05　p78, 80
- Oxia-IC　p78
- Oxia IC neo　p87
- D100　p86
- HILITE 1000　p86
- Quadrox-i　p86
- BIOCUBE　p86
- Excelung Kids　p86
- Pixie　p86

回路

- 滅菌ビニールバック　p62, 70
- 充填量　p69
- 構成　p57, 69, 80
- 130ml 回路図　p71
- 陰圧吸引補助脱血　p80
- 135ml 回路図　p81

リザーバー

- Safe micro　p80
- RR-10　p78
- 構造と特性の違い　p80, 81

限外濾過器

- HC-30M　p21, 33
- HP-300　p21, 33
- APF-01D　p33
- APF-10S　p38
- HC-05 HC-11　p38, 89
- CF-11　p38
- Sepxiris　p89
- BC20+ BHC030　p89

動脈フィルター

・LPE-1440　p59
・AF02　p59
・FT-15　p78

低体温用浴槽　p41

マイクロバブル測定器

・BC100　p222
・HDK-BM001（FURUHATA）　p223

緊急用手術器具セットワゴン　p55

Web動画　p58, 61, 84, 87, 187, 198, 207, 211, 244

Web 動画索引

体外循環

・血液の流れ　p4
・D-901 を用いた無輸血開心術　p58
・分離型人工心肺装置　p61
・分離型人工心肺3号機　p84
・充填量88ml回路　p87

Pitfalls

・赤色試薬の注入実験　p187
・ポンプ脱血と落差吸引補助脱血　p198
・ポンプ脱血による体外循環　p207
・人工肺の交換　p211
・体外循環回路の緊急準備　p211
・実験でのベント回路内の血流　p231
・ベント回路内の空気　p244
・補正方法とマイクロバブル　p253

手術・手技

・体重12.2 kg VSD開心術　p280
・Jatene手術における人工心肺装着　p304
・ePTFE3弁付き導管の作成方法　p338
・PA with VSD 4歳　Rastelli 手術　p338
・TOF　肺動脈弁閉鎖不全症　p338
・TOF　大動脈弁閉鎖不全症
　　　　肺動脈弁狭窄症　　p338
・Critical AS　生後9日 Ross 手術　p338
・AsR 1歳　Ross 手術　p338
・AS　30歳　Ross 手術　p338

病院全景、手術室、ICU　p75

榊原記念病院　看護部　p351

Web スライド索引

SIRS

田辺克也　体重 1148 g 総肺静脈還流異常症の 1 手術例．1999 年　p41

機器

分離型人工心肺装置の開発会議資料．p64
分離ポンプについて．p74
脱血管　フレックスメイト．p147

無輸血開心術

龍野勝彦　No-BTF Open Heart Surgery in Infants below 7kgs.　p64
朝日新聞の掲載記事、分離型人工心肺装置の広告．p64
安藤　誠　Open Heart Surgery For Small Children Without Homologous Blood Transfusion Using Remote Pump Head System.　2004　p121
小池洋子　小児無輸血開心術に関わる ICU 看護師の役割と問題点の検討．日本小児循環器学会　2004　p149
木下澄子　当院における肺高血圧症例．人工呼吸器離脱に向けた術後看護．KPHSC 2010　p149
松下　恭　体重 10 kg 未満チアノーゼ心疾患に対する同種血非使用開心術．1998　p174

Pitfalls

人工肺の交換．p211

時間短縮

高梨秀一郎　Quick Surgery off-pump bypass　時間短縮に意味がある．p303
高梨秀一郎　続 Quick Surgery　スムーズな導入と退室で効率アップ．p303
高梨秀一郎　続々 Quick Surgery Every week TAR.　p303

看護師育成

小児用手術機器基本セット．p323
高橋幸宏　心臓血管手術における専門看護師育成．関東甲信越手術室看護学会　2006　p351
高橋幸宏　心臓外科における外回り看護の専門性．p351
前田　浩　心臓血管手術チームにおける手術室看護師の役割について．日本心臓血管麻酔学会　2017　p351
個人別手術経験数．2015　p351

榊原記念病院

新榊原記念病院のコンセプトマップ．p77

Web 文献索引

脳内局所酸素飽和度

・高尾あや子　開心術における脳内酸素飽和度連続監視装置の有用性について.
　　　　榊原記念病院研究ジャーナル　12：17－20　1994　p11
・高尾あや子　体外循環時における脳内局所酸素飽和度の比較.
　　　　榊原記念病院研究ジャーナル　13：37－39　1995　p11
・高尾あや子　小児開心術における局所脳内酸素飽和度測定の有用性について.
　　　　榊原記念病院研究ジャーナル　14：56－60　1996　p11

ECUM

・高橋幸宏　乳児期 VSD,PH 無輸血開心術における体外循環中の血液洗浄濾過の注意点.
　　　　榊原記念病院研究ジャーナル　12：17－20　1994　p24,112
・高橋幸宏　補体（Anaphylatoxin）　活性から考える体外循環中の限外濾過方法.
　　　　榊原記念病院研究ジャーナル　11：57－60　1993　p27
・高橋幸宏　高度肺高血圧症を伴う乳児期先天性心疾患の体外循環中エンドセリン－1の変
　　　　動.　榊原記念病院研究ジャーナル　13：22－25　1995　p31

体外循環

・石曽根明浩　年代別・症例別体外循環法の比較検討.
　　　　榊原記念病院研究ジャーナル　34－38　1994　P56
・石曽根明浩　界面活性剤の膜型人工肺へ与える影響.
　　　　榊原記念病院研究ジャーナル　14：2－8　1996　P57
・龍野勝彦　乳児用小型人工心肺の開発
　　　　榊原記念病院研究ジャーナル　13：31－34　1995　P64
・龍野勝彦　乳児用小型人工心肺の開発（第二報）
　　　　榊原記念病院研究ジャーナル　13：8－10　1996　p64

無輸血開心術

・高橋幸宏　心室中隔欠損症に対する同種血非使用開心術.
　　　　榊原記念病院研究ジャーナル　1999; 12-13　p118
・梅園直樹　血液製剤使用状況から見た新型乳児用人工心肺装置の有用性　－従来型との
　　　　比較検討一.　榊原記念病院研究ジャーナル　16：57－60　1997　p121
・小児無輸血開心術の進歩と可能性　2006 年　第 2 回全国アンケート調査結果 p149
・高橋幸宏　ファロー四徴症に対する無輸血開心術.
　　　　榊原記念病院研究ジャーナル　3-5　1997　p160

同種血

・澤野明　手術用生血供血者の実態調査と再検討.
　　　　榊原記念病院研究ジャーナル　4：15－17　1985　p157
・相沢和美　いわゆる術後紅皮症患者の感染予防を目的とした隔離について
　　　　榊原記念病院研究ジャーナル　p157
・高橋丹子　開心術における自己血輸血の実施とその意義.
　　　　榊原記念病院研究ジャーナル　7：7－10　1988　p157

緊急対応

・須田圭子　緊急手術への対応　－手術室外での緊急手術を振り返ってー.
　　　　　榊原記念病院研究ジャーナル　8：65－70　1989　p55
・小海敏昭　緊急手術用セットワゴンの再検討.
　　　　　榊原記念病院研究ジャーナル　1：49－50　1982　p55
・安藤弘子　緊急手術用セットワゴンの検討　Part Ⅱ.
　　　　　榊原記念病院研究ジャーナル　2：42－49　1983　p55

外科医育成

・佐野俊二　角　秀秋　坂本喜三郎　高橋幸宏
　小児心臓外科をとりまく現状と今後構築されるべきシステムとは？
　Cardiovascular Surgeon Panel Discussion 静岡　2000 年　p333
・岸本英文　麻生俊英　佐野俊二　角　秀秋　坂本喜三郎　高橋幸宏
　　次世代の小児心臓外科医を育てる　Panel Discussion 静岡　2004 年　p333

看護師育成

・榊原記念病院　各手術手順書　p362
・榊原記念病院 看護部　p351

菊香

・榊原　仟　専門病院として誇りに思う時. 榊原記念病院 10 周年史　22-27　p51
・高橋幸宏　外科研修医考.　菊香　23　1998　p52
・菊香　手術場より.　1981～2002　p63

その他

・龍野勝彦　心室欠損孔閉鎖のための新しい補塡器具.　榊原記念病院研究ジャーナル　13：
　　　　　35－36　1995　p64

写真・資料提供会社

泉工医科工業株式会社　MERA

旭メディカル株式会社

テルモ株式会社　TERUMO

福井心臓血圧センター/ 福井循環器病院

テクノウッド株式会社　Technowood

リバノバ株式会社　LivaNova

ニプロ株式会社　NIPRO

日本ポール株式会社　PALL

株式会社　ジェイ・エム・エス　JMS

日本メドトロニック株式会社　Medtronic

ゲティンゲグループ・ジャパン株式会社　GETINGE

株式会社トライテック　TRYTECH

東洋紡績株式会社　TOYOBO

橋本電子工業株式会社　HASHIMOTO

松田医科工業株式会社　Matsuda

出典順

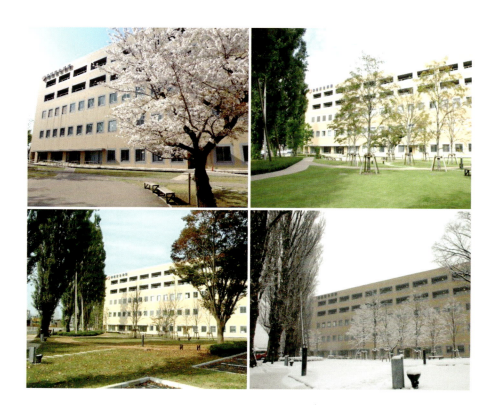

著者略歴

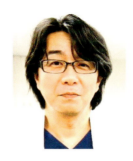

昭和56年	熊本大学医学部卒業	
昭和56年	熊本赤十字病院	研修医
昭和58年	榊原記念病院	心臓血管外科研修医
昭和62年	同	研究員
平成 6年	同	副部長
平成10年	同	部長
平成15年	同	主任部長
平成18年	同	主任部長 兼 副院長

高橋幸宏（たかはしゆきひろ）

　榊原記念病院における筆者の低侵襲化歴史について書かせて頂きました。筆者個人の経験に基づく治療や対策が中心です。使用する機器や薬剤などについては現在変更されているものもあり、また、今後も変更される可能性があります。これらについては製造者による情報を充分にご参照下さい。なお、造本および校正には充分注意しておりますが、筆者のみの編集であることから、誤字やデザインなど製本上の不備がございましたらご容赦頂きたいと思います。教科書は5年も経つと飯炊きの火種にしかなりません。従って、装丁はなるべく安価で豪華、長く本棚に乗っけてもらえるようにしました。

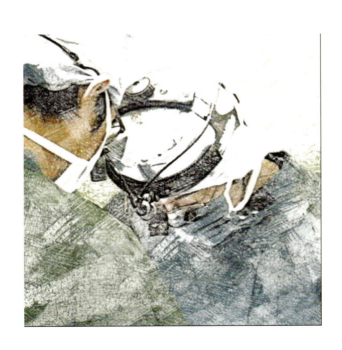

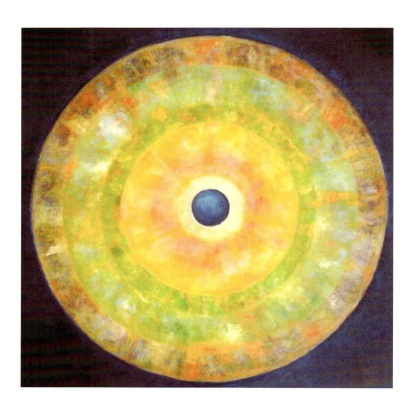

今井右子画伯　光の中で

榊原記念病院
低侵襲手術書

高橋幸宏

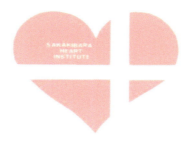

低侵襲化　Low Invasive

https://www.cardiomeister.jp

ID: cardio　Password: meister

榊原記念病院　低侵襲手術書

発売日	2019 年 6 月 22 日　第 1 版第 1 刷発行
著者	高橋幸宏　たかはしゆきひろ
発行者	高橋幸宏
	榊原記念病院
	〒183-0003　東京都府中市朝日町 3-16-1
	電話 042-314-3111　FAX 042-314-3133
	e-mail：ytakaha@shi.heart.or.jp
発売	株式会社読書人
製本・印刷	モリモト印刷株式会社
ISBN	978-4-924671-38-6

本書の複製権、翻訳権、上映権、譲渡権、公衆送信権（送信可能化権を含む）は著者が保有します。

なお、本書作製に関連し、開示すべき COI 関係にある企業などはありません。

Ⓒ Yukihiro Takahashi Printed in Japan